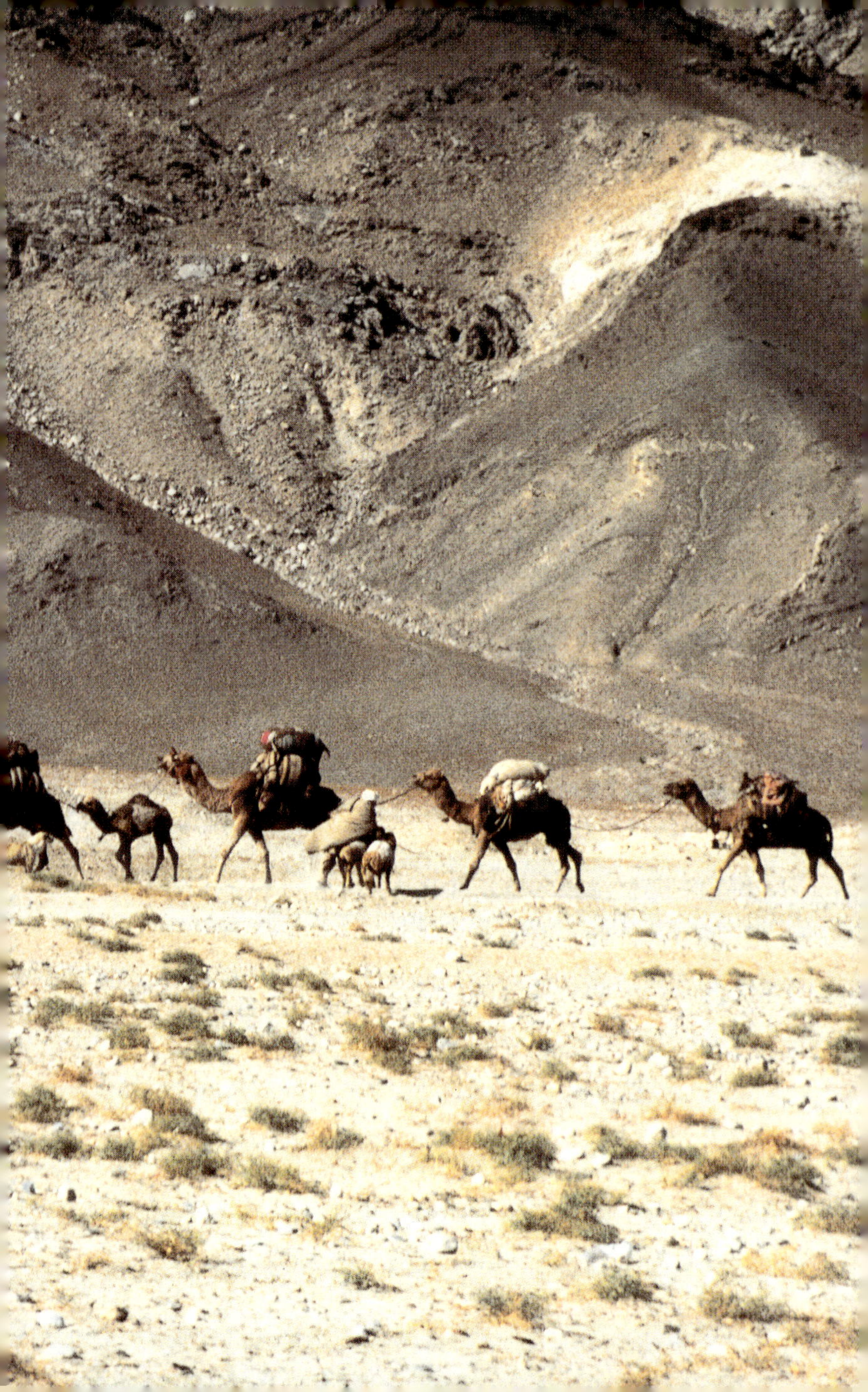

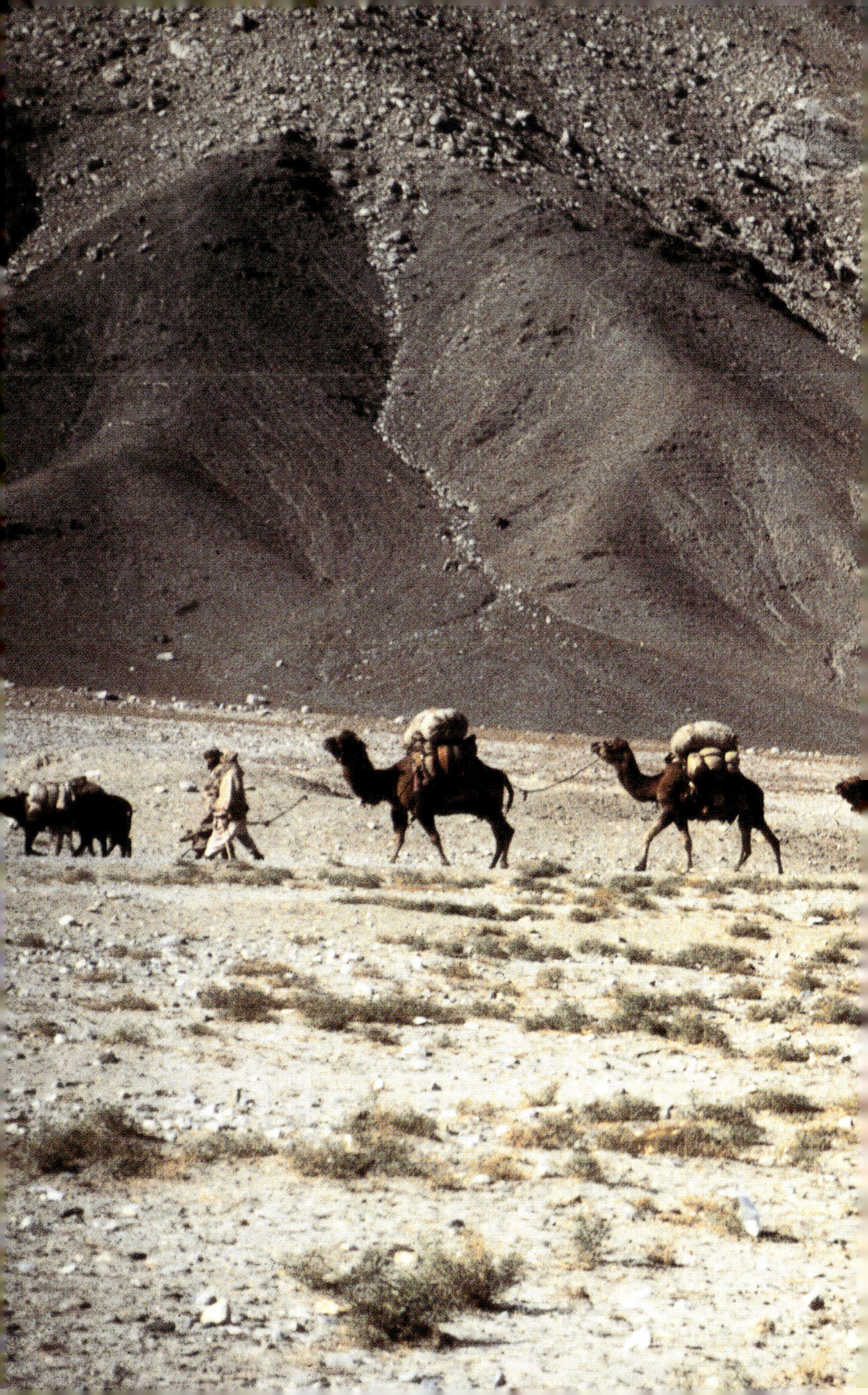

中村 哲

ほんとうのアフガニスタン

目次

対談写真＝落合高仁　ブックデザイン＝佐藤晃一デザイン室

世界の真実と中村　哲さんのこと

井上ひさし

わたしはいま、世界でもっとも貧しい国で、自分の持っているものをすべて注いでその国の人たちのために尽くしている一人の医者の話をしようとしています。すべてを捧げて貧しい人たちのために医療活動を続けている日本人の話です。

わたしがこの中村哲先生という医者の話をするのは、他人に言われたからこうだとか、いまのところこれがいちばん妥当な生き方だからこう生きようとかいうことでは、もうダメだからです。

中村さんは一九四六年、福岡市の生まれ。ここ十八年間、パキスタン北西辺境州の州都ペシャワール市を拠点に、らい病（ハンセン病）とアフガニスタン難民の診療に心身をささげている医師で、年間二十万人を診療するNGO、ペシャワール会の現地代表です。

医師という、収入の多い仕事についていた人が、なぜこの生き方を自分で選びとったのか。彼は無給です。給料は貰っていません。家族の食《く》い扶持《ぶち》は定期的に帰る福岡の病院に勤務して稼いでいる。

なぜ彼はそんなことをしているのか。

この世はお金だけではない、他人の役に立つことがいちばん自分はうれしいんだと考えているからです。そして、こういう人たちが、じつは日本人の信用を高めている。

アフガニスタンという国は、たいへん歴史の古い国です。

たとえば孫悟空《そんごくう》の話、あれは中国の偉いお坊さんが、仏教のありがたい経典《きょうてん》を探しにアフガニスタンを経てインド、天竺《てんじく》へ旅をする。つまり「西遊記」ですね。その経典が中国語に訳され、やがてそれが日本にやって来るわけです。ですからけして日本とつながりのない国ではありません。

このアフガニスタンの普通人の平均年収は八百ドルです。日本円にすると、約九万円くらいです。ひとりの大人が一日一生懸命働いて一年間の収入は、九万円です。

わたしも会員の一人ですが、中村哲さんの活動を支えるボランティア組織があって、これをペシャワール会といいます。一年間の会費が一万円です。最低三千円から会員になれる。そのお金が、アフガニスタンに運ばれると、わたしの出した一万円が、アフガニスタンでは普通の大人の一・三ヵ月分の収入にあたる。日本のお金はいまのところそれなりに値打ちがあって、世界でもっとも「遅れた国」に行きますと、それが何十倍もの値打ちをもってくるわけです。

ですから日本で一億円集めて、それをそっくりアフガニスタンに持って行くと何十億円もの価値が出てくる。こういう為替レートの仕組みを利用して、日本でお金を集めてパキスタンやアフガニスタンに送ってそこで物資を調達すると、日本の一万円で向こうの何十万円の買い物ができるわけです。

中村さんはまず、ペシャワールという、いま新聞にしきりと出てくるところですが、ここを中心に、らい病の医療活動を続けている。

向こうの人は、距離を表すのに「ああ、あの村へは三日の距離だ」と言うそうです。つまり何キロという計算の世界ではなくて、歩いて三日かかるところだとかいう国なのです。平均寿命は四十三・五歳です。大人がだいたい四十五歳まで生きれば長生き。日本でいうと、七十から八十歳ぐらいで、「ああ、あの人はまぁ寿命に不足はない、精一杯生きられたな」というのが日本人の感じ方ですが、アフガニスタンではその半分です。四十五歳まで生きた、あぁ長生きだなと思う。

それから生まれた赤ん坊は、五歳までに、四人にひとりは死んでしまう。

そういう、世界でいちばん貧しい国です。

ただし、貧しいかどうかは、外側の人が決めるのではなくてそこで住んでいる人が決めることです。一年間に九万円しか収入がなくて、赤ん坊は生まれてつぎつぎに死んでいくし、長生きしたところでせいぜい五十歳、そういうところは不幸だな、と外からは言いますが、住んでいるアフガニスタンの人にとってはそれが当たり前ですから、そう不幸ではないのかも知れませんけれども。

それから、世界各地に対人地雷がたくさん埋められたままですが、いまの地雷は、人を殺さないで、半死半生にする。足が一本取れるとか、腕がなくなるとか、顔がぐぢゃぐぢゃになってしまうとか、体が一生、不便になるように爆発する。地雷が爆発して人を殺すと、そこである意味でおしまいなんです。人はやがて死者を忘れる。でも足一本なくしたり、手を一本なくしたりして一生生きて行かねばならぬようにすると、地雷を仕掛けた国の恐ろしさを一生思い知るだろう、というわけです。いまの対人地雷は、人を殺さないけれども半死半生にして、そして一生を生き永らえさせて、その恐怖をからだの芯から知ってもらうという恐ろしい兵器なのです。まったく人間というのは鬼畜生にも劣るところがある。

統計によって数字が違いますが、国連の調査では、世界に八千万個ぐらいの地雷が埋められているという。そしてその半分が、アフガニスタンに埋められている。その意味では、アフガニスタンに人間の悪意が集中しているといっていいでしょう。

アメリカがそのアフガニスタンに対して空爆をしました。

爆弾と食糧をいっしょに落とすのもどうもインチキくさい。子どもたちが落下傘で落ちてくる食糧を取りに地雷原に飛び出していく。それを拾うために何十人、何百人となく地雷を踏んでしまうこどもたちやその母親たちがいる。それからカイバル峠、この地名も近頃よく聞きますが、パキスタンとアフガニスタンとをつないでいる峠があります。そこに立て札があって、わたしも写真で見ましたが、「みなさん、注意してください。アフガニスタンでは一日に平均七人の人が地雷に引っかかっています」と書いてあります。

このアフガニスタンは、この二十年間内戦の連続です。これは日本の戦国時代のような国、あちこちでいろんな部族がいて、戦国大名みたいに群雄割拠しているわけですね。いつも政情が定まらない。そこで、そこに列強がつけこむという構図です。

これは、アフガニスタンの人々の責任だと思います。そこの国がきちっと安定しないのは、そこに住んでいる人たちの責任がありますから、これはいちがいにアフガニスタンの人たちを全部いい人だというふうには言えません。ただ、アフガニスタンには選挙制度がありません。ですから、自分たちの指導者を自分たちで選ぶことができません。

日本には選挙制度があります。かなり棄権する人も出ています。とくに若い人の棄権率は非常に高い。でも、アフガニスタンには選挙をする制度もない。自分たちのリーダーを選べないのです。そういうところで、二千五百万人の人たちが生きている。

らい病では神経がなくなります。サンダルを履いて生活しているのですが、サンダルは底に釘を打ちますので履いているうちに釘が出てくる。そうすると、サンダルの釘がどんどん足に食い込んできますが、らい病患者にはわかりません。神経がありませんから、皮ふがどんどんこわれていく。そして、その傷口からばい菌が入ってきてほかの病気になる。これをどう解決したらいいか、中村先生はさんざん考えて、病院のなかにサンダル工場を建てました。釘を使わないで、日本から取り寄せた強力な糊でくっつけたサンダルをつくった。こういう細かなところから改良して行くんですね。自分たちで改良サンダルをつくってしまいます。

自分の技術を、中村さんの場合は医学ですが、それをそこの人たちのために役立たせている。

その活動を日本のいろんな人たちが一年間に三千円、学生さんは千円ですが、出し合って支えているわけです。

中村先生がやっている基地病院は、すでにもう十ヵ所に分院というか、診療所をもっています。ですからアフガニスタンの人たちはこう思います。日本人はどうしてこんなに親切にしてくれるんだろう。戦争がはじまると他の国のボランティアは、みんな逃げてしまうのに、なぜ日本人のこのお医者さんのグループはやさしくしてくれるんだろう。こうして日本人に対する信頼が生まれていくわけですね。

なにしろ中村先生とその仲間たち、看護婦さん、検査技師、みんなボランティアです。お金にはならないけれど、人のためになるのがなによりうれしいという人たちがそこへ出かけて行って一生懸命やっている。そういう人たちによって、じつは日本人の信用が支えられている。

おととし、アフガニスタン、トルキスタン、タジキスタンの辺り、ユーラシア大陸中央部といいますが、ここにとてつもない大干ばつがやって来ました。

その被害はアフガニスタンにおいてもっともひどく、〈千二百万人が被害を受け、四百万人が飢餓に直面、餓死寸前の者百万人と見積もられた（WHO、二〇〇〇年六月報告）〉といいます。

中村先生によれば、地球の環境条件が非常な変化をきたしていて、それがユーラシア大陸に現れてきているというのですが、とにかく水がなくなってしまった。

日本は急な山がたくさんある島国でなぜ洪水が起こらないのだろう。とうの昔に学校で習ったことでしょうが、日本には水田がたくさんあって、ダムの代わりをしてくれる。山から激しく流れてくる水を止めながら、止めた水で稲が育ってさらに下の田んぼへ水がいく。水田というのは治水機能があるということですね。

アフガニスタンは、平均四、五千メートル、低いところで三千メートルという山国、高地国です。富士山より高いところで人間が生活している。もちろん、そこでもやはり畑をつくったり麦をつくったりしています。どこから水を持ってくるかといいますと、あそこは早くから雪が降って遅くまで溶けないで、ところによっては万年雪になりますが、その雪があたたかくなると溶けはじめて地下水になったり、国土を流れる河になったりするわけです。

ほとんどは地下水になって、井戸を掘って生活水にしたり畑に回したりして、生活と農業を成立させている。それが日照りになって、雪が積もらなくなってきた。

地球がいま非常に大きく変化しているのは、みなさんご存知でしょう。

地球温暖化、化石燃料を燃やしすぎて地球の周りに薄い膜がかかって、地球が温室みたいになってきている。世界的、社会的な課題は地球のこの温暖化をどう食い止めるかということです。みなさんが社会に出て働いている頃に、たぶん、地球をどうしたら人間が住めるようにできるかという、大きな問題がおこっているでしょうが、とにかく去年（二〇〇〇年）の夏、ヒマラヤの雪が少なくなり地下水がたいへんに減ってしまった。井戸は涸《か》れる。河の水は干上がる。水がないとこれはもう、家畜も人間も生きていけませんので、村を捨てて都会へ出てくる。そして、都会で難民になるほかない。

中村哲先生は、パキスタンとアフガニスタンに病院を十ヵ所つくったわけですが、これは全部日本の人たちが寄付金で支えている。これはさっき申し上げたが、各地で無料診療を続けているうちに、どんどん子どもが担ぎこまれてきて、赤痢やコレラや脱水症でつぎつぎと亡くなって行く。中村先生とスタッフたちは、なぜ急に子どもたちが死んでいくのか、原因はなにかと調べていくうちにじつは、水がなくなっていて、食器が洗えないとか、汚い水を飲むとか、干ばつによる水不足が原因で、弱い子どもたちがつぎつぎにやられていくことに気がつくわけです。そこで中村先生たちは考えます。

「われわれは医師として来たけれど、このまま放っておいていいのか。もし病気の原因が飢饉《ききん》、つまり水不足にあるとするならば、医者の仕事はいったん脇に置いておいて、きちんとした井戸を掘るのが大事ではないか」と議論を始める。

「でも、医者が井戸を掘るわけにいかないではないか」

「掘っても下手《へた》だろうし。それよりもやはり医者として、看護婦として、手を尽くすのがいちばんいいのでは」

「いや、やっぱりその前に水をなんとかしなくては」

たいへんな議論があった末、中村哲という人物はこう決意します。

「医師である自分が、命の水を得る事業をするのは、あながちかけ離れた仕事ではない」

ということで、お医者さんのグループが今度は井戸掘りの計画を立てるわけです。もちろん医療行為は続けながら。

「風の学校」という、世界中で井戸を掘っている日本人のボランティアのグループがあります。主にアフリカ、南米とか砂漠地帯で、自分たちの技術を活《い》かして水に困っている人たちのために井戸を掘る奉仕活動をつづけている。そこと協力し合ったり、それから「昔、あの人は井戸掘りをしてたらしい。いまはでもはやんないわねぇ」なんて言われているおじいさんが参加して、そしておととし一年間でアフガニスタンに井戸を一千本掘った。

四千メートル、五千メートルの山の上でふつうに暮らしているところです。しかも飢饉です。干ばつです。水不足です。上のほうの地下水は涸れていて、もっと下の水源を掘り当てないと水は出てこない。彼らは、現地の人たちと協力して一生懸命掘るわけですが、これがじつは大事なことなのですね。

日本人のもっている技術を使って現地の人といっしょに井戸を掘る、あるいは病人を看《み》る、という仕事を通じて、アフガニスタンに医者や看護婦や井戸を掘る専門家を育てているわけです。

そうして、六百五十本がみごとに成功するのですが、山ですから掘っているときに、ときどき水牛ぐらいもある大きな固い石にぶつかるわけです。そんなときにどうするか。

さきほども言いましたが、アフガニスタンはずっと内戦つづき。一時期共産党政権ができて、そのあと押しをソ連がやっていた。それに反抗する反政府ゲリラをアメリカが応援した。これがいまテロや紛争の原因になっているわけです。つまりアメリカとソ連が、代理戦争をアフガニスタンでしていた。そのお互いが埋めた地雷がたくさんあるわけです。また、打ち込まれたミサイルが不発弾であちこちに埋まっています。

そこで中村先生は、その頃活躍したゲリラの指揮者たちを集めて、不発弾や地雷を掘り出して解体し、なかにある火薬を使って石を爆破していきます。石に火薬を詰めるために穴を開けなければならないのですが、これがふつうのドリルでは歯がたたないくらい硬い。すると、動かなくなってソ連軍が残していった戦車がありますから、そのキャタピラ、地面にかみ合う部分、ここは世界でいちばん硬いハガネで、これを外してきてドリルの先に付けて石に穴を開ける。そうして火薬を詰めて爆発させて掘り進んでいく。

つまり、人を殺す兵器を、人を助ける井戸掘りに使っているのです。凄い知恵だと思いませんか。

では、中村先生たちの報酬はなにか。

現地の作業員がひとり亡くなったことがあります。滑車で撥ね飛ばされて井戸の底に墜落してしまいました。お悔やみに出かけた中村さんたちに、作業員の父親が言います。

〈「こんなところに自ら入って助けてくれる外国人はいませんでした。息子はあなたたちと共にはたらき、村を救う仕事で死んだのですから本望です。全てはアッラーの御心です。……この村には、大昔から井戸がなかったのです。みな薄汚い水を飲み、わずかな小川だけが命綱でした。……その小川が涸れたとき、あなたたちが現れたのです。しかも（その井戸が）ひとつ二つでなく八つも……人も家畜も助かりました。これは神の奇跡です」〉

こういう言葉を唯一の報酬として、それに励まされながら井戸を掘り続けていくのです。

そしてたとえば、日本のほかのボランティア・グループは、アフガニスタンにいられなくなってイランや、パキスタンに難民になって出ていった村人が戻れるように、彼らのふるさとの村の地雷を除去して、一生懸命に道路をつくっている。

村が整備され、井戸があれば農業ができます。小麦もあります。果物もあります。アフガニスタンはじつは果物王国です。

山形県も日本でいちばんというぐらいの果物王国ですね。作っていないのはみかんとバナナぐらい。さらにこれは山形県の賢さだと思いますが、値段の高い果物を作っている。一山いくらでなくて一粒いくらという、高値の果物の王国です。高級料亭で「えーこれは、山形のラ・フランスでございます」なんて口上つきで、小さなかけらが出てくる（笑）。「おお、これがそうですか」と、みんなゆっくり味わって食べる。それがここに来ると子どももみんな丸かじりしてますからね。贅沢といえば贅沢です。作っている強みですね。

ところで、アフガニスタンのスイカは世界一おいしいそうです。

そうした農作物ができる条件を整えて、難民を自分の村へ帰すという運動をしている大勢の日本人もいます。それから若い日本人たちで、地雷をゆっくり掘り出す、そういう地道な仕事をつづけている人たちもいます。

ちなみにいまのスピードで地雷を除いていくと、世界のすべての地雷を除去するまでには一千年かかるそうです。馬鹿ですね、人間というやつは。たしかに馬鹿なところがある。とんでもない人殺しもいれば、人殺しをする地雷をつくる工場もあれば、地雷を振りまく政治家や軍人たちがいる。でも絶望するのは早い。というのは、同時に、その地雷を無償でコツコツ一個ずつ掘り出そうという人たちも、一緒に生きている。ですから、将来どっちになるかですね。どっちの味方になるか。どっち側に立つか。これがみなさんの一生の値打ちを決めていく。

農業というのは、これは人を助けるほうに回る仕事です。

みなさんは人のために大事な食べ物を提供する、そういう仕事に就かれる割合が多いと思いますが、わたしはずっとその応援団のつもりでいます。

わたしの夢は、甲子園の野球大会で、たとえば新発田《しばた》農業と置賜《おきたま》農業が決勝戦でぶつかること（笑）。それから、広島に西条農業というのがあります。近鉄の礒部《いそべ》という五番打者がいますが、大ひいきなんですが、理由はひとつ、この西条農業の野球部出身だということです。甲子園の決勝戦か準決勝あたりに農業高校が四チーム中、三つぐらい集まったらいいだろうなと思うんですが、それはともかくとして、仕事にはそうやって、他人が不幸になってなんぼ、という仕事と、人を助けて人のためになっていくら、という仕事がある。

そして、人を排除したり、人を殺したり、人を不幸にしたりして成立する仕事のほうが、じつは給料がいいのです。

そのことを、頭のどこかにおいていただきたいのです。

本論にもどって、困っている人を助けたい、自分の技術を人のために役立てたいという人たちが、そういう国々に出かけていって活動している。これはひょっとしたら日本人がいちばん多いかも知れません。

これが日本の信用になっている。

日本の政府の信用なんか全然ないですよ。「日本の外交方針は？」なんて訊く外国の新聞記者はひとりもいません。アメリカの外交方針をみれば、日本はその三下奴《さんしたやっこ》、アメリカの言うとおりにやっているだけですから、なにも訊く必要がない。

外務省の実体はまちがいなくアメリカ政府の出先機関で、だからあんないい加減なドタバタ騒ぎをやっていても成り立つ。なにも考えない、アメリカの言うとおりにやっているだけ。だから今度（二〇〇一年）の九月十一日のテロ事件でもさっそくインド洋に出かけて行くのです。たしかに理由なく、その人の未来を断ち切るというのは人間として許されません。あのテロは極悪非道のひと殺しです。でも、それを追いつめるには別の方法があるのではないか。

みなさんはもちろん、国連をご存知でしょう。こういう世の中になってくると、これからますます大事になってくると思います。

その国際連合がいろいろな活動をしますが、その予算は当然、国連の加盟国が負担している。これは国によって負担率が違います。

いちばん負担率の高い国は、アメリカです。一九九八年の国連の通常予算一五億六〇〇〇万ドルの二五パーセントが割り当てられている。

二番目はどこか。日本で一八パーセントです。三番目がドイツで九・六です。国連加盟国は二百近くありますが、百番以下の小さな国は〇・〇〇一パーセントぐらいを負担している。

ところが、国連の費用の二五パーセント、つまり四分の一を負担しなければいけないアメリカがずっとそれを払っていない。この間テロが起きて、国連総会でテロに抗議する決議をしてもらうために、あわてて三億ドル払いましたが。

アメリカが、分担金を払っていないために、国連の予算はいつも赤字です。その赤字を埋めている国の代表が日本です。

もちろん、国連にも、たくさん問題はありますが、とにかく日本は国際社会にたいへんな協力をしているんです。

なにも恥じる必要はないのです。われわれが一生懸命働いたお金で、世界のことをうまくやっていこう、争いをなくしてみんなでなんとか生きていこうという、国際組織の活動のもとになる費用をずいぶん負担している。だから堂々としていい。

それから日本は、戦後五十五年間これまで、軍事行動で外国人をひとりも殺していないんです。日本人もひとりも軍事行動で死んでいない。

さらに日本は、部品こそ作っていますが、完成したかたちの兵器を一台も、爆弾一個も外国に売っていない。これはすばらしいことです。日本はよく顔がみえないと言われます。その度に日本人は「そうかなあ、はっきりしていないのかな」なんて自信をなくしますけど、これはまちがいです。日本は戦後五十五年間、軍事行動でひとりの外国人も殺していない、一個の爆弾も完成した兵器として外国に売ったことがない、潔白な国、なのです。これをわたしは誇りに思います。これこそ日本人の五十五年間の努力の結晶だと思います。

さらに知らない国へじつは十八年も前から出かけていって、そこの人々を病気から救い、井戸まで掘って一生懸命尽くしている日本人がいて、それから地雷をせっせと取り除いている日本人がいる。これもまた国際貢献なのです。

ところがわたしたちが選んだ国会の人たち、あるいは霞が関の人たちは、なんでもアメリカの言うとおりにやっていないとこの世は生きていけない、と変なふうに考えている。アメリカがなにか言うと、ハイ、ハイ、ハイと言ったとおりにする。

こう考えたらいいかもしれません。

——ある町内会。そこにとんでもない大金持ちがいて、あんまりひとりで稼ぐので町内会はみんな貧乏している。この大金持ちは町内会長で、会長なのに町内会費をぜんぜん払わない。町内で意見をまとめてもらいたいときだけちょこっと払う。しかもいばりくさって、なんでもオレの言うとおりにしろ、と言う。そこに二番目の金持ちがいて、これが副町内会長、一番目の金持ちの言うことばっかりきいてる。町内会長にベターッとくっ付いて「はい、会長ごもっともです。会長の憎い人はあたしも憎いです」なんてことを言ってる。で、町のはずれに貧民街があって、ほんとは少し立派な会長だったら、稼いだカネをちょっと回して屋根を修理したりすればいいのに、「あそこが貧乏なのはオヤジが酒呑みで怠けもんだからだ。早く町から出てってくんないかな」なんて言う。そこの子どもがつねづね「あの会長はカネ持ちかもしんないけど、やること冷たいね、意地が悪いね」なんてこと言う。で、会長の家に石を投げたらガチャンと窓ガラスが割れる。

これまで石なんて投げられたことがないもんだから、町内会長はカーッとなって子どもを出せーっと、いまその子どものボロ家を、手下の副町内会長の日本をお供にしてたたきこわそうとしている——。

わたしの勝手な考えですけど、アフガニスタンの空爆は、この町内会のたとえ話にちょっと似ているんじゃないかと思います。

わたしはテロリストを応援する気はありません。いのちは、自分が使い尽くすものであって、他人がそれを途中で断ち切ったり、他人の都合で先を失《な》くしてしまったり、これは絶対に許しちゃいけません。

ただ、そこまで追い詰められていくというつらさもある。それを解決するには、国家の上にある国際組織をうまく運営するしかないわけですね。

アメリカは、人口は世界の四・五パーセントなのに、世界の四分の一の二酸化炭素を排出している国です。そのくせ京都議定書にはそっぽを向く。それから地雷禁止条約にもそっぽを向く。核実験禁止条約にもそっぽを向く。はっきり言えば、いまのところは一人勝手な国家です。アメリカには忠告者が必要です。その忠告国の一つに日本がなれたら、すばらしいと思うのです。なにしろ、日本は、武器を売っていない、ひとりも軍事行動で人を殺していない国でもあり、さらにこうして他人の国に出かけていって他人の不幸を救おうとしている国の一つでもあるからです。

もちろん、一方には、アメリカの言うことを聞かないと日本は生きては行けないのだと唱える日本人もたくさんいます。みなさんはどちらの日本人につきますか。みなさんの課題は、お一人お一人世の中のいろんな先行きがあるけれども、どこでどんな生き方をするのか。もっとたくさんの選択肢はあります。ありますけれど、かんたんに言いますと、そういう分かれ道にみなさんそれぞれ立っている。

ですから、将来の自分の進む道をじっくり考えていただきたい、というふうにいま申し上げているのですが、やっぱりわたしの頭のなかには、小さい頃にグラウンドで見上げた、当時のあの農業高校のお兄さんたちの、走る姿の美しさ、速さ、円盤投げを投げるときのあのフォームのかっこよさ、その飛ぶ距離、というのを、いまだにどこかに憧れて尊敬している気持ちがあるものですから、高いところからちょっと生意気なことを申し上げたかも知れませんが、少し先に生まれた世代のひとりとして、日本は、かなりいい生き方をしている部分もあるし、そうやって世界の人たちの信用をつないでいるところもあるということを分かっていただきたかったのです。

日本はいま、ダメな国ということになっていて、ダメなところは徹底的にダメです。これは『週刊東洋経済』という経済誌に載っていたのですが、小泉首相は、テロの起きた次の日に、山﨑拓幹事長とすれ違ったときに、「おい、ついてるね」と言ったそうです。すると「ええ、ついてますね」と山﨑さんも答えた。これはわたしが邪推で言っているのではなくて、ちゃんと週刊誌の記事になっている。

つまり、構造改革とかいろいろ言いながらもう経済はどんどん落ちていくし、小泉さんとしても手がなかったところにあのテロが起こった。しばらくは世の中はそっちへ気が行って、小泉内閣がなにをやろうとしているかなんてことは一ヵ月くらいは関心がそれてしまうだろうと、そのことで「ついてるね」「ええ、ついてますね」という問答になった。

たまたま側《そば》にいた記者が怒って書いています。

だから、そういうアホな人たちもいて、そのアホな人たちを選んだのもわたしたちですから、そういうまちがいを犯している大人たちもたくさんいるわけですね。それが多数党ですから。そうではなくて、人間のことをしっかり考える、農業のことをしっかり考える人を、選ばねばならない。いままで政権は農業のことをしっかり考えてくれましたか。けっきょくだましだまし――補助金をあげるから妥協策に手を打てと、そればかりです。それなのに、農村の大人たちは日本の農業をここまで追い込んでしまった人たちに、やはり投票しているわけですね。

みなさんはそういう愚かなことをくり返さないで、自分の大事な一生を自分がやりたいことで貫き通せるような、そういう世の中にしていただきたい。

これはないものねだりか、無責任なおねだりか知りませんけど、そのために、われわれ年をとった人間もみなさんといっしょに仕事をしていけると、そんなふうに考えています。

時間になりました。たくさんお話ししたいことがあります。今日は農業からわざとはなれましたが、すばらしい人間もいる。くだらない人間もいる。でも、どうせ一生を終えるならすてきな人間になって、自分のやったことがひとから感謝される、あのひとがいるおかげでわたしは生きている甲斐があった、というようなお一人お一人になられることを願っていますし、百年じっさいは百六年くらいですね、長い伝統の置賜農業の卒業生、あるいは在校生として「あのひとはやっぱり違うね」という、毅然とした人間になられることを希望します。

熱心に聴いていただいてありがとうございました。素直な生徒さんたちに感謝します。ご清聴ありがとうございました。

（平成十三年十一月十七日　山形県立置賜農業高校、「百周年記念講演」に加筆）

いのちの闘い

――アフガニスタンの十八年

中村 哲

一九七八年、アフガニスタンとパキスタンをへだてるヒンズークシュ山脈の最高峰ティリチ・ミール（七七〇八メートル）への遠征隊に参加した青年医師は、その縁に導かれ、現地と日本を幾度も往復し、一九八四年にペシャワールへ医師として着任する。以来、十八年間にわたって内戦、伝染病、貧困、飢餓、あらゆる危機に直面するこの国にあっていのちの闘いをつづけてきた。そして、二〇〇〇年の未曾有の大干ばつ発生に、医師団は一年で一千本の井戸を掘り、いままた空爆後の難民たちへの食糧援助に奔走している。

国境沿いの街、ペシャワールを基点にアフガンとパキスタンに十ヵ所の診療所

　私たちの活動は、パキスタン・北西辺境州のペシャワールという国境沿いの街を拠点にしております。ペシャワールに七十床の基地病院を構えて、現在、アフガニスタンに八つの診療所と、パキスタン側に二つの診療所をと両方に跨《またが》って運営中です。医療関係者は、二百数十名の現地スタッフ。

　それからアフガニスタンは大干ばつで去年だけで、少なく見積もっても百万人は死んだであろうといわれている。とにかく飢饉がひどい状態なのです。このため私は医者ですけれども、水源確保という事業に取り組んでおり、この現地スタッフが約七百名。総勢一千名弱の職員を率いまして、活動を続けています。うち、日本人が六名おります。

　日本の方々に、アフガニスタンの実情を説明するのは、なかなか分かりにくい点がたくさんあるのですが、ペシャワールを州都とする北西辺境州は、非常に乱暴な割り切り方をしますと、文化的にも、言語の上でも、民族の上でも、アフガニスタンの一部でありながら、行政上はパキスタンの領土であるという奇妙な位置にあります。つまり、北西辺境州とアフガニスタンというのは、一体で、国境といっても不動の隔壁の印象はありません。

ペシャワール会 活動エリア

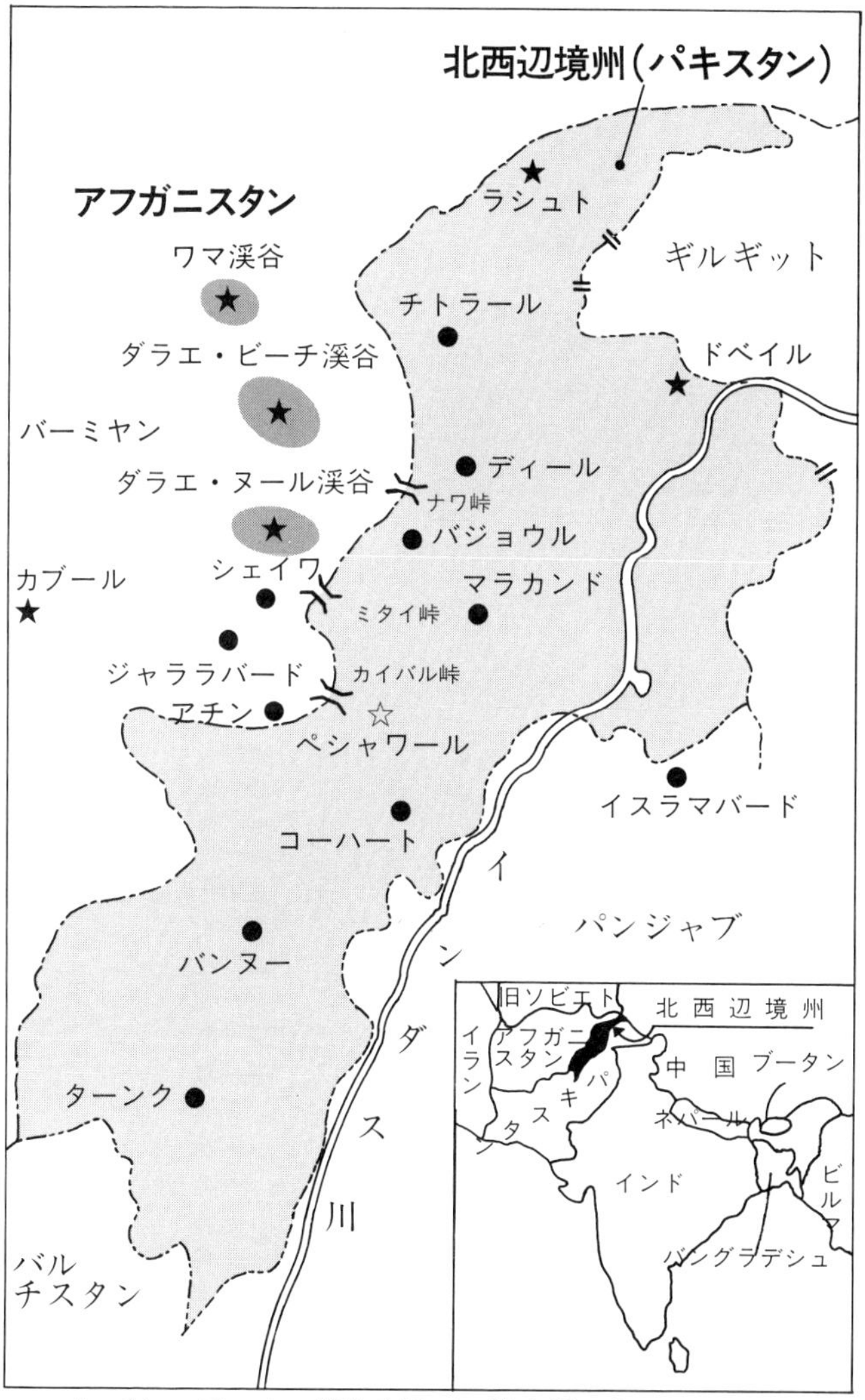

☆=ペシャワールの基地病院。★=診療所のある町と地域。

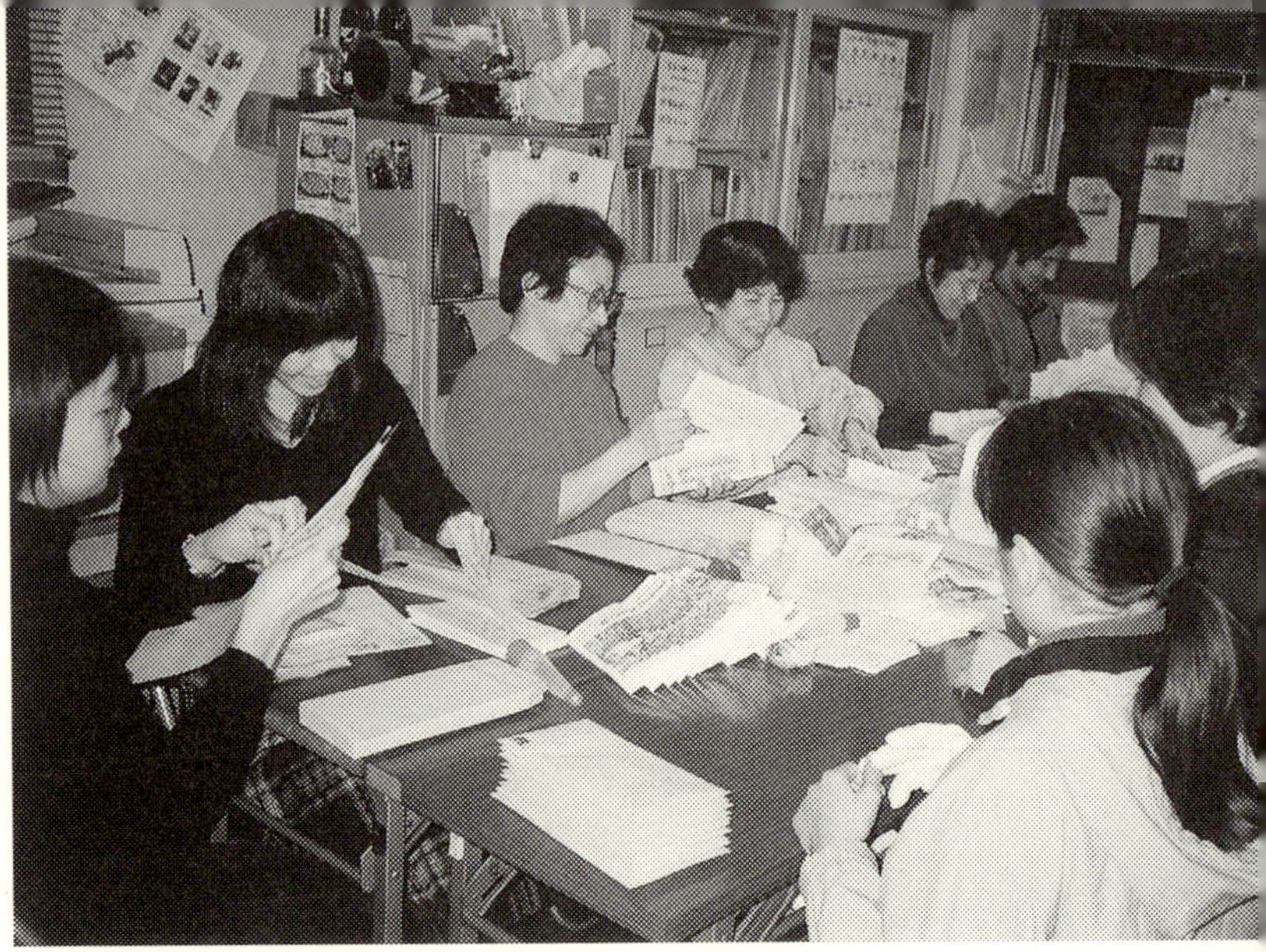

福岡市の繁華街にあるビルの一室。ここがペシャワール会事務局。

アフガン支援の本部は九州福岡　小さいながら底力があります

私たちの活動母体である「ペシャワール会」は福岡に本部を置いています。これは任意団体でありまして、結成されてもう十八年になります。現在七千人を超える会員がおり、年間予算が設備投資を入れますと、約一億円。このうちの約八五％が会員の募金によって成り立っています。

昨年はニューヨークの同時多発テロ事件以来関心を集めたこともあって、五億円以上もの募金が日本全国津々浦々から届けられたのです。

手前味噌になりますけれども、集められた

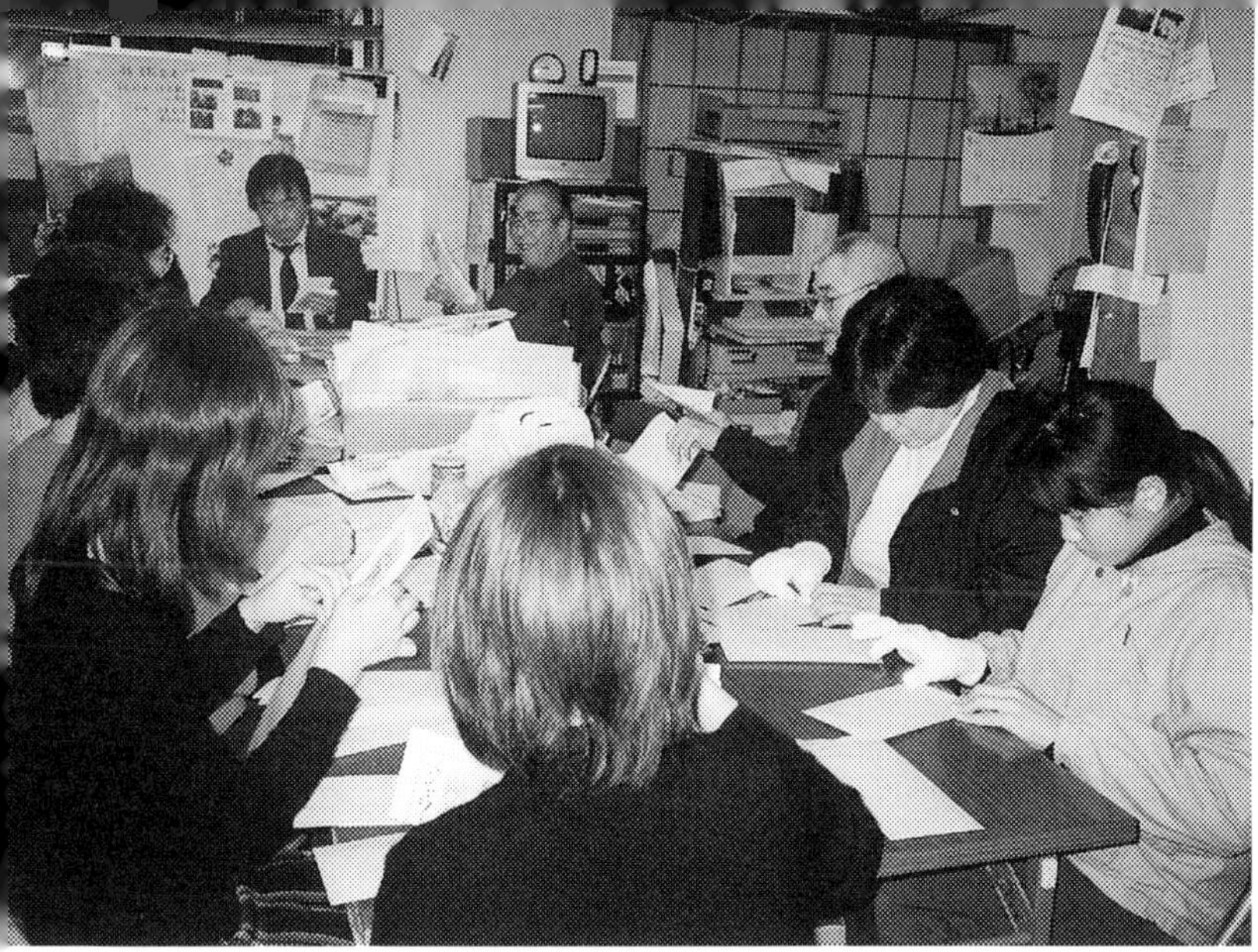

2001年12月　週末も休日返上で会報の発送に追われる。

募金のうち、設備投資を入れますと、九八％近くが現地に送られる。皆さん、当たり前じゃないかと思われましょうが、これは、まあ、固有名詞を出すと問題になりますので言いませんけれども、ある国際団体になりますと七割、八割が組織維持費で、二、三割しか現地に届かないというのが、普通と言えば普通の状態なのです。

私たちの活動の底力は、自分の時間を割《さ》いて、膨大な事務量の仕事を全くの手弁当でこなしてくれている個々の人たちの力です。私たちの組織は小さいですけれども、十分、大きな団体に匹敵するぐらいの力がある。ODAとか国連の事業費に較べれば微々たるものですが、しかし、実額の数十倍の力があると自負しています。

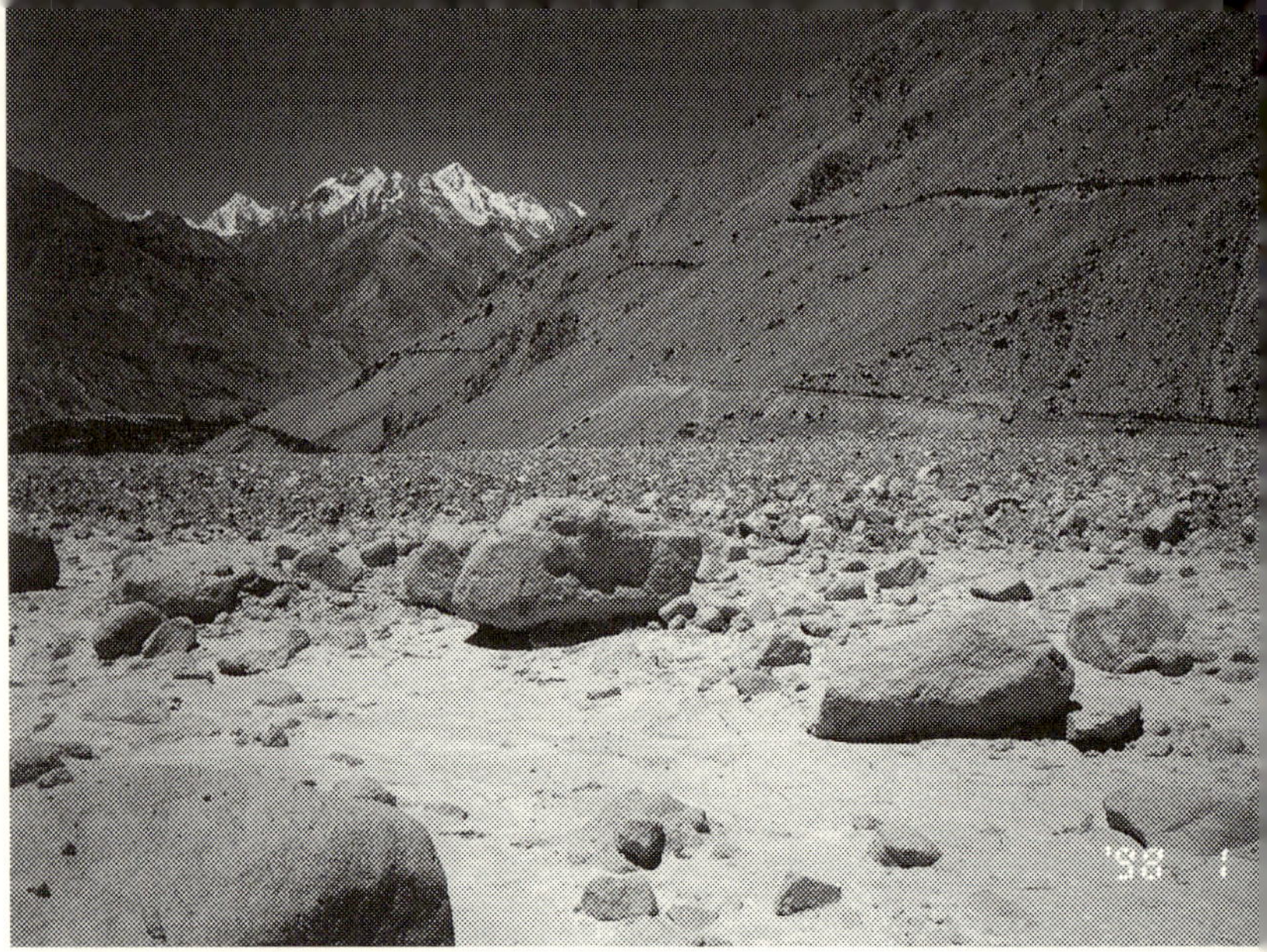

北西辺境州は半砂漠の岩礫地帯。村落は山間部に散在する。

降雨量は日本の二百分の一 典型的な砂漠気候で 夏は五〇度、冬は零下にも

アフガニスタンとパキスタンを隔てる有名なカイバル峠。中央アジアからインドに入ってくる交通の要衝で、アレキサンダー大王やチンギス・ハーンなどの征服者をはじめ、いろんな民族がこの峠を通って往来した、大昔からの民族の十字路です。

このカイバル峠の麓にペシャワールはあり、一帯はかつてガンダーラ地方と呼ばれ、仏教文明が栄えたところです。

ここにはいろんな民族や部族が入り乱れて住んでいて、ときには対立、争い事がありますが、それなりにバランスを持って人々が暮

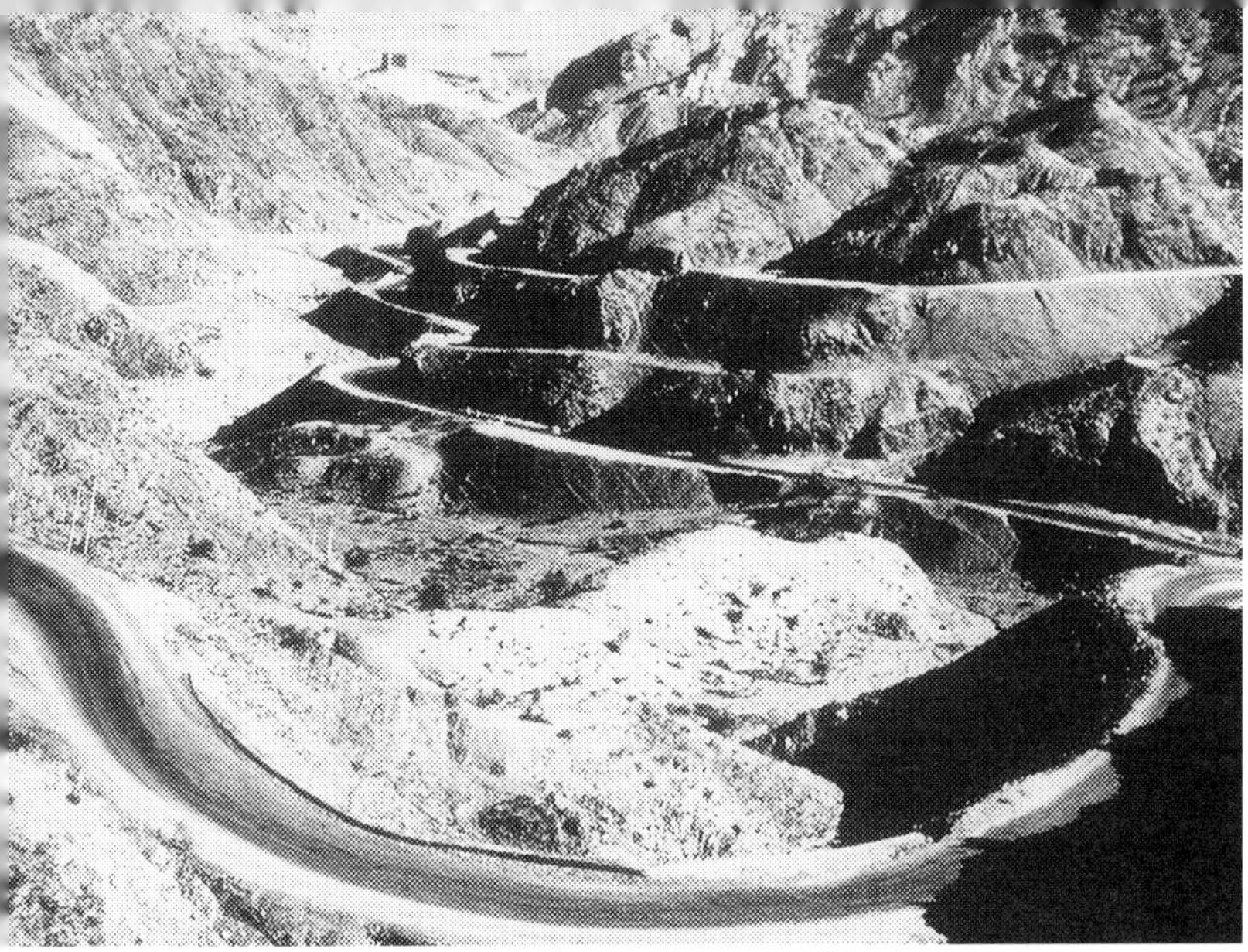

1978年7月　カイバル峠。アレキサンダー大王も東征のさいに越えたという。

らす、いわば国際都市ですね。現地は写真でも分かるような乾燥地帯です。ペシャワールは北緯三四度、西日本程度の緯度ですけれども、雨が非常に少なく、降雨量は日本の約二百分の一です。

典型的な砂漠気候で、寒い時は寒い、暑い時は暑い、非常にはっきりしています。普通、夏は四五、六度で、私が行ったときで一番暑かった記録は、五二・三度。冬はところによっては零度以下にもなる。

国土のほとんどが乾燥地帯で、農業と言えば、川沿いに小さな集落をつくり、オアシス的な農業が行われ、干ばつがなければ、山脈の雪溶け水に恵まれた、それなりに豊かな農業国といえます。国民の九〇%以上が農業および遊牧で生計を立てています。

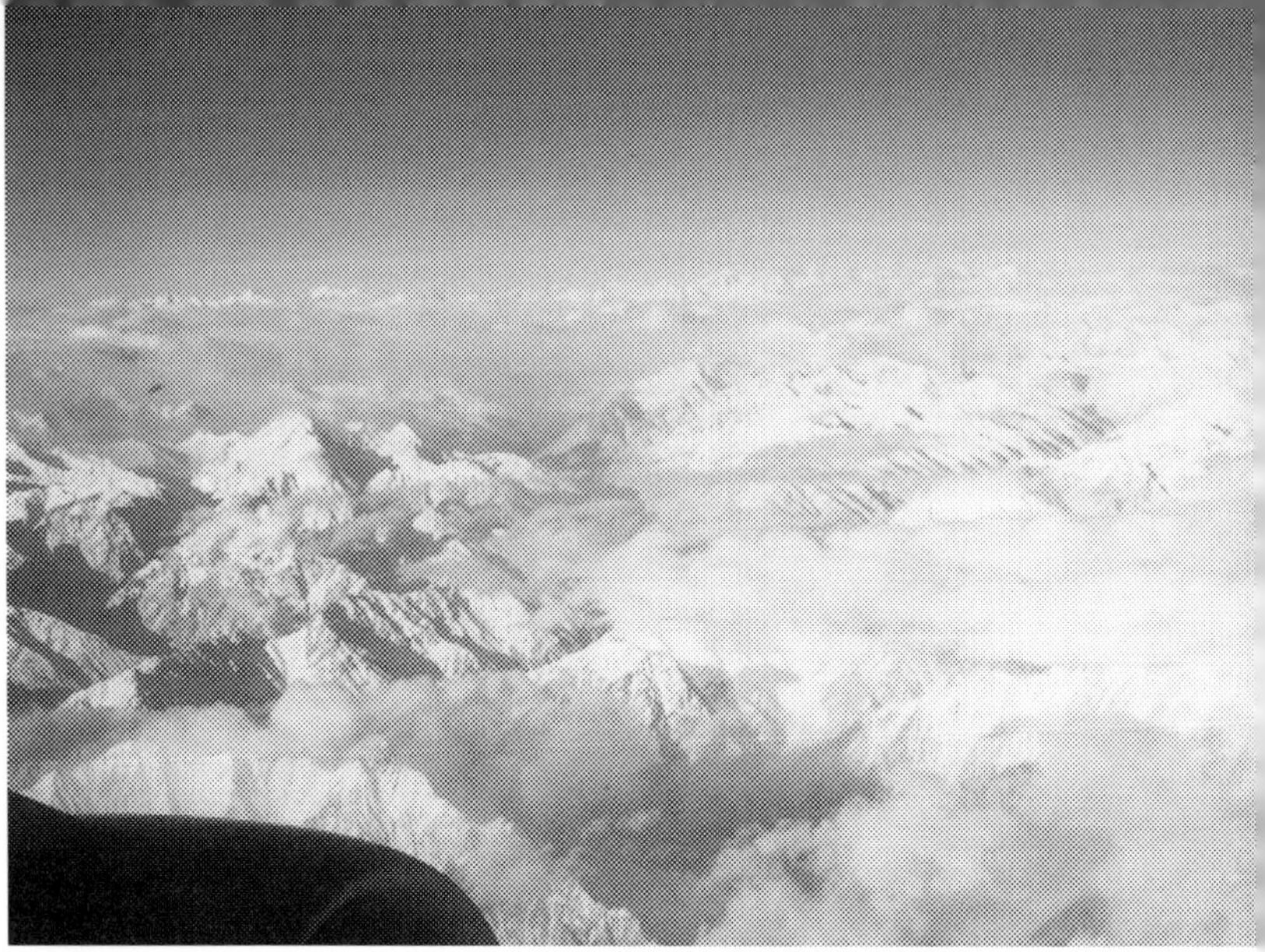

巨大なヒンズークシュ山脈。ペルシャ語で「インド人殺し」という意味がある。

六、七千メートル級の山脈が立ち並ぶアフガンは世界の屋根だ

アフガニスタンは日本の約一・七倍の面積がありますが、大半がヒンズークシュ山脈という山に覆われる山岳、山の国なのです。

国土の三分の二以上はこのヒンズークシュ山脈で占められ、天然の一大要害になっております。六千メートル、七千メートル級の山がずらりと立ち並んで、世界の屋根をつくっている。

まあ、空から見れば美しいのですが、私たちの活動というのは、この谷あいの村々をアリが這うように診療活動を行い、そして診療圏を拡大しつつあるということです。道路と

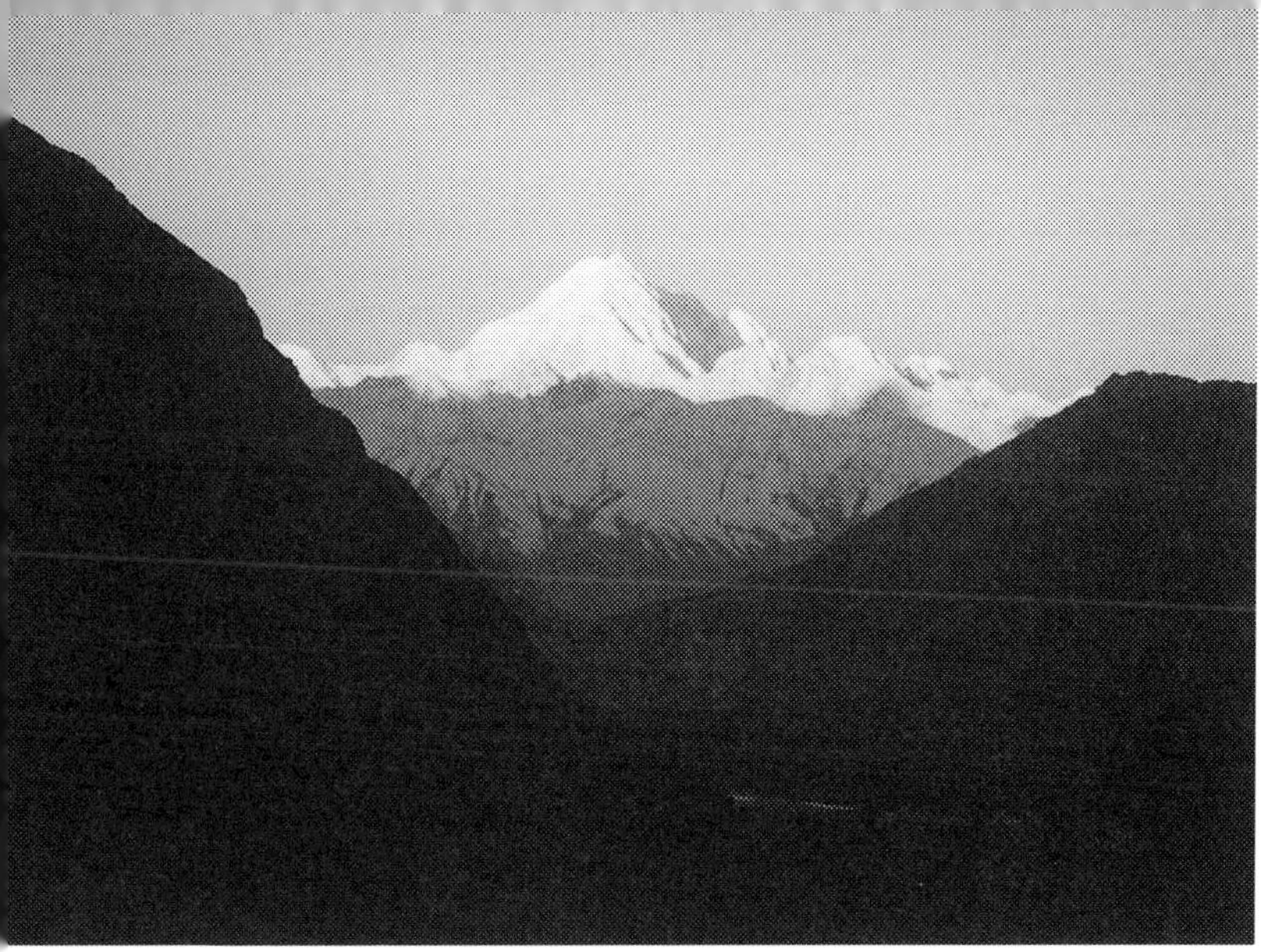

ヒンズークシュの最高峰ティリチ・ミール。この山々が著しく地方を分断している。

言っても自動車が通れるところというのは少ない。それで、一番遠い診療地域で、片道、歩いたり、馬に乗ったりして、約一週間という地域が珍しくない。非常に時間が掛かるということですね。

日本とずいぶんテンポが違い、「ここからどれぐらい、かかりますか?」と尋ねると、「歩いて三日、強い者なら二日、足が悪ければ五日」と、こういう距離の表し方をする。何キロという単位の表し方は町に行かないとしない。それぐらい、日本と時間の流れが違う地域なのです。要するに何事をするにも時間が掛かると同時に、かえって大きくものが見られる。あせらなくとも、神様はみてござる、おおらかにやろう、という感じで物事が回っていく。

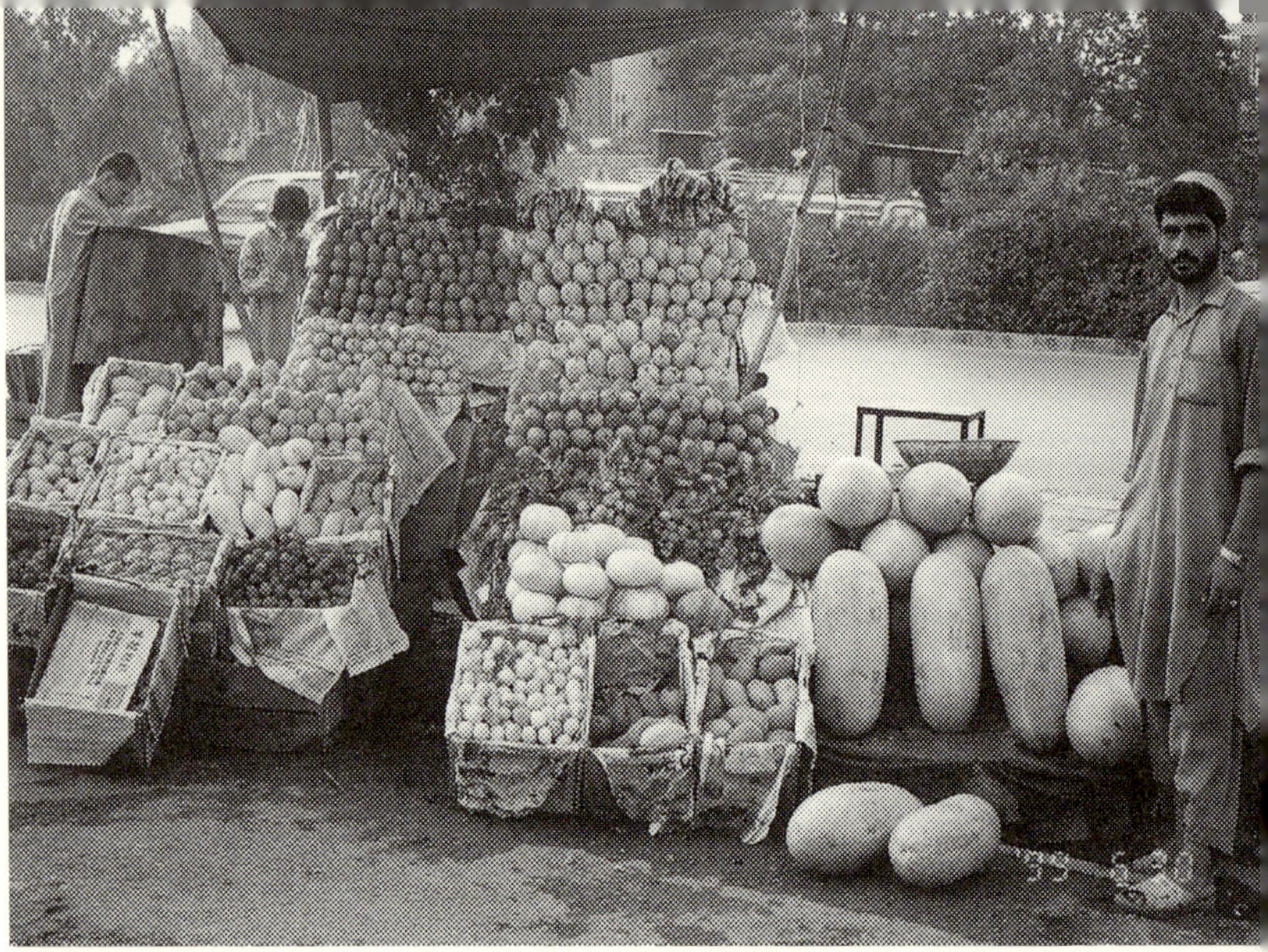

農業国であり果物王国。ニンジンもざくろもアフガニスタンが原産地。

荒っぽくあつい人情、異質な風土の不思議な郷愁にとらわれる

時間の経過にしても近代国家の物差しでは、はかれないことが多い国ですが、特に日本人に分かりにくいのはイスラム共同体でしょう。イスラムというと、日本人の知識は、たいていはヨーロッパ経由の知識です。日本人が直《じか》にそれを見て、そして「ああ、これがイスラムか」といったものは、案外少ない。

新聞紙面を飾るのも、テロだとか、自爆事件とか、内乱だとか、そういう血なまぐさいことが多いので、イスラムは即ちイスラム原理主義という形で受け取られて、なんとなくいいイメージがない。

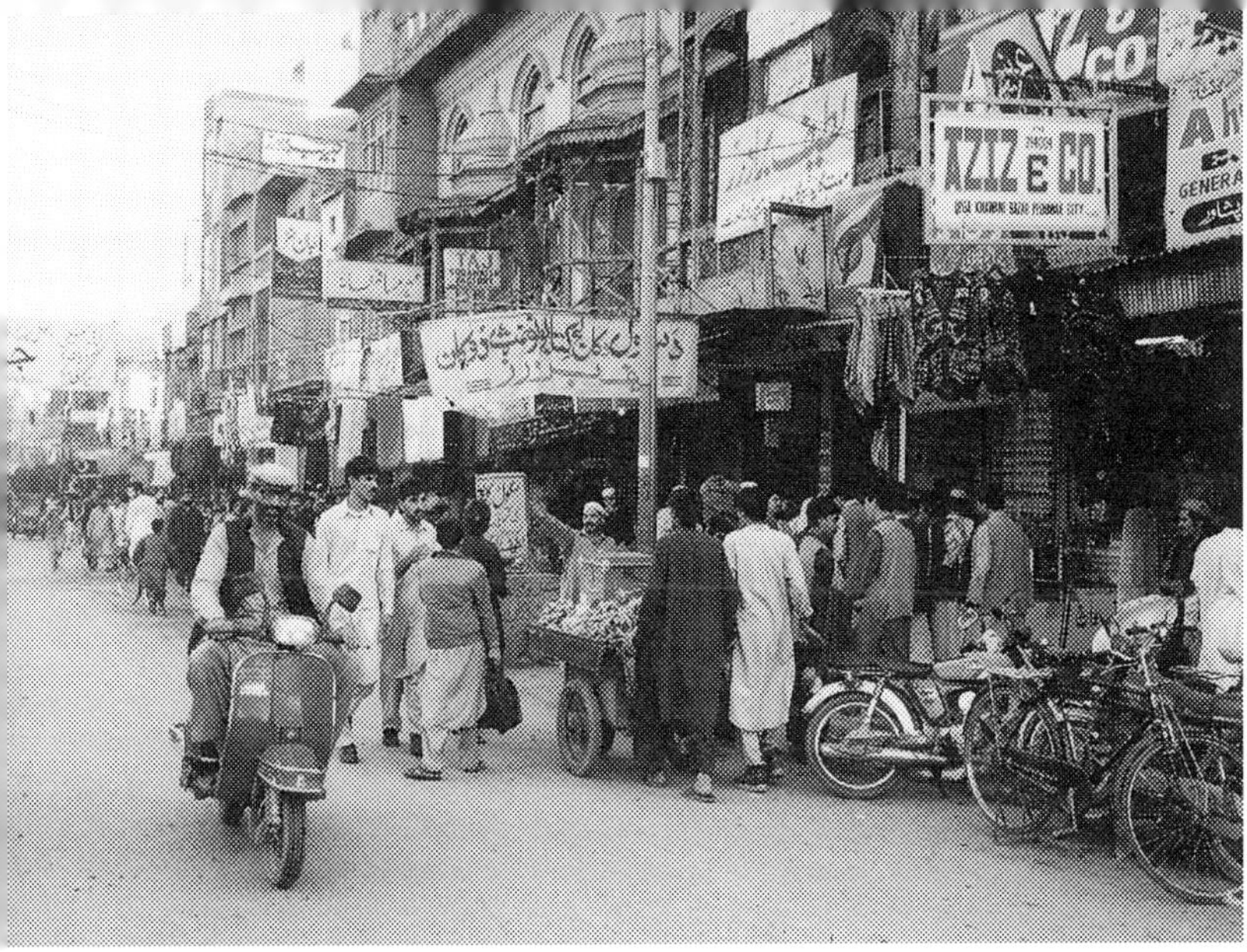

ペシャワールはパキスタン北西辺境州の州都。人口約80万人。

ところが実際に現地へ行ってみると、そのへんを歩いているおじさん、おばさんは、基本的に私たちとあんまり変わらないわけですね。もちろん自然風土は違います。荒涼たる岩石砂漠、インダスの濁流、空から見るとどこに人が住めるのかという印象さえ受けますが、ひとたびバザールの喧噪、荒っぽい人情にふれると、たちまち不思議な郷愁にとらわれる。異質感も消えます。

食べ物にしても都市の市場には、常に野菜が豊富に出回っている。

アフガニスタンの人たちを欧米、日本のメディアだけを通して眺めていては、実情と齟《そ》齬《ご》をきたす。彼らを、識字率が低く貧しい人――と、そういう面だけを拡大した曲解はよくない。

日本人の世界観は、えてして欧米からの借用です。国家観にしても、アフガンといえば、アフガニスタン人という民族と固有のアフガン語があるはずと錯覚する。日本や韓国のように単一の言語で比較的等質化された人々をまとめうる国家は例外中の例外です。今回の空爆報道で、多民族国家であることは、何とか理解できたようですけれど。

現在の廃墟からは想像もつかないですが、このアフガニスタンは、海路が交通の主力に変わる一八世紀まで、もっとも繁栄をほこる世界貿易の要衝だったのです。

文明の歴史は、人々の歴史です。アフガン人の物見高く、自由で気まま、衝動的で、割拠対立好き、滑稽なほど高い自尊心もまた彼らの歴史の所産でしょう。

これらアフガニスタンの彼らに共通する独特の色調を律するのは、パシュトゥヌワレイと言われている、「パシュトゥンの掟」です。これは辺境社会の慣習法で、近代的な国家や法の概念を寄せつけません。

紛争の主な原因は、金・女・土地ですから、これは古今東西いずこも変わりはないけれども、掟を犯すと、犯された側に「復讐」が認められる。復讐は、目には目を、歯には歯をという徹底した報復の慣習です。たいていは、家名をかけた一種の「仇討ち」ですが、時には村ぐるみ、部族ぐるみの戦争にさえ発展します。単なる内輪もめの権力争いで、征服戦争をしていると思われる場合でも、実際は慣習法に基づくものであることが多い。

ペシャワールで起きる殺傷事件は、政治が

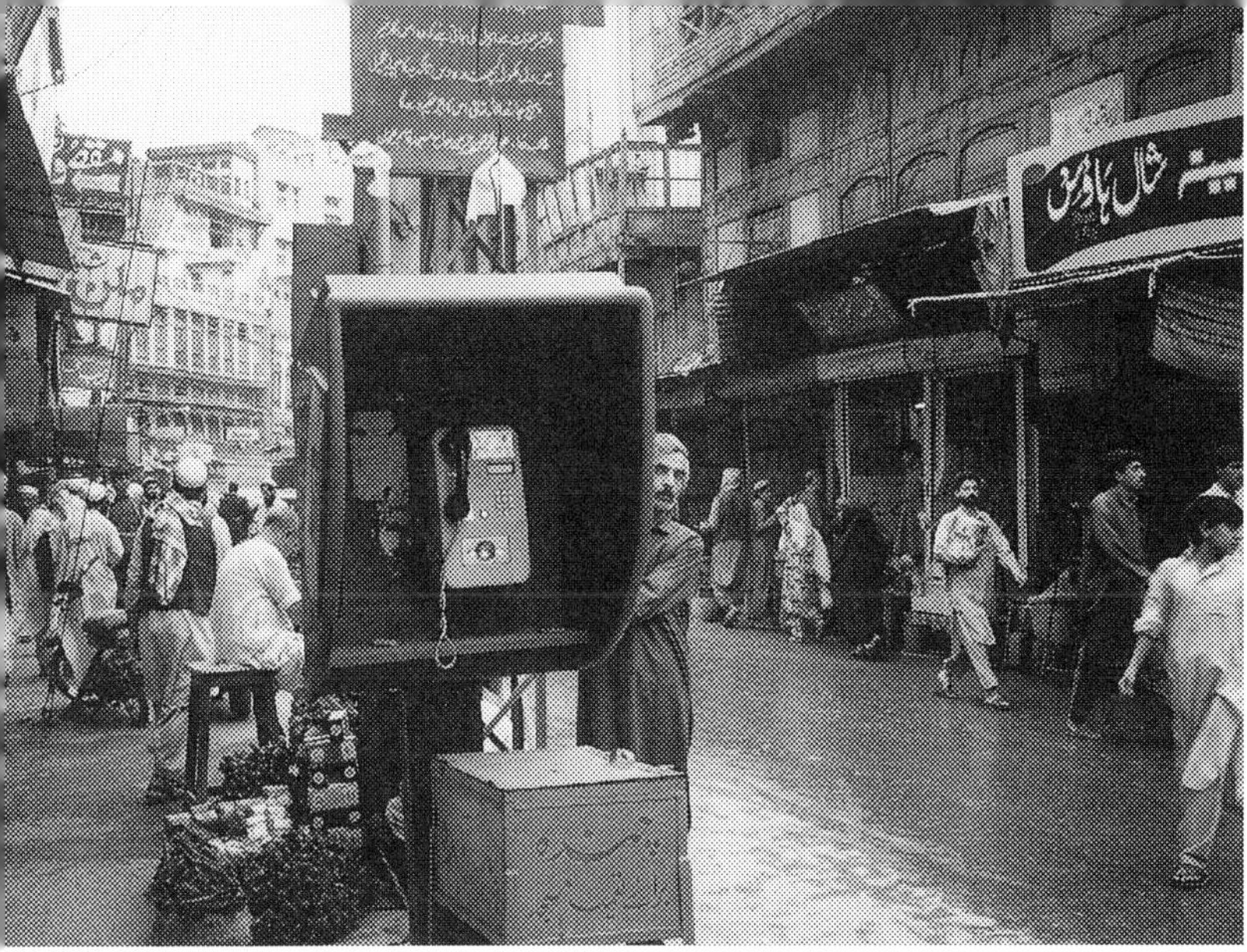

古くから隊商都市として栄える。喧噪と土埃と排気ガスの町。

らみの暗殺でなければ、たいていは掟やぶりへの「復讐」であって、その場合は、よほど大きく治安を乱さない限りは警察当局も介入しません。警察より掟です。

もっとも、復讐を認められても、日和見《ひよりみ》する戦わない平和主義者もいます。言うこととすることが違うわけです。しかしそんな男には妻が、「それでも男か！」などとハッパをかける。不甲斐ないと思うと、夫を見限り、息子を復讐の鬼に育て上げることもあるのです。

また、「客は神の贈り物」という諺があって、日本ではすたれてしまった感がありますが、当地では旅人をもてなすことはたんなる美徳以上の慣習として生きています。

アフガニスタンでは女はひたすら男の従属物として生きているというのも一面をなぞっ

ただけの半可通というものです。

アフガニスタンの人口の九九・九%がイスラム教徒ですね。この社会のあり方というのは、ちょうど中世のキリスト教の教会のように、各村、あるいは街角のモスクが中心になって、このモスクと連動して各地のジルガ(長老会)がその地域を取り仕切る。

つまりモスクとジルガは一番最小の行政単位の中心でもあるわけですね。極端に言うと、地域地域が、珊瑚礁のように集まって成っておるのが、アフガンです。地域共同体の塊であるということですね。この点も世界の近代国家のあり方を自明とすれば理解しにくい。

このモスクを中心にする共同体で長老会が、地域の利害を検討していくのです。たとえば、米軍が入ってくる、タリバンが入ってくる、北部同盟が来るというとき、これを受け入れるべきか戦うべきかの決定を下す。生活の知恵で歓迎の旗は各種そろっていて、タリバンの旗もあるし、北部同盟の旗もある。侵攻してくる勢力に合わせて歓迎のふりをしながら当面はしのぐわけです。

モスクでは、日常生活の些末《さまつ》なもめごとも議題にあげてくれる。たとえばらい病の患者が村でいじめに遭っても、べつに警察に行くわけでもないし、裁判所に訴えるわけでもない。地域のモスクに、金曜日に皆が集まってきますから、「これはイスラムの教えに反することではなかろうか」と訴える。じつは私はキリスト教徒ですけれども、いじめられた患者に代わって行って皆に呼びかけて、裁きをやってもらったこともある。

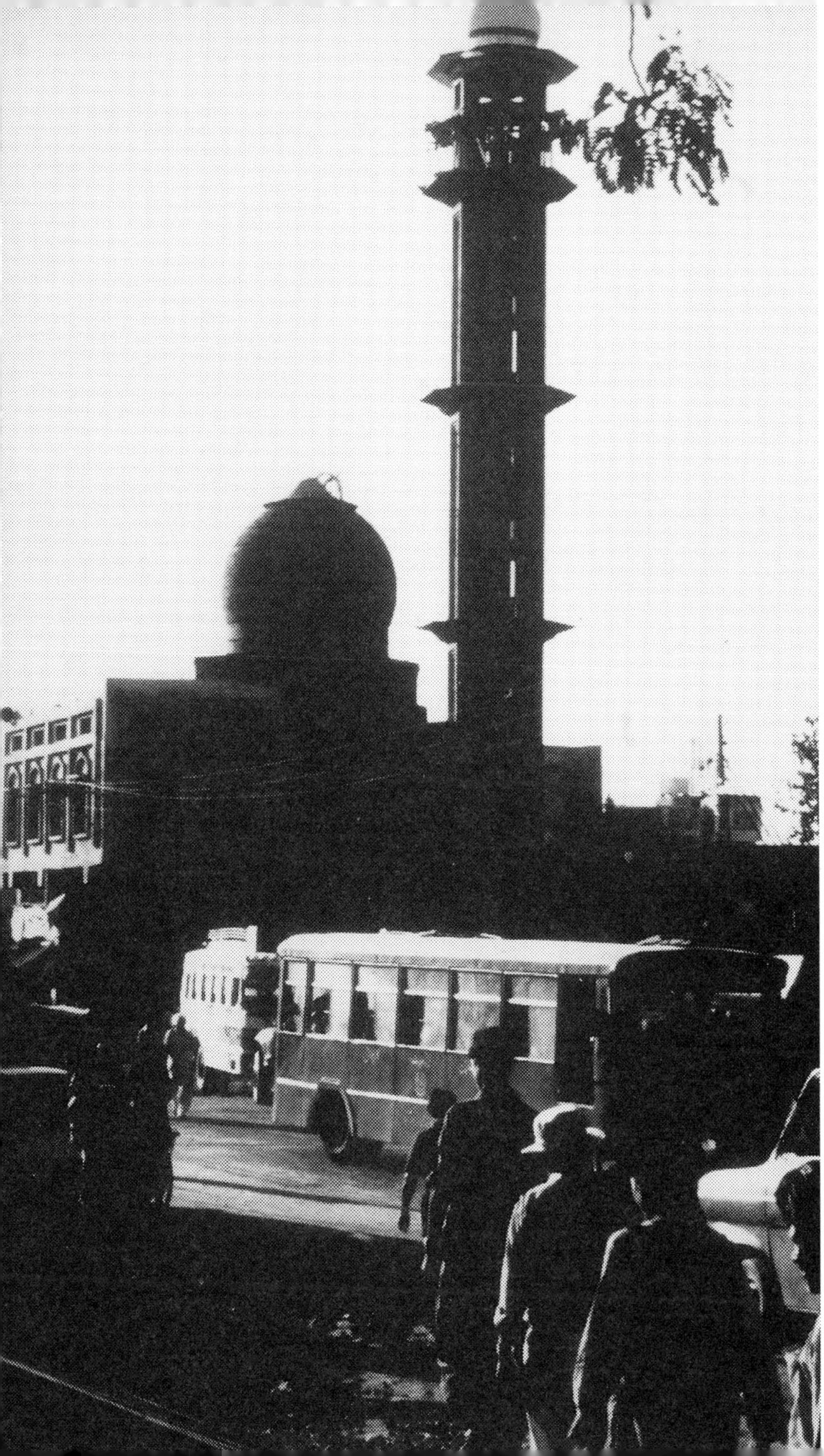

イスラム寺院、モスク。礼拝は一日五回。アザーン（礼拝の呼びかけ）が響き一日がはじまる。

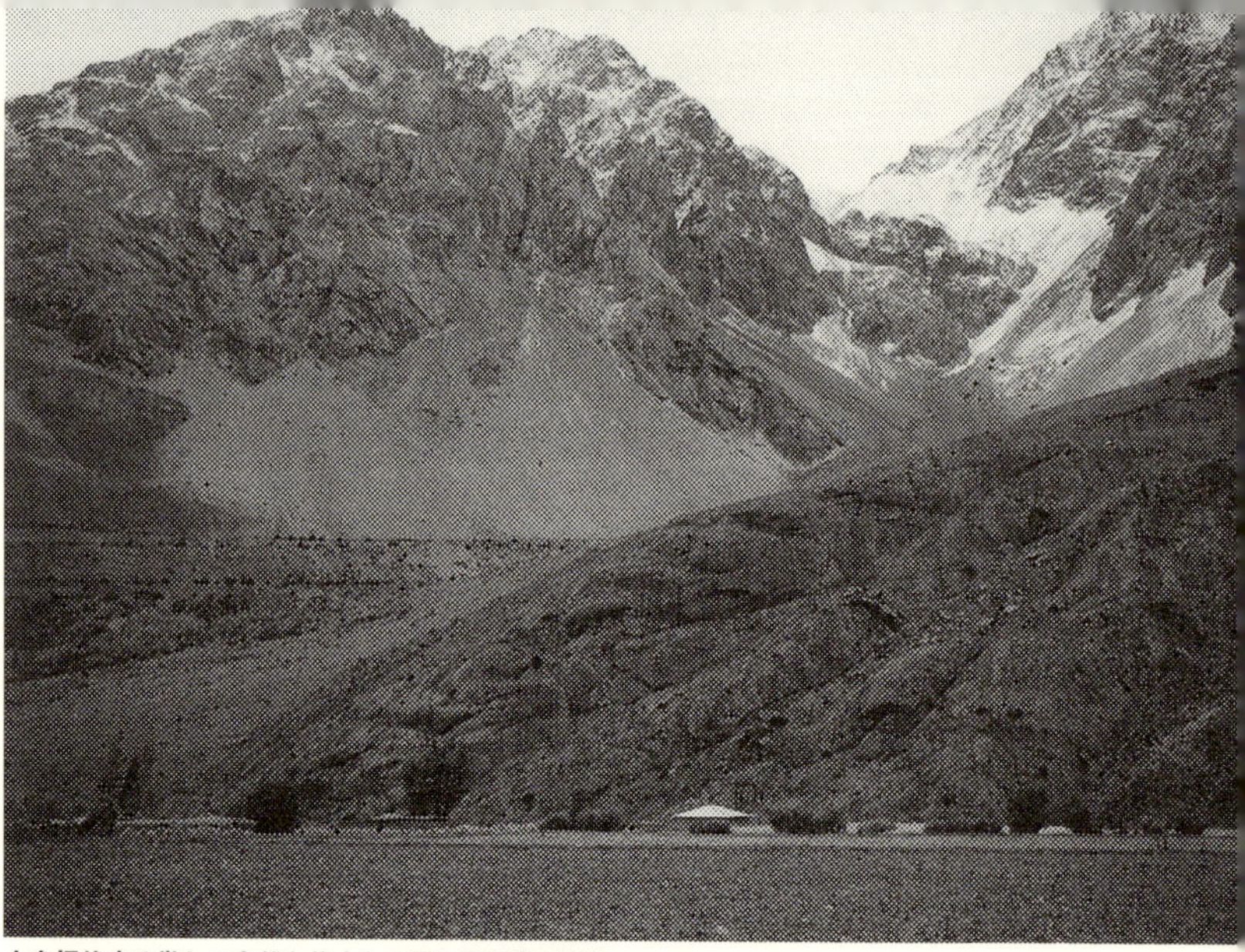

人を拒絶する厳しい自然と住人との間の不思議な調和。

一千年、変わらないアフガンの風景と社会

上の写真はアフガニスタンの田舎では、ごく普通の光景で決して映画のロケーションではありません。これはおそらく一〇世紀は変わっておらないのじゃないかと思われる。シルクロードの昔とあまり変わらない。

風景がそうなら、国のシステムにしても近代的な意味の法治国家とはちょっと違います。全体がちょうど江戸時代の徳川幕府と藩との関係のように、共通の権力をいただいておるけれども、それぞれの地方地方、村々では、共通の掟があるだけで、警察も精神病院もないという世界ですね。

この点がよく分かってないと、アフガン問

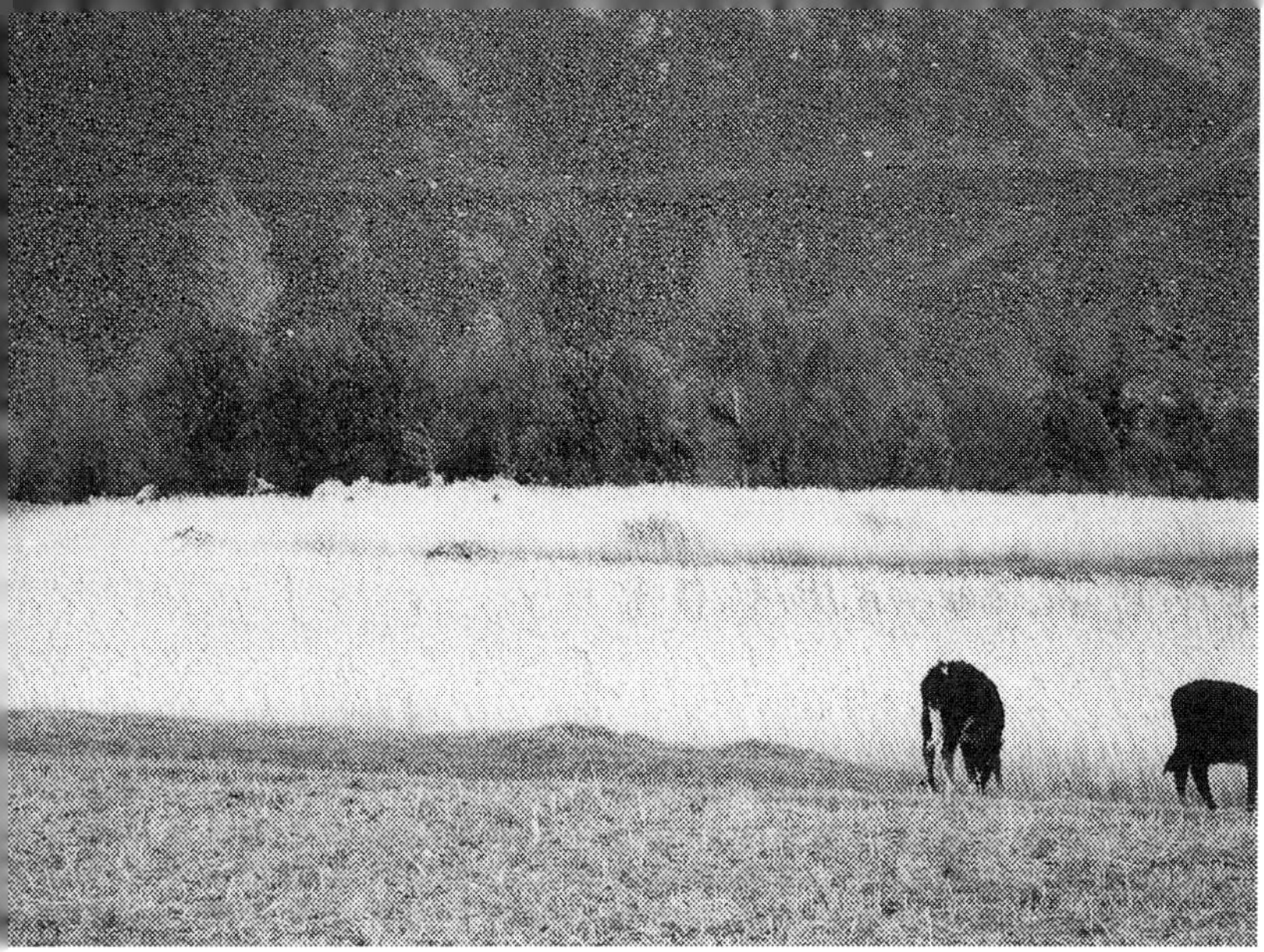

古代から隔絶されて存在する村々は秘境と呼ばれてもまちがいない。

題の解決に、やれ「総選挙だ」などと言っても、「それは食べ物ですか?」と尋ねられるほどよく分からない。選挙よりまず飢えないための食べ物、という現地の実情にはとても合ったものじゃないということですね。

私たちにとっての問題は、こういう、一見、日本人とは全く違った生活をしている人々が、いったい何を考えて生活をしているのかを知ることができるか、どうかです。医療というのは、患者と医療関係者との人間関係で成り立ちますから、患者の生活慣習を無視しては、本当の医療というのは成り立たない。相手がどういうことで悲しむのか、怒るのか、喜ぶのか、それを知らないと、本当の医療というのは成り立たない。それを知ることに費やしてきた十八年間であったような気がします。

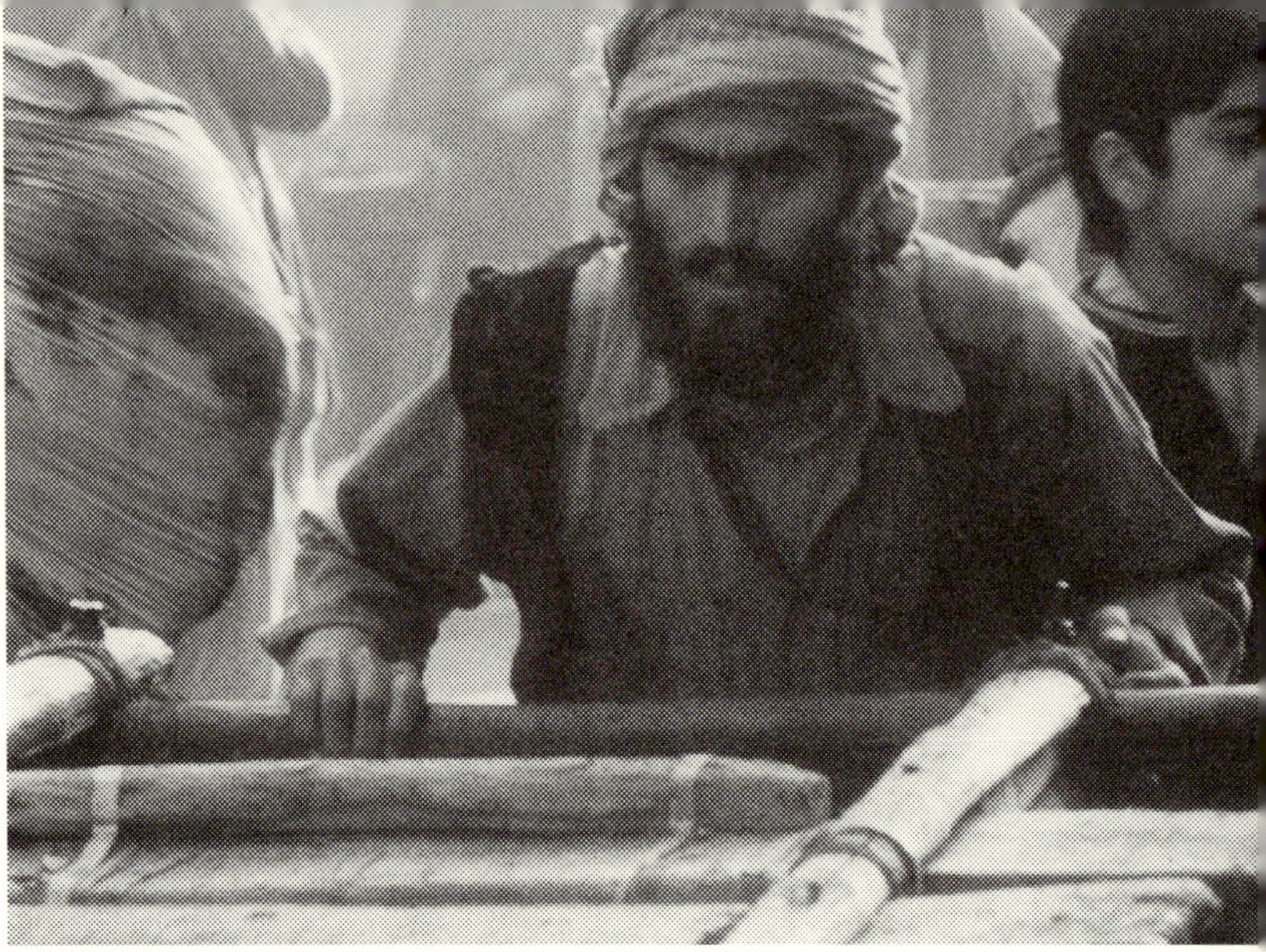

1984年8月　アフガン国民の約半分の800万人を占める多数派民族がパシュトゥン族。

貧富の差が広がり、特権階級の声のみがメディアを賑わす

排気ガスと土埃《つちぼこり》が舞い上がるペシャワールの街路を黙々と行く男。こうした人たちの声は声にならない。

アフガニスタンのお金持ちは、ささいな病気でワシントンやニューヨーク、あるいはロンドンに行って治療を受けたりもできる。一般の大多数の人は数百円、数十円のお金がないために、薬が買えず、医師に診《み》てもらえず命を落とす。この貧富の格差は、ますます広がる一方です。

私どもの病院でも門衛の一ヵ月の給与が、日本円にして約四千円から、多くても五、六千円。都市生活者がやっと食えるという額で

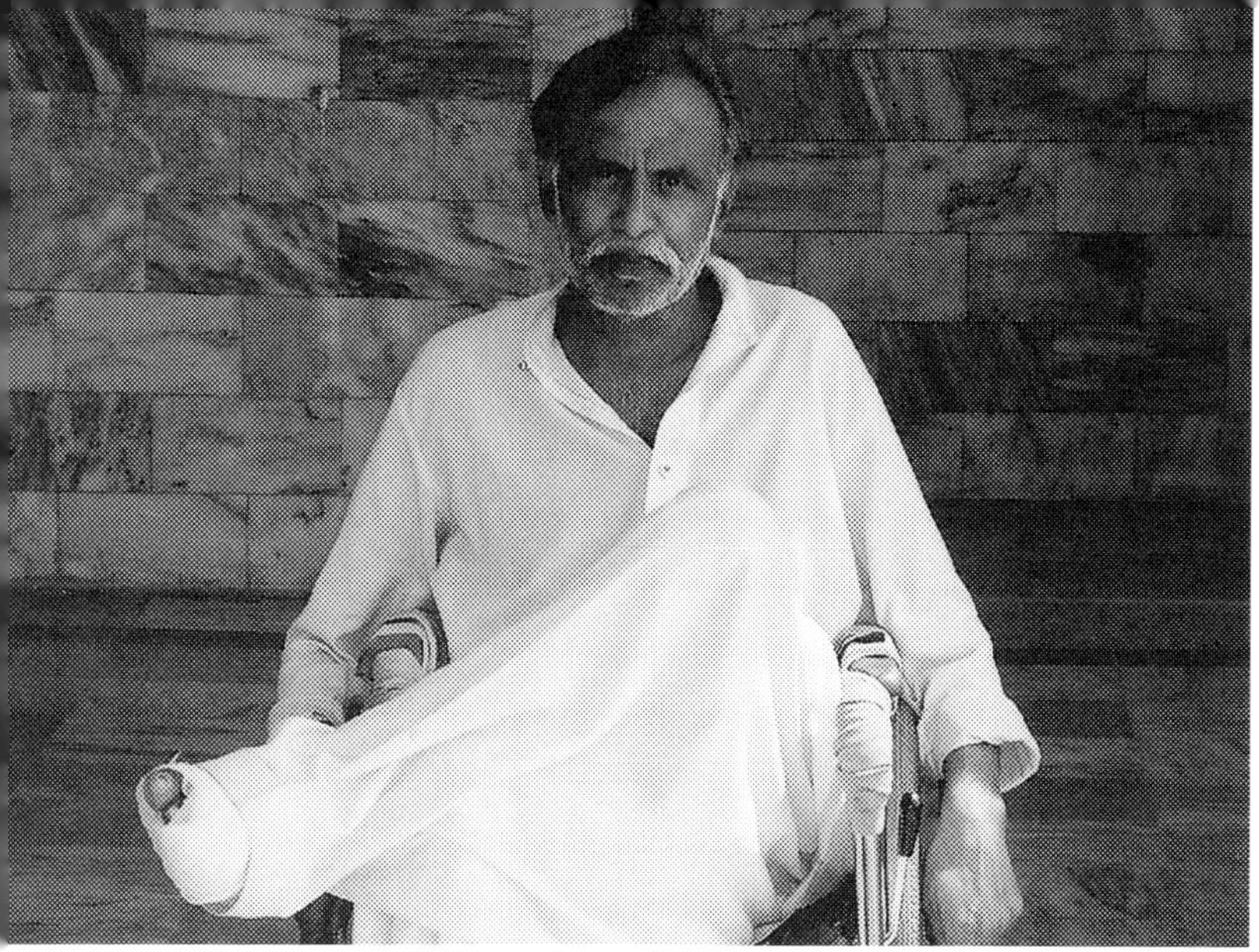
小さい部族も合わせると20以上もの部族が入り乱れるモザイク国家・アフガン。

す。日本で行うような死のまぎわまで巨額の費用を費やす医療はとてもできない。

いかに少ないお金で、いかに多くの人に恩恵を及ぼすか。日本でも昔は風邪なら卵酒を飲んで寝ているだけで、十分治っておったわけですね。私たちとしては、最低限必要な医療を多くの人に施して、無用な医療や医療設備は入れないという工夫、苦心をせざるをえないのです。

私たちがメディアで見聞きするアフガン像には、貧者の姿は映されていません。貧富のうち、富の声だけが届いている。富者のほうは英語を流暢に喋り、国連職員に雇われ、NGOで幅をきかす。九九・九九%を占める貧しい人たちは、依然として病や死と隣あわせにあるわけです。

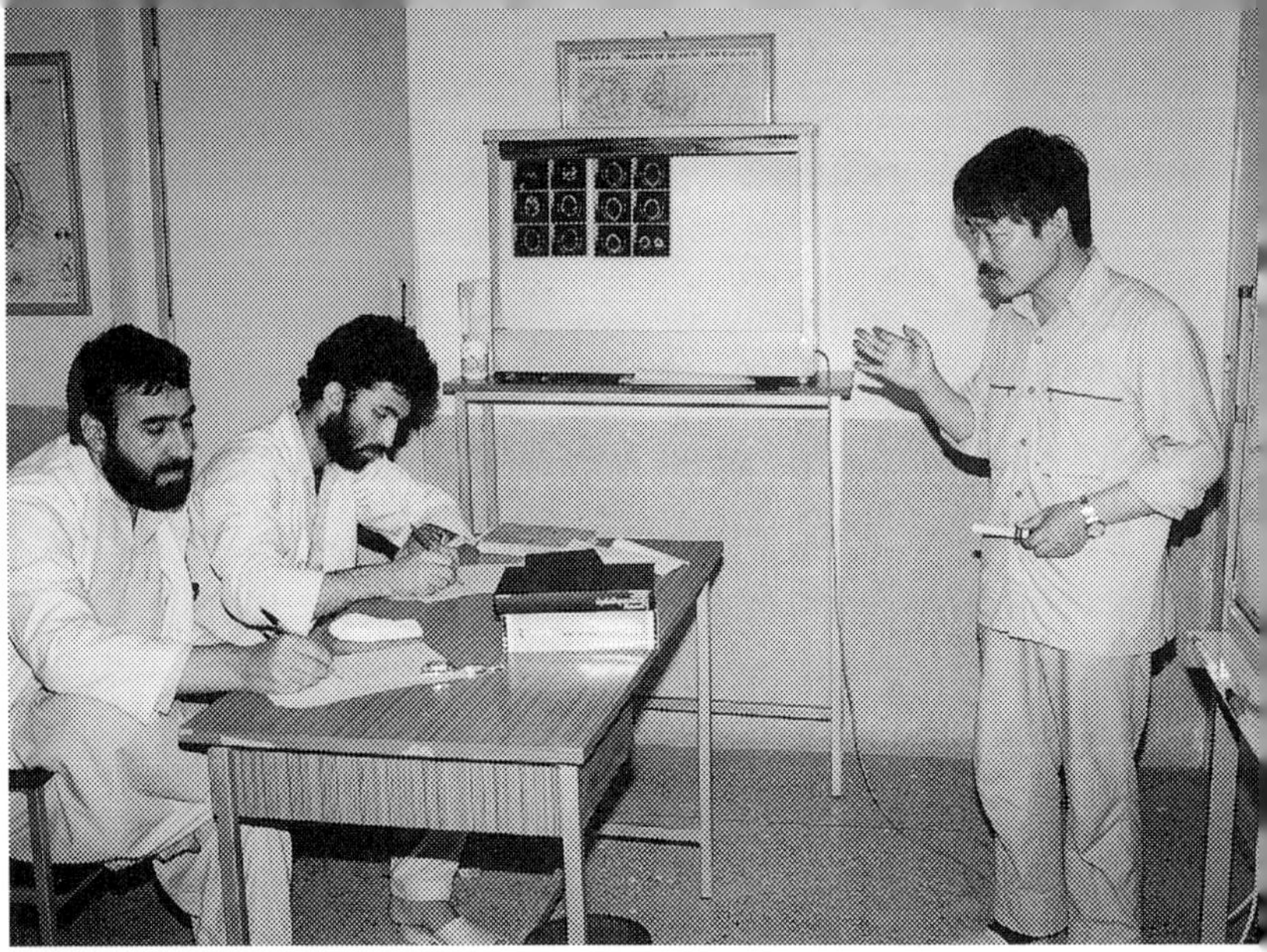
診療所での人材養成の講義風景。

一九八四年、十八年前。ペシャワール・ミッション病院から現地活動のすべてははじまった

私が現地で医師として活動をはじめたのは十八年前の一九八四年です。私が聞かされたのは「らい（ハンセン病）コントロールのためのセンターを充実してくれ」ということでした。私たちの活動のふりだしは、らいです。その当時、ハンセン病の登録患者は二千四百名だったと覚えています。現在ではだんだん増えておりまして、七千名。やがて八千名、そのうち、最終的に二万名になるだろうと思われます。

当時、二千数百名の患者に対して、この写真に写っておりますのが、当時ありました全ての医療器具、医療設備です。入院施設がわ

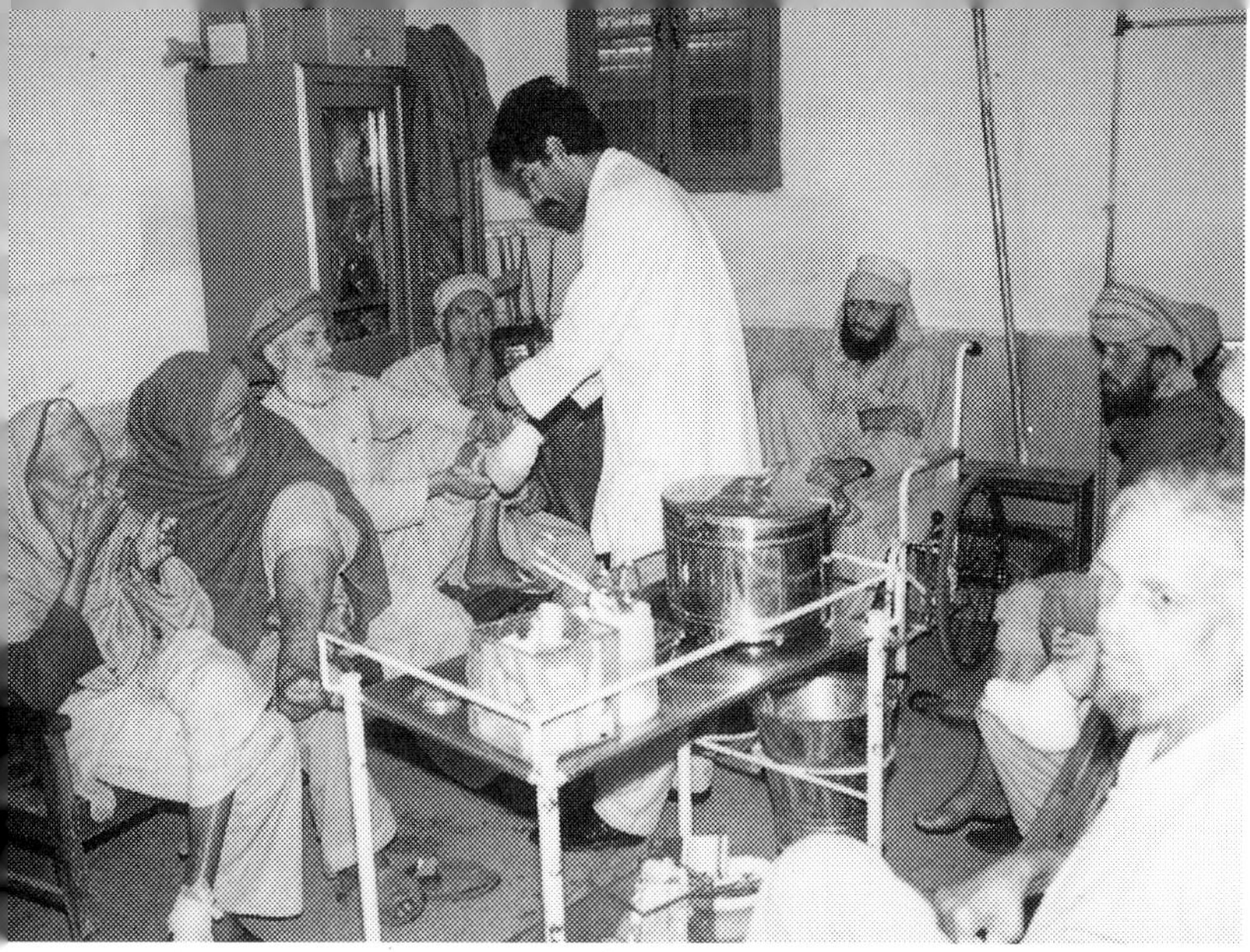

1985年3月　赴任して一年目。まだほとんど病院と呼べない状態だった。

ずか十六床。器具もほとんどない。壊れた聴診器が一つと、汚いディスポの注射器をなんべんも使っていました。消毒と言えば、ガーゼを金属のボールに入れまして、そして「オーブントースター」に入れる。で、煙が出かかったころ、ぱっと出す。キツネ色に焦げているのが消毒済み、白いのは未消毒（これを言うと、みなさん笑うしかないのか、たいてい笑ってくれますが）。

しかし、いくらモノやカネではないと言っても、これでは、二千数百名を相手にきちんとした診療はできない。こういう何もない中で悪戦苦闘するというのは、たしかに感動的ではありますけれども、われわれは別段、人を感動させるために活動しているのではなくて、実際により多くの病気、病人を治すため

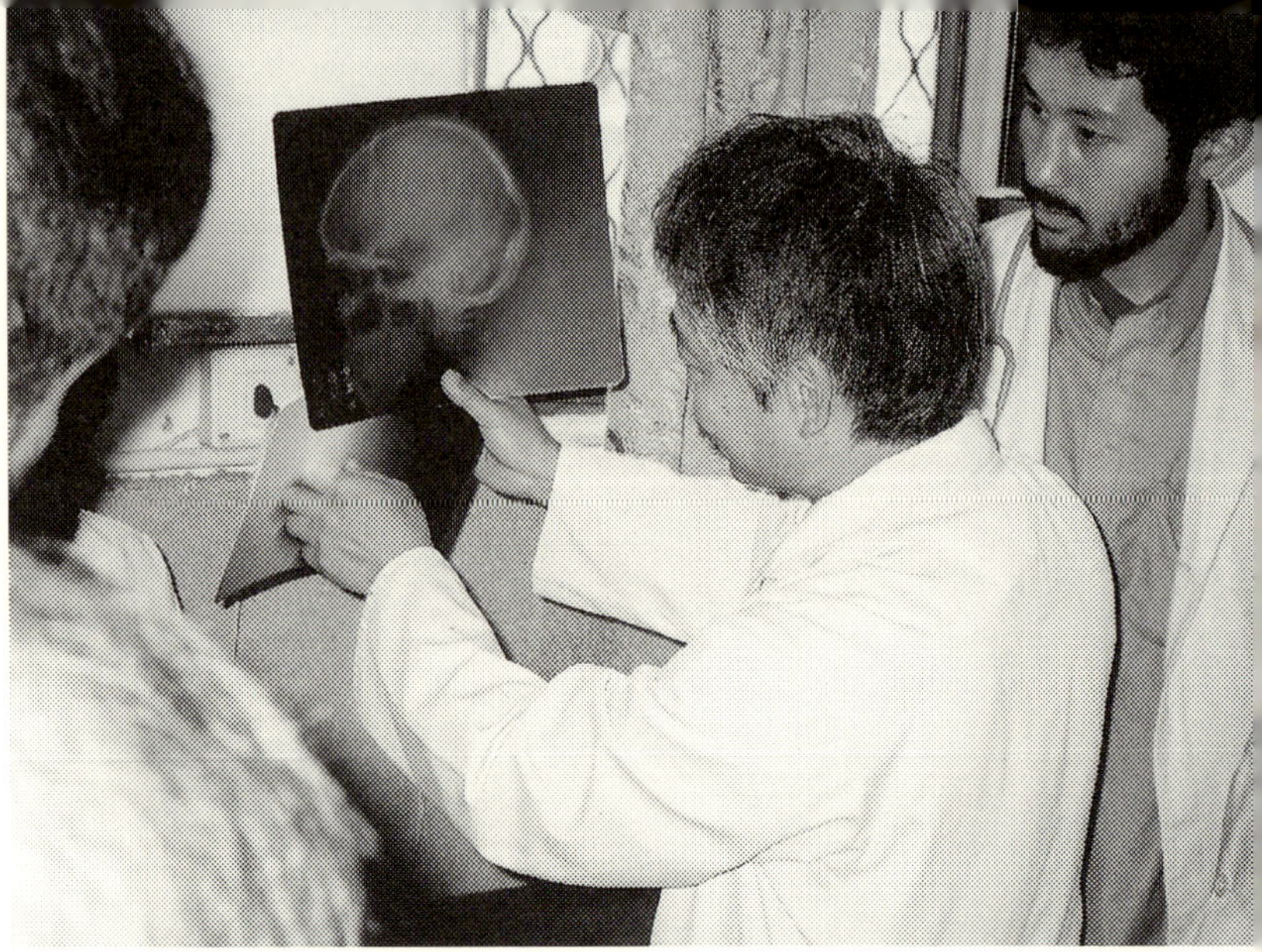
現地スタッフを指導する。

に活動しているわけで、これではにっちもさっちも行かない。物量も無視できないということで、ペシャワール会の活動は、にわかに活発化していき、現在にいたっておるわけです。

らいは、神経や皮膚を主に冒しますので、いろんな治療の側面があり、単に薬をやればいいというものではありません。マヒした手足を動かす再建外科、あるいは目をやられるので眼科的なケア、顔が崩れたりすると、若い女性など社会的な影響が出てくるわけですから、そのための形成外科であるとか、いろんな総合的なケアが必要になってきます

今では、うちの診療所に入院すれば何とかなるというふうにまでなりました。アフガニスタン全土、それからパキスタン北部の中で、

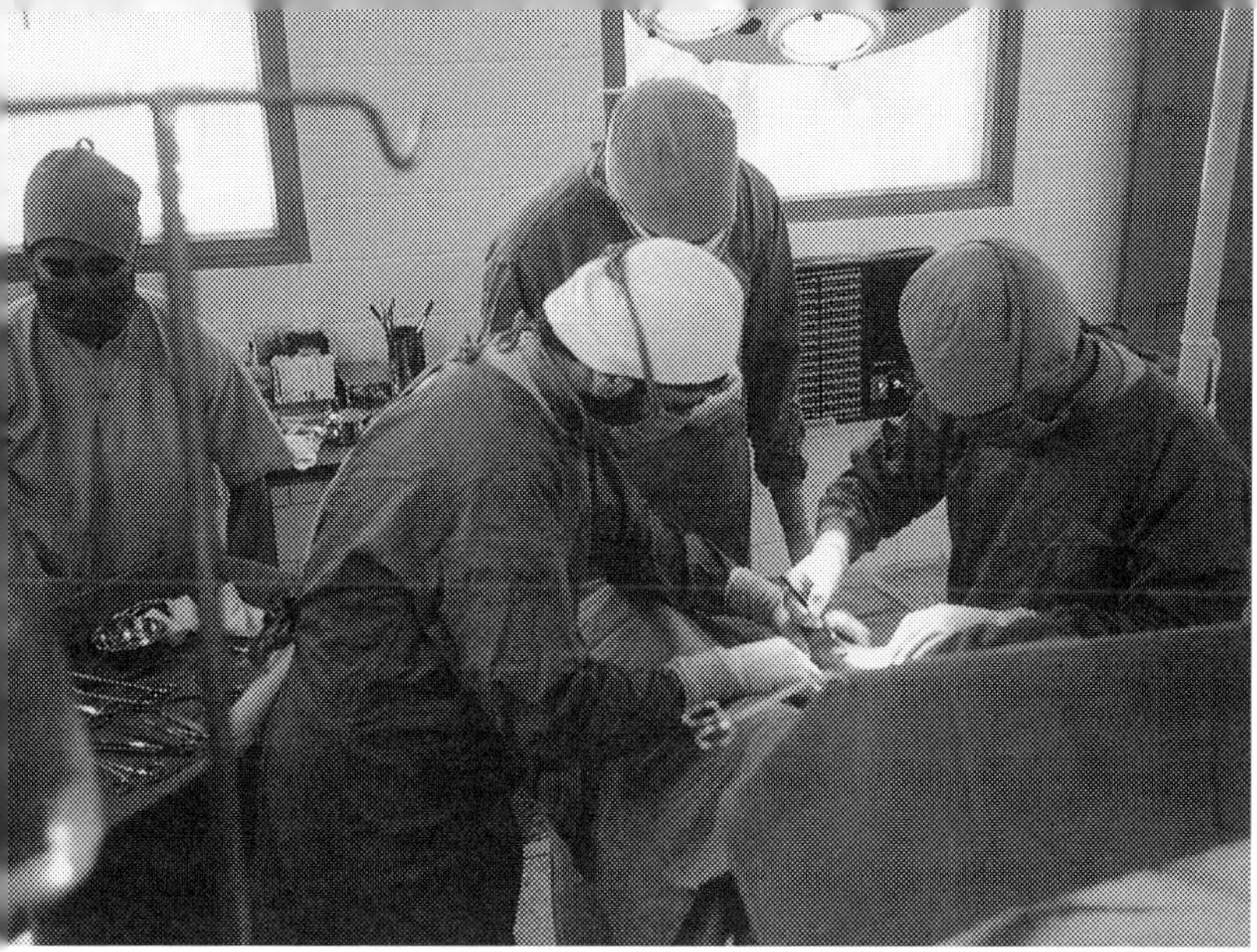

1990年10月　手術中のスタッフたち。

まともにらいの診療ができるのは私たちの施設だけですね。実際には現在は、らいの診療は活動全体からみるとごく一部で、大部分は一般の診療所として機能しています。しかし、らいは私たちの出発点であり、重要な仕事として、今後も継続してやっていきます。

らいは過去二千数百年にわたって人々の恐怖の対象となり、差別と偏見にさらされてきました。現在は有効な治療薬もでき、外来治療で「治る病気」になった。近年、らいの差別的なイメージを避けようとしてマスコミなどはハンセン病という呼称に変えています。しかし、名前を換えて済む問題ではない。私は悲惨な過去を匿名にしないためにも、「らい」という正式医学病名のほうも意識的に使っています。

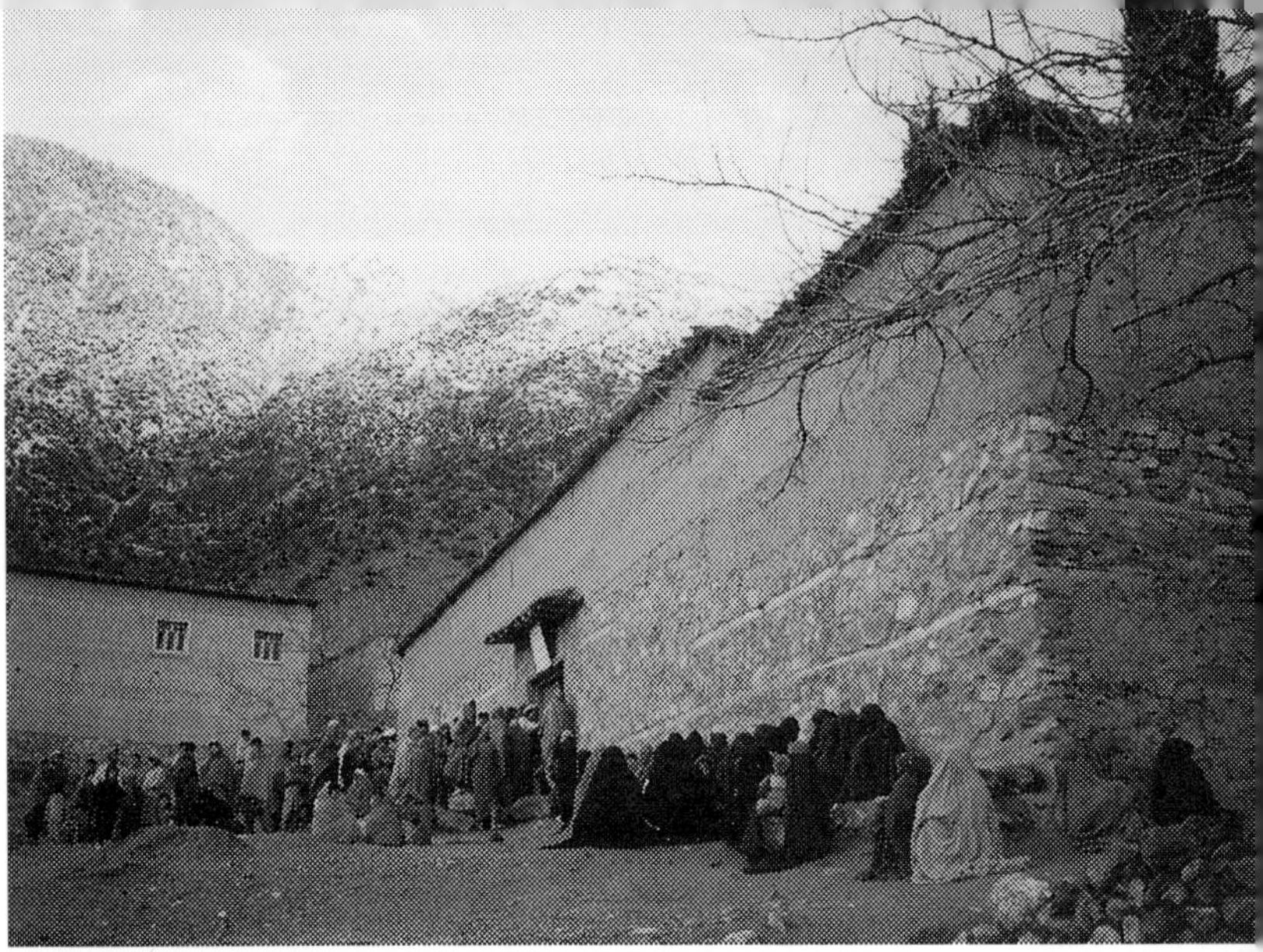

診療所の前で夜明けから待つ患者たち。女性は女性で固まって並ぶ。

女性への診療は困難、医師でも男は女に触れられないブルカで発見も遅れる

私たちの医療活動は、単に病気を診て治療するだけでは済みません。一見、医療とは関係がないように見えて、実際は診療の妨げになる現地の習慣もあるからです。

医療関係者の立場から言いますと、たとえば女性は被り物、ブルカをしなくちゃいけないという習慣が、何世紀も前からある。だから、顔に発疹やただれが出ても分からない。また、らいの初期症状は全身の皮膚に出てきますから、男性であれば簡単に診ることができますが、女性にそんなことをすると、向こうでは大変不道徳なことをしたと見られる。

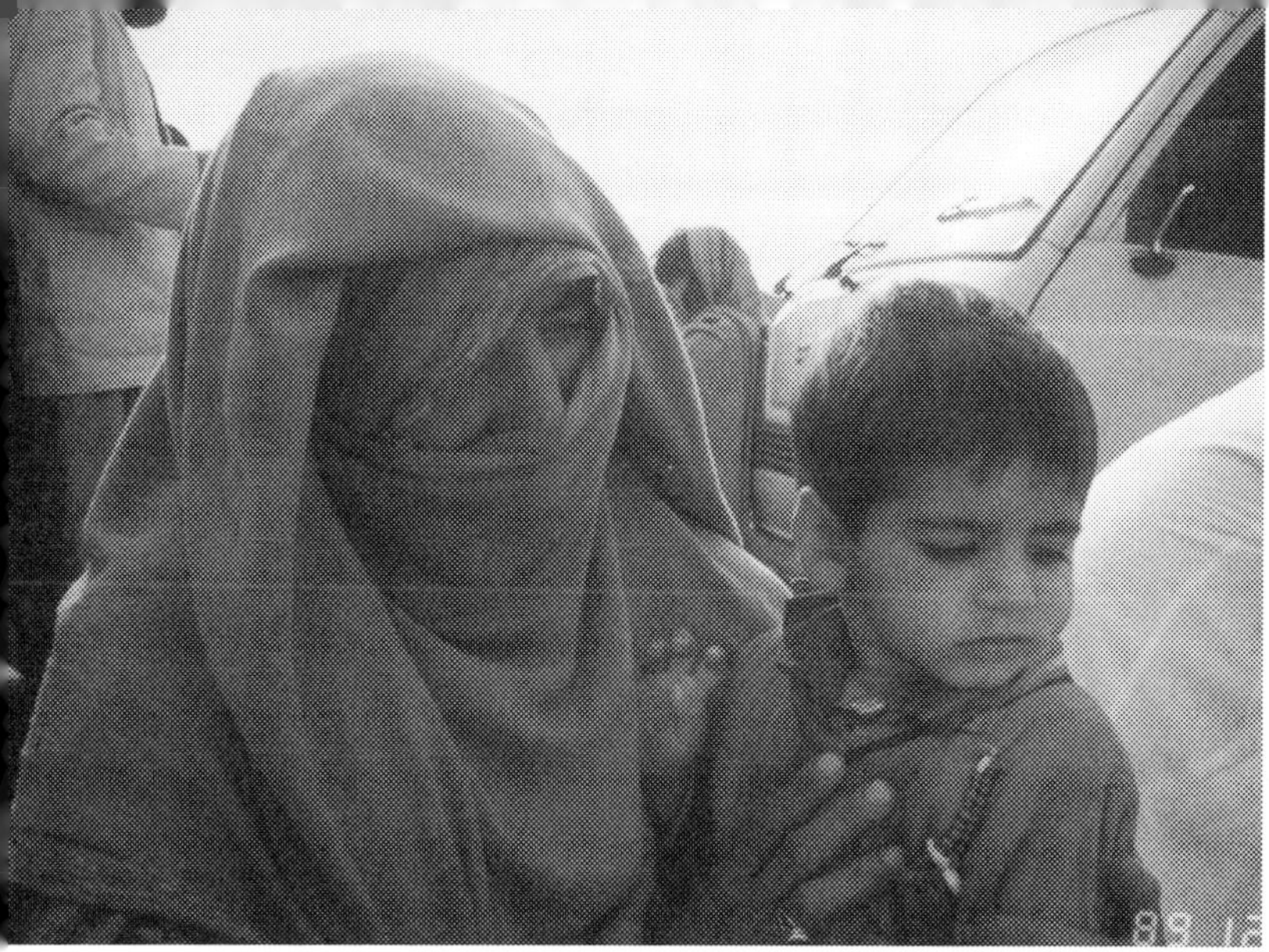

1989年12月　厳しい男女隔離。しかし現地の暮らしから生まれた慣習でもある。

女性の胸をはだけて聴診器をあてることも、普通しないですね。非常に失礼になる。

　ちなみに現地では、婦女暴行というのは死刑になります。警察が手を出さなくても、住民たちが自分たちで捕まえて処刑します。

　そうした慣習がいいか悪いかはべつとして、法律がどうのこうのと言う以前に、私たちはいかにこういう人たちをケアするかということに、非常に苦心をしたわけです。

　よく、外国人が犯す過ちというのは、自分たちのモラル概念がもっとも優れたものであるという文化均一化の欲求、欲望を押しつけることです。「女性にこんなものを被せて、これは許すべからざる性差別の最たるものである」と、決めつける。しかし、これは現地の習慣です。この女性にこれを脱ぎなさいと強

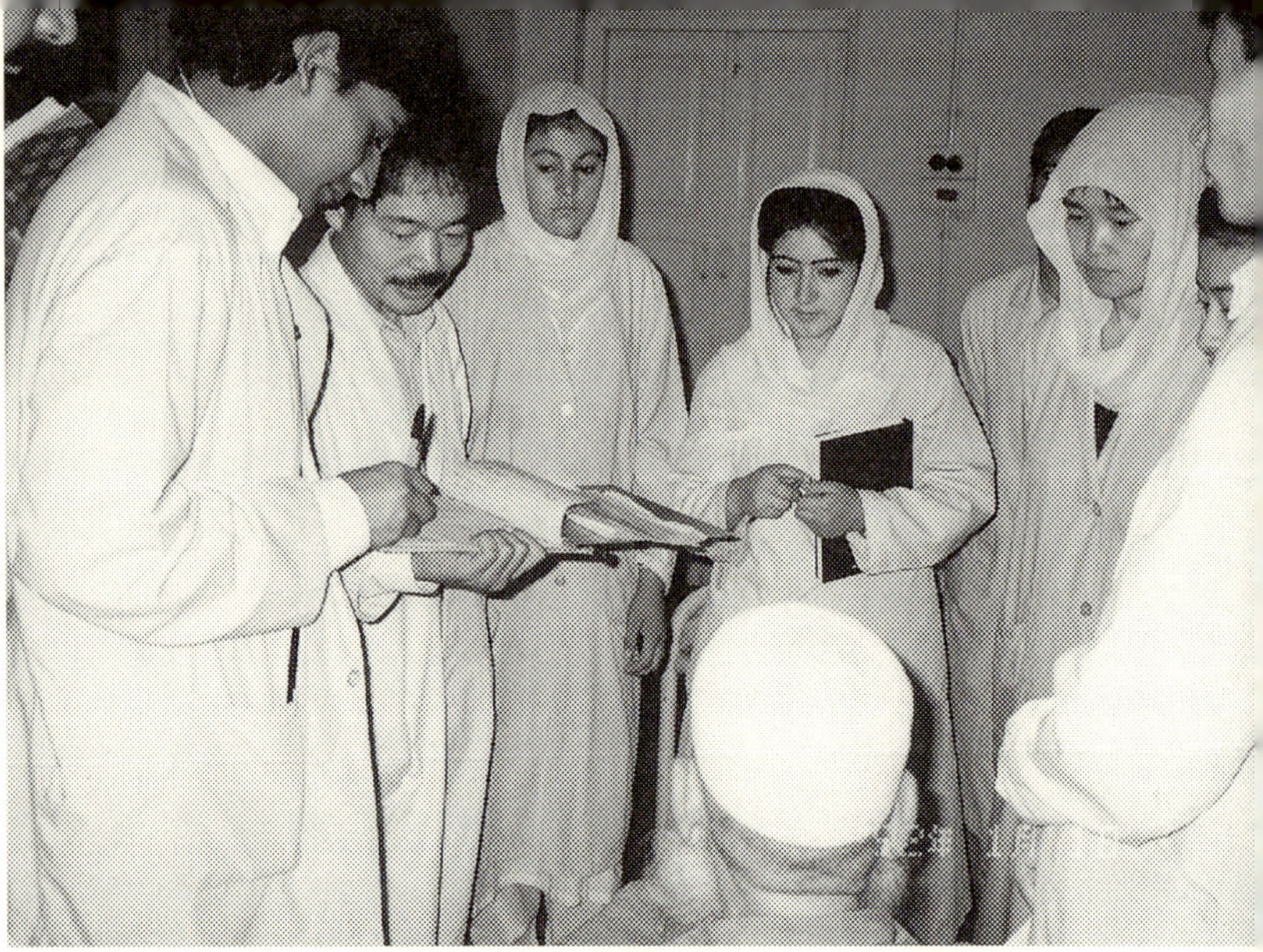

日本からの女性ワーカーの働きはきわめて大きく、現地での私たちの誇りである。

制したりすると、おそらく躊躇《ちゅうちょ》して脱がないどころか、強姦でもされると思って一目散に逃げ出すでしょう。そういうことを外国人が言いますと、当然、現地と衝突いたしまして、追放になる。で、ニューヨークやロンドンに帰れば、凱旋将軍のように迎えられたうえに、国際何とか会議でヒーローになることはできますけれども、私たちに言わせますと、「きみたちはそれで思想的に満足されるだろうけども、この患者をどうしてくれるんだ」と言いたい。

ここは人道主義者たちの主義主張の場でもないし、お遊びの場でもない。現実策として私たちは現地に女性スタッフ延べ二十数名を送って対処してきました。どんな状況であっても私たちは患者のケアを続けなくてはいけ

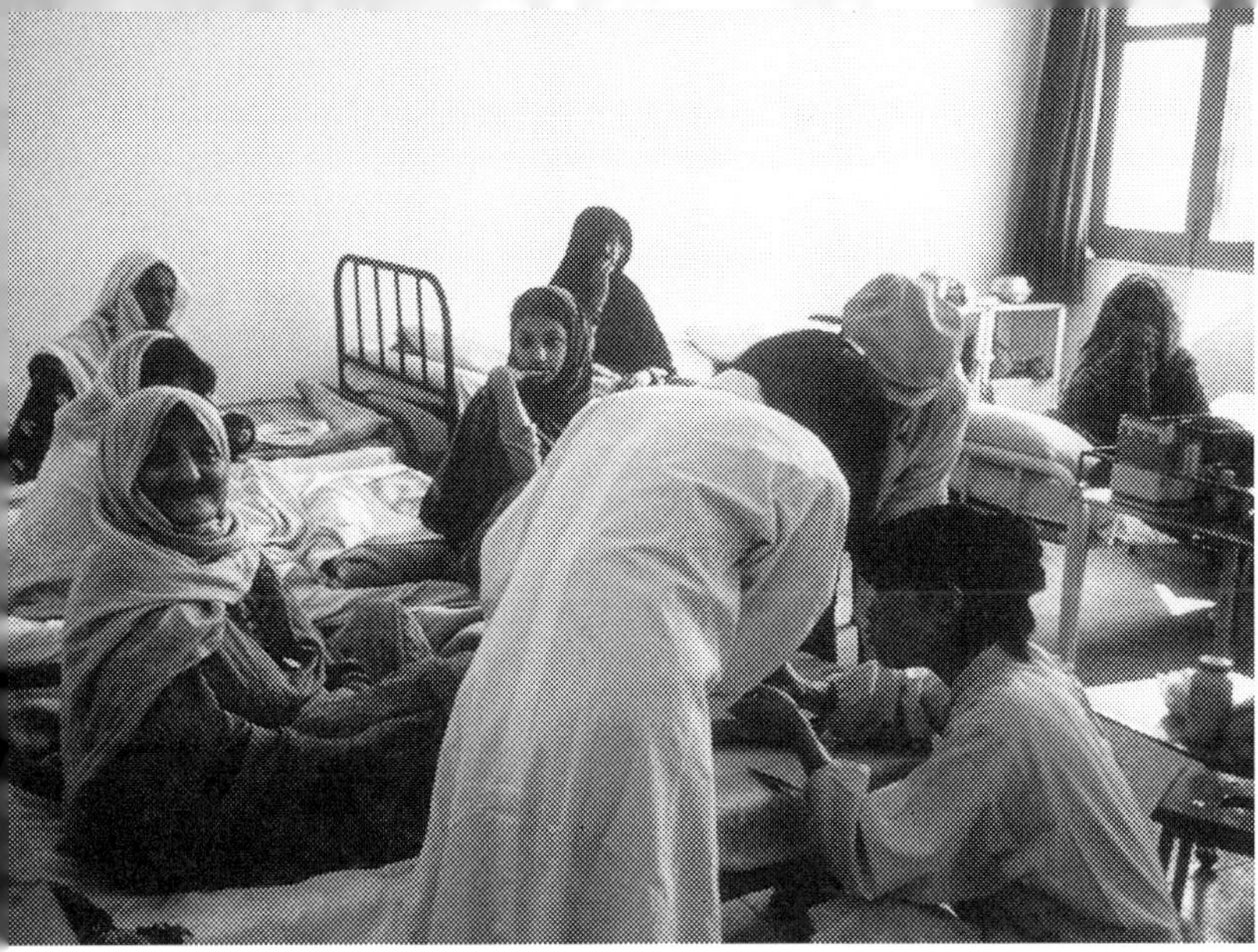

1991年2月　らいの女性病棟でケアをする日本人看護婦。

ないのです。

　まあこんな説教じみたことは言いたくはないのですが、人間ちゅうのは、所詮いろんな制限の中で生きておるのです。この掟の中にあって、彼女たちが一番幸せと思えるような状態にしてやるのが、医療というものですね。

　ペシャワール会としては、現地の慣習や風習、文化については、いい悪いの問題として断定しない。それはそれとして受け入れなくてはいけないと。個人的には賛成できなくても、その中で、その掟の中で、皆、暮らさざるをえないわけですから、その中で、彼女らにとって一番いい治療法、一番いい生き方を準備するというのが、私たちの仕事だと、基本的な態度として、これを貫き通してきました。

らい患者は世界で、推定千百五十万人
治る病気だが、
手遅れになると怖い

らい、という病気について少しふれておきます。「らいは治る」と高らかに宣言されて四十年以上が過ぎたのに、日本では長らく隔離政策が続き、らい病への偏見を助長してきたのですが、実は医者であるこの私でさえ恥じ入りたくなる言葉を使ってしまったこともあるのです。

一九八二年、はじめてペシャワール・ミッション病院に下見に行ったときのことです。白衣を着たスタッフが野外の庭で患者の処置をしていました。腫れ上がった膝の関節から膿汁を抜き取っています。患者の下肢は象皮病のように大きく腫れ上がり、足指は一部が脱落していました。顔面は鼻筋が崩れて陥没し、目は片方の瞼が閉じず、むきだしの白まなこは炎症で赤みを帯びていました。

やおらこの患者をまかされたのです。医者としての資質をみてやろうという心算からかもしれないが、私は躊躇《ためら》うことなく「膿瘍《のうよう》の処置と同じだ。内部をきれいにしよう」と患者を水道の蛇口まで連れていき、膝に小切開を加え、膿《うみ》をかき出し、水道水で洗ってあげた。いい処置でした。しかし処置中に患者の血液が私の顔にかかっていたので、傍らにおられた長年らいに携わってきた先生に、感染しないかと尋ねてしまったのです。

答えは、「この患者は菌陰性です。肝炎に

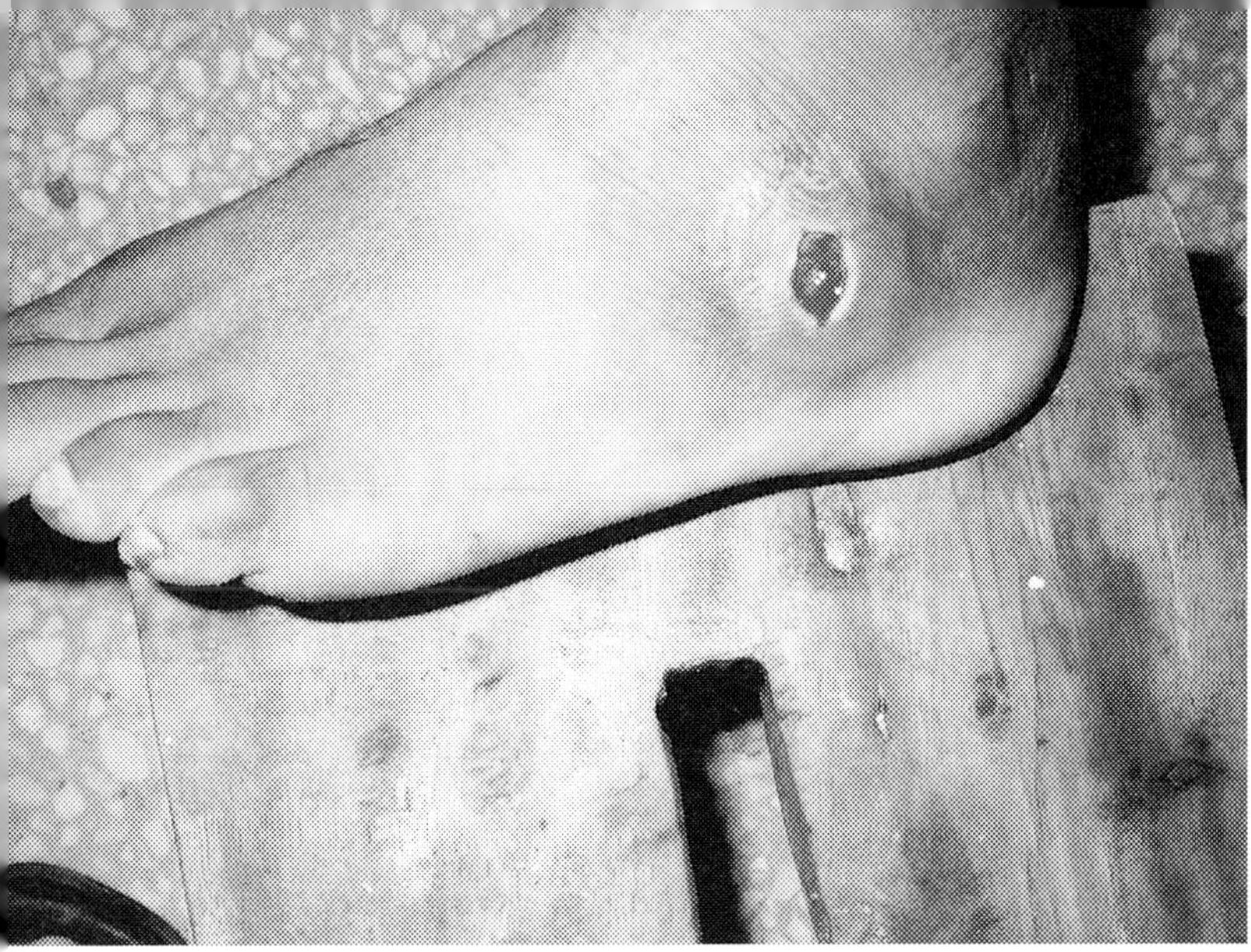

らいは感覚障害で痛みを感じない。足の裏に穴のあく足底穿孔症という合併症も生じる。

かかるかもしれないが、らいだけは大丈夫です。ご心配なく」。私の無知が暴露され、私は赤面しました。これが私のらいとの出会いです。

あれから二十年、らいの治療法はさらに飛躍的に進歩しました。しかし、残念ながら患者数が目立って減る気配はないのです。

ところが驚いたことに、一九九二年一月、北西辺境州最大のらい多発地帯のスワトで、ヨーロッパのある団体が、「らい根絶宣言」をぶち上げ、地元要人を招き派手な祝典までやってのけたのです。

これはらいの患者にとって悲しいできごとでした。スワトは、州内でもっとも患者数が多く、コントロール（根絶）計画の象徴的地域でもありました。わざわざその地を選んだのは、対外的な広報効果をねらったものですが、根絶宣言の裏事情を知った私たちは、はっきり言って彼らを軽蔑した。なんと、もう十年経過したのだから、根絶したことにしておかないと、本国の予算が取れないらしいのです。らい根絶計画が行えたのも「らい」がカネになったからです。カネが出なくなると、違う分野、カネになることに次々とのりかえていく。露骨な外国NGOのやり方にはとてもついていけない。

カネが来ても来なくても、らい菌は依然として人体を冒している。らいは、「らい菌」という結核菌に似た好酸菌による慢性の細菌感染症です。主に皮膚と末梢神経を冒される。非常にゆっくりした経過で、顔や四肢の変形、目の障害、神経マヒによる障害が進みます。急に命取りになることはないが、運動神経マヒをそのままにすると手足の拘縮《こうしゅく》をおこし機能障害は元にもどらなくなり、目が侵されると角膜炎や虹彩炎《こうさい》をおこし失明。温痛覚が失われると火傷《やけど》をしても怪我をしても分からない。足の裏には足底穿孔症《せんこう》という足に穴があくやっかいな合併症も生じる。

かつて治療薬のなかった時代は、病気の進行とともに徐々に崩れてゆく肉体に耐えながら、社会的偏見の中で生きていかねばならなかったのです。むろん今は前述したように治る病気ですが、それが逆に、緊急性を要しないとして、経済的貧困地域では予算を削るという皮相なこともおきています。治る、といっても治療を途中で放棄すれば、じつに危険なのです。

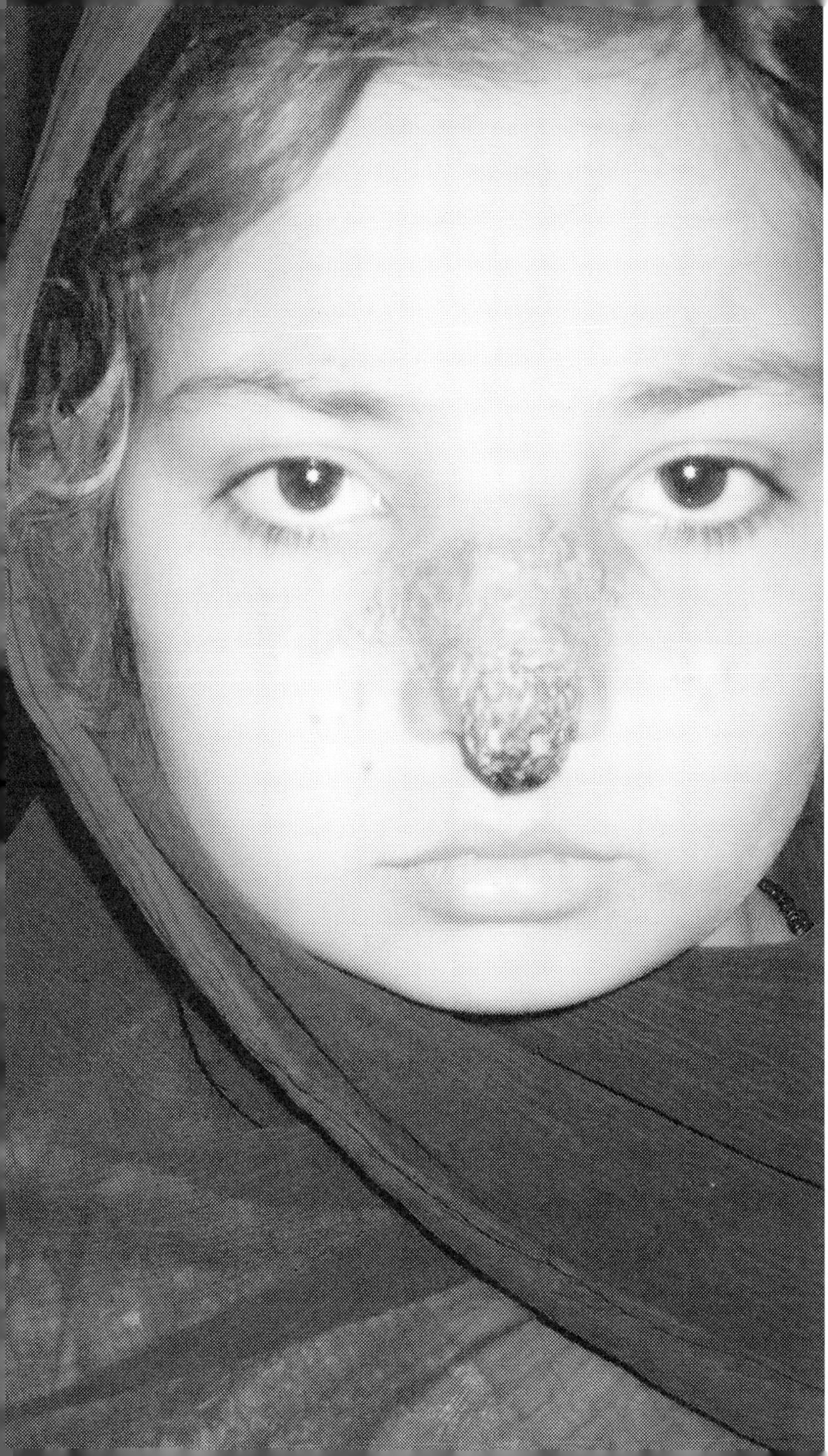

皮膚リーシュマニア症。女性は家族以外の異性に肌を見せないために発見も遅れる。

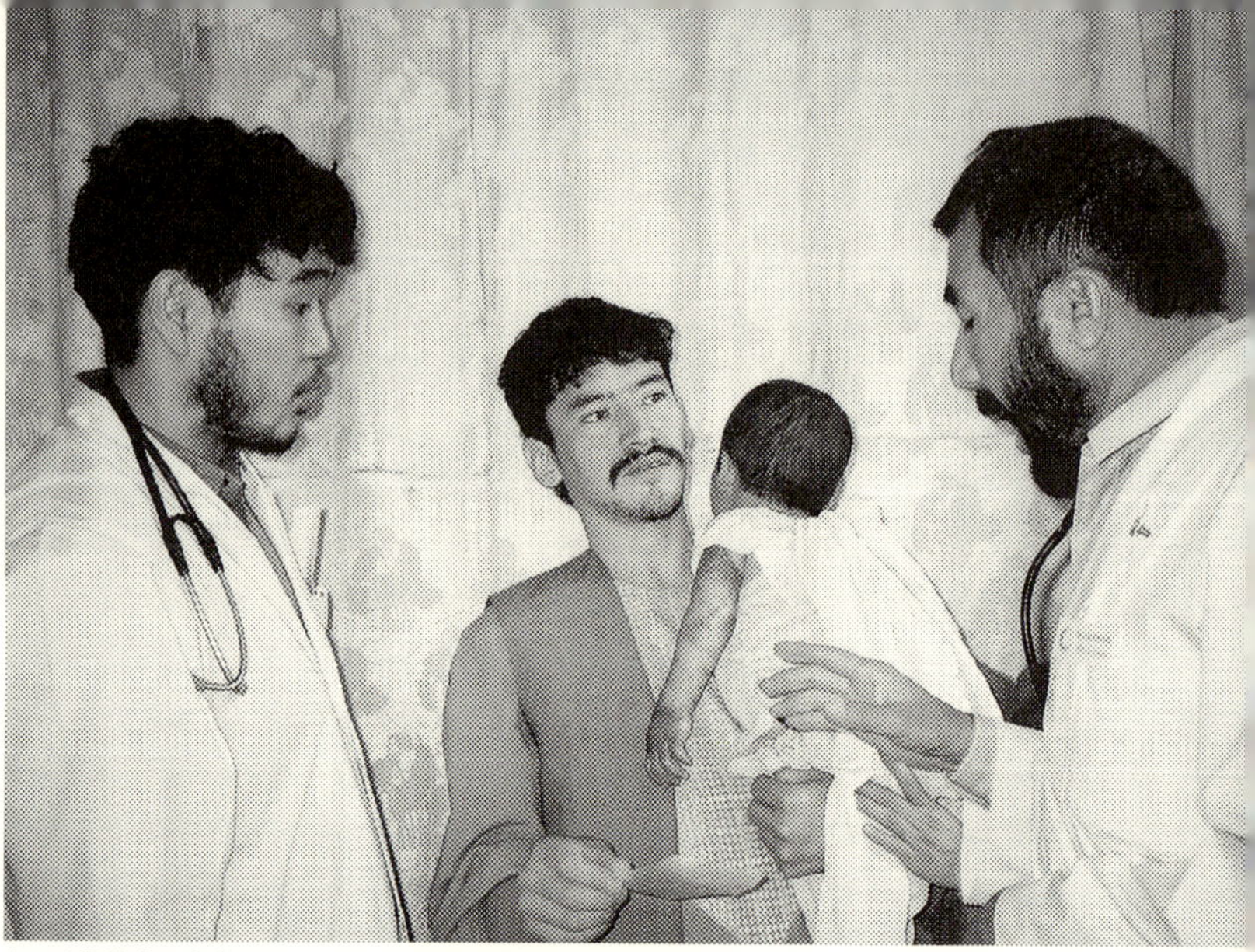

らいや伝染病の患者だけではない。戦禍の犠牲者も次々と訪れる。

かつて私が研修のために日本に帰っている間に、三名のアフガニスタン人患者が不当入院の烙印《らくいん》を押されて強制退院させられたことがありました。理由は、病院を抜け出し、バザールをうろついただけなのに、「散歩できるほど健康なら入院の必要なし」という無体なものでした。結果、三名のうち二名が死亡した。一人は消化性潰瘍《かいよう》を併発して吐血、もう一人は虫垂炎の診断で術後に死亡した。

らいの歴史的な発生地は北インドであるとされています。地中海一帯で流行するのがアレキサンダー大王の東征（紀元前四世紀）以後で、ギリシャ兵がインドから持ち帰ったらしい。日本へは、仏教とともに中国から朝鮮半島を経て渡来したと言われている。まさに、人間の欲望の拡大が、らい菌をこの地から世

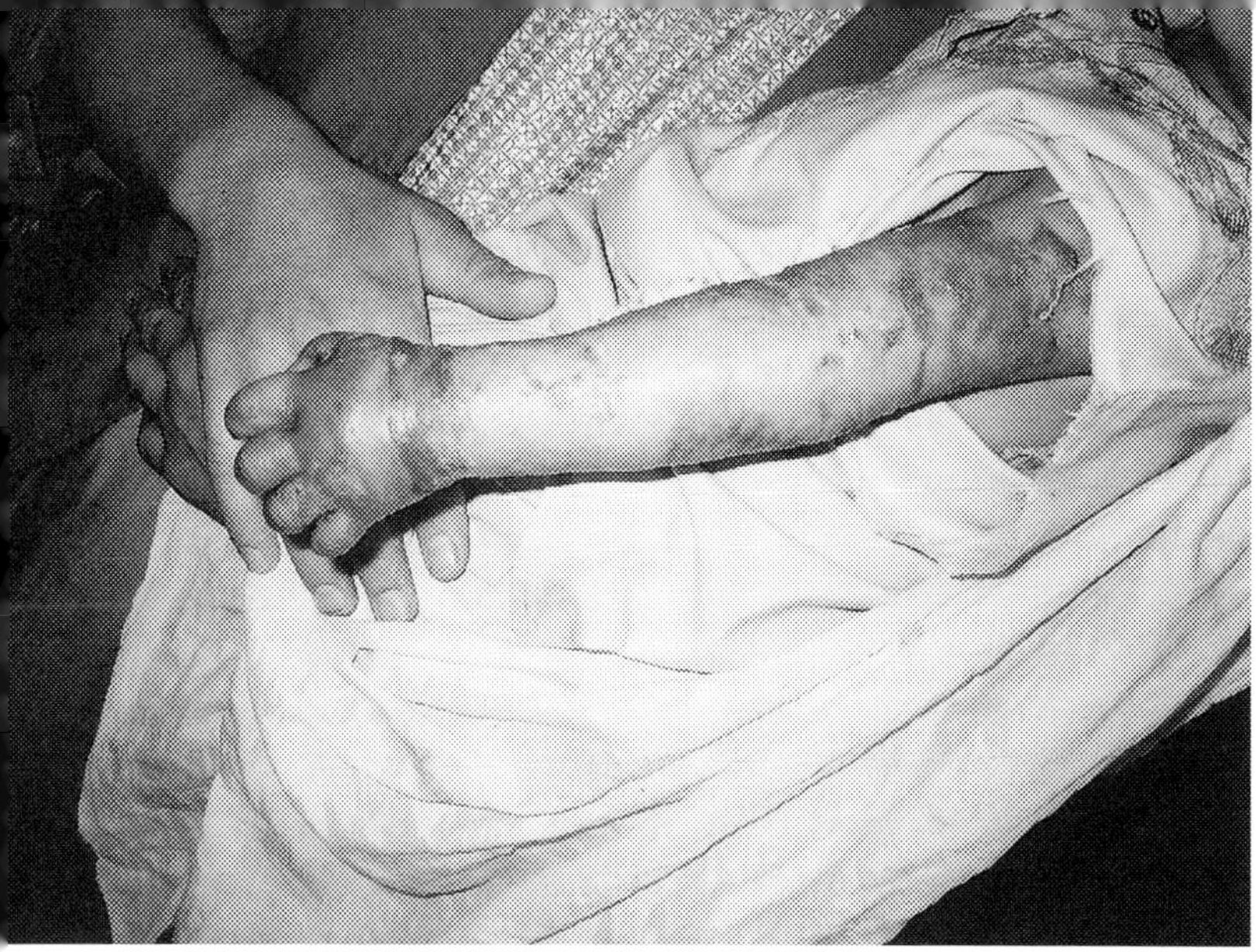

命は助かるけれど傷が消えることはない。

界に拡散させていったわけです。つまり私たちは、「らいの故郷」で仕事をしていることになる。そう考えると、らい菌も何も好き好んで渡来してきたわけではないだろうし、私もことさら、彼らの故地にまで乗り込んでせん滅作戦をやろうとしたわけではなかったのです。まあ、お互い、何の因果か、一戦あいまみえる仕儀となった。

でも、不思議なもので、医者ともあろうものが口にするのは不届きですが、長いこと彼らを相手にしていると、一種の愛着のようなものが湧いてくる。らい菌も私も、運命的に戦わされ、踊らされているだけなのかもしれないのです。天罰が下るのは果たしてらい菌なのか、人間の欲望なのか、この素朴な疑問はまだ解けていない。

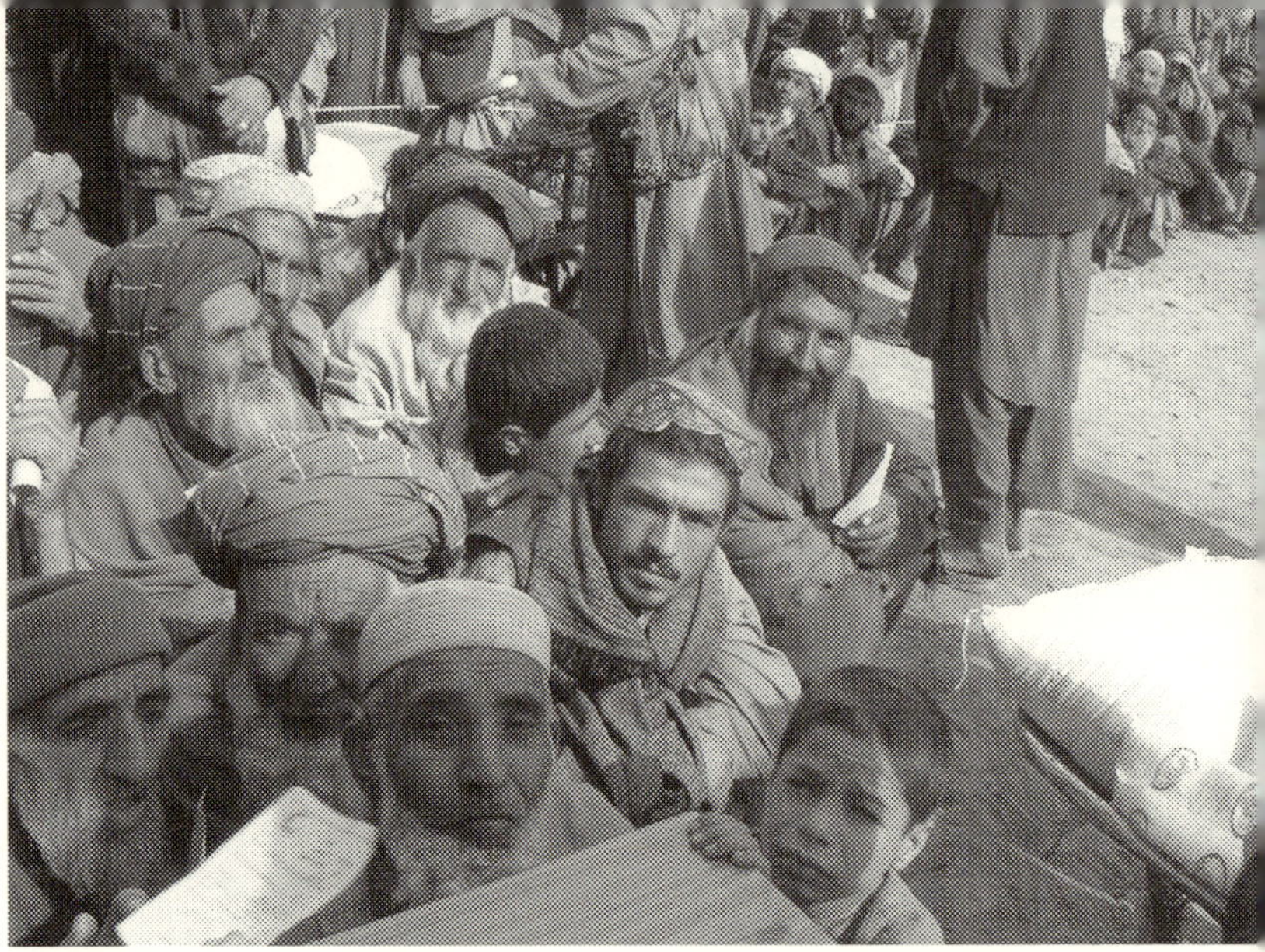

'80年のモスクワオリンピックを日本もボイコット。'84年～'92年が内戦の最も激しい時期。

二十年以上も内戦が続き、加えて外国の侵攻や干渉が混乱に拍車をかけた

アフガンと言えば今や小学生でも、難民と内戦をイメージするそうです。

事をこじらせたのは、ソ連の介入です。一九七九年十二月に当時、健在であった世界最強の陸軍と言われたソ連の精鋭部隊十万人が大挙してアフガニスタンに侵攻するという事件が起きました。これは、アフガニスタンの共産政権を擁護するという目的で入ってきましたけれども、何とその後、今にいたるまで、二十数年間、アフガニスタンは内戦の余韻を引きずっている。

そもそもアフガニスタンの内乱は一九七三年、ダウード政権による王政廃止の頃からく

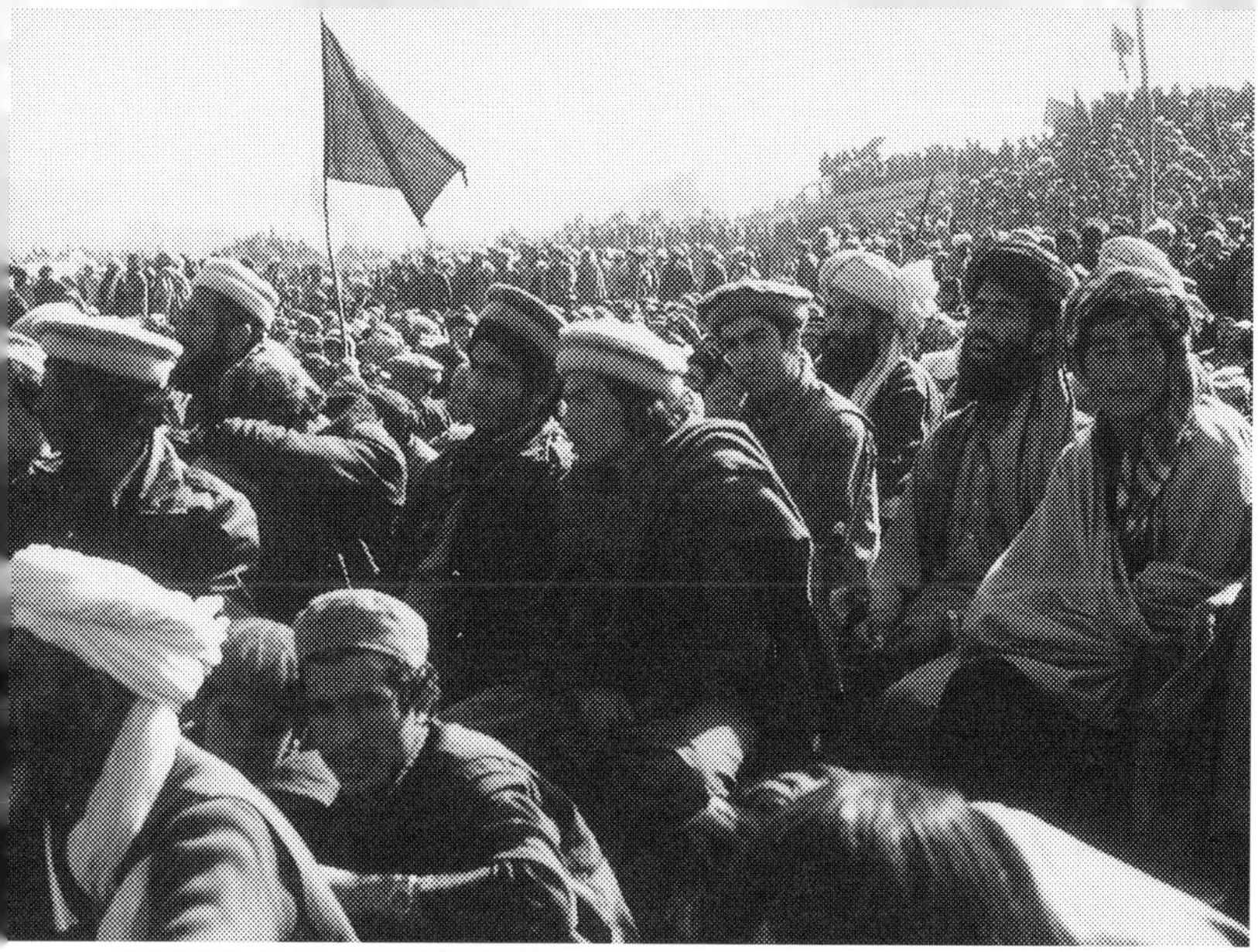

1986年7月　集会に集まった難民の群衆。難民は600万人にのぼった。

すぶりはじめ、一九七八年、急進的な共産政権の出現で決定的となった。イスラムの伝統を無視した「革命」は多くの人たちの反発を招き、反乱はたちまち全土に拡大し、親ソ革命政権を支えようとして、ソ連が武力侵攻をした。ここへさらに対ソ連工作としてアメリカも反政府勢力へ武器援助などを通じて介入します。

私が赴きました一九八四年から一九九二、三年ごろまでは、最も内戦が激烈な時期で、私たちも医療の立場から巻き込まれていったわけです。先述しましたように、アフガニスタンとパキスタンの北西辺境州は、事実上、一体でありますから、これはいくらパキスタン側でコントロールしても、新手の患者が難民の増加に比例して次々とアフガニスタン側

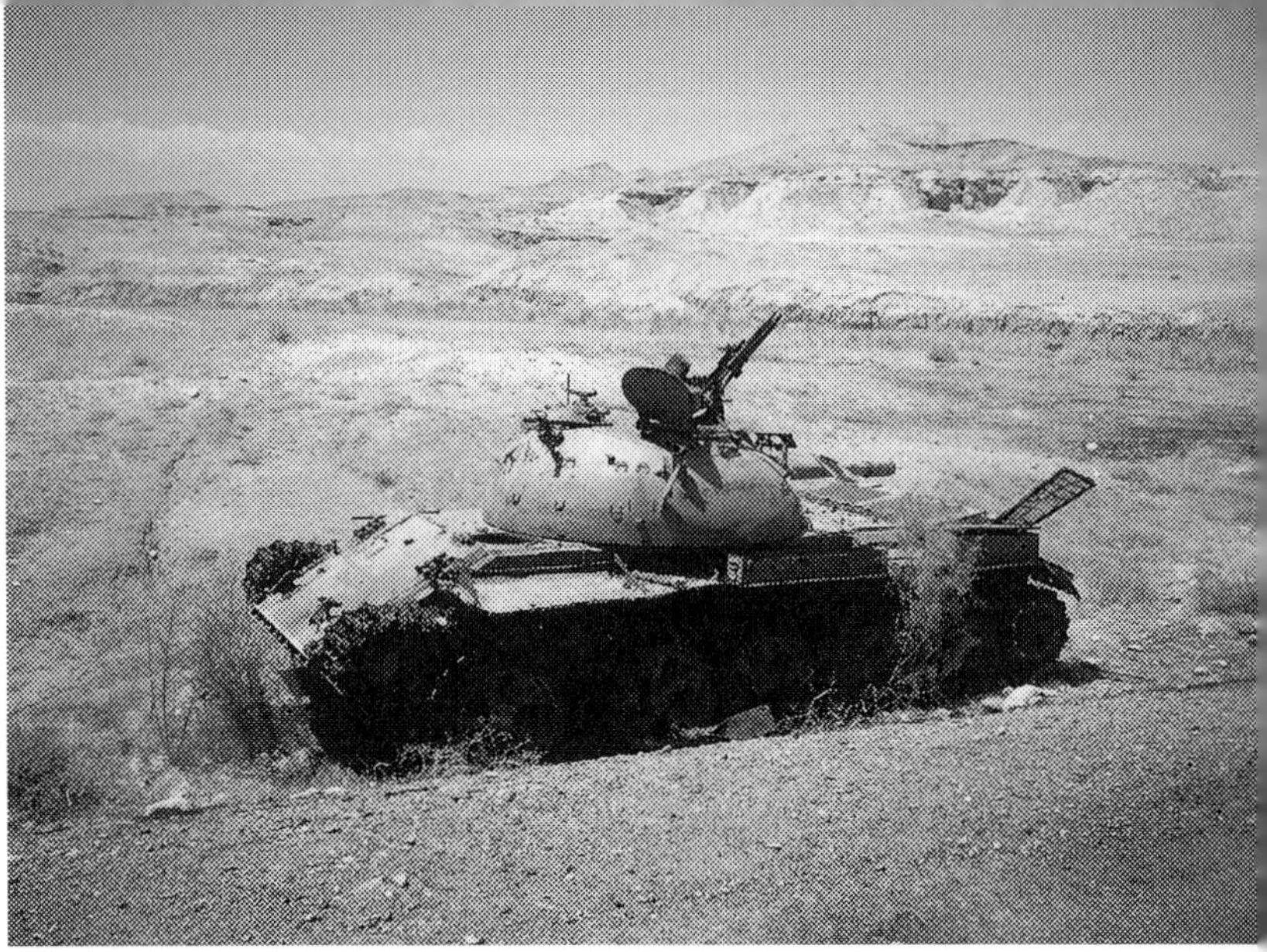

乗り捨てられた政府軍の戦車。遠い日本に正しい状況は伝えられなかった。

からやってくる。

　このアフガン戦争、つまりソ連が進駐した一九七九年十二月から、ソ連軍が撤退する一九八九年二月までをもって、公式にはアフガン戦争と呼んでおりますが、このアフガン戦争によって死亡した者は戦闘犠牲者だけで、七十万人から八十万人。一般の死亡者を入れますと、最低二百万人は死亡いたしました。国民の一割が死んだのです。

　そして難民となって外に出た者が六百万人です。うち約三百万人が、ペシャワールを中心とする、パキスタン北西部に逃れてくるという大惨事になったわけですね。あの当時、アフガニスタン国内では農村が主な戦場であって、難民キャンプのほとんどが農村の爆撃を恐れて逃れてくる人々で埋め尽くされてお

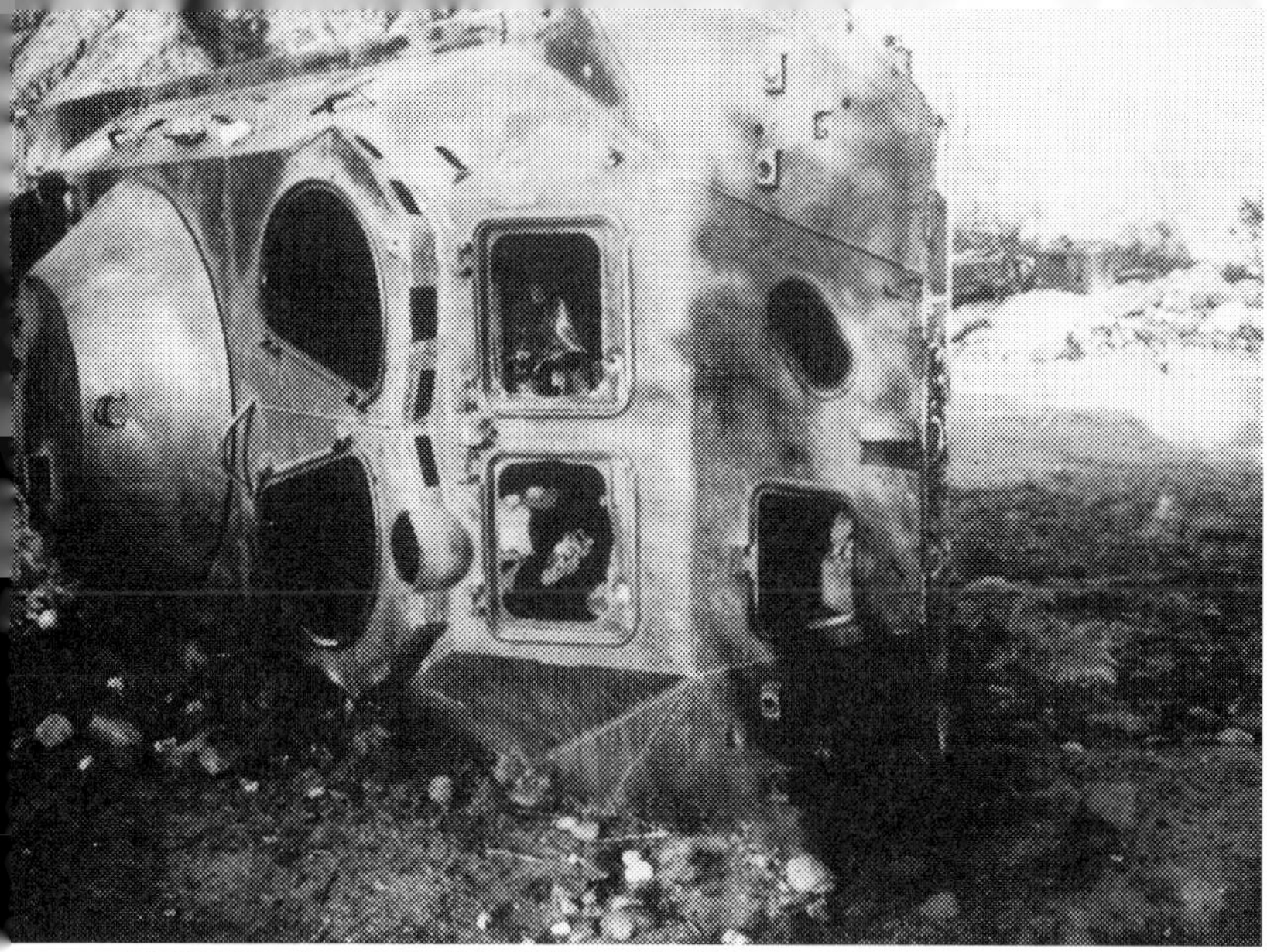

1991年10月　人々が普通に暮らす農村が封建制の温床として戦場になった。

りました。

ただでさえ厳しい自然環境のアフガニスタンの国土は荒廃し、人口は半減し、生産力は壊滅的な打撃を受けたのです。難民救助にともなう多額の外貨の流入は投資より消費をあおり、農本経済だったアフガニスタンの経済構造をいびつなものにし、貧富の格差をさらに拡大しました。何も良いことはなかった。要するに、アフガニスタンは米ソ超大国の確執と彼らの都合によって、まるで玩具のように取り扱われたのです。

弄ばれた側の痛みは、弄ぶ側には分からないでしょうね。分からない奴は何度でも同じ過ちを繰り返す。※今回のアメリカの空爆にしても同様で、アメリカ人やアメリカ側の日本人には、アフガンの苦しみは伝わらない。

※二〇〇一年十月

方針の大転換、アフガン入りしたが診療所が村民に包囲され、銃撃さわぎになる

戦火のアフガニスタン国内に、われわれがのこのこと、出て行っても何もできません。また、行かなくてもパキスタン側のキャンプに患者はいますから、細々と難民キャンプで診療を続けておったのですが、一九八六年、私が赴任して三年目になって、方針の大転換を行いました。

得た結論は、らいだけ診る診療というのは、現地では成り立たないということです。らいというのは比較的発生数が少ない病気です。らいの多いところというのは、同時に他の感染症、つまり移る病気、結核だとか、マラリアだとか、デング熱、それからアメーバ症、腸チフス、いろんな感染症の巣窟《そうくつ》であることが多い。しかもこの感染症の巣窟であるところは、ほとんどが医療施設のない山の中の、いわゆる無医地区です。

私たちが立てた方針というのは、まず一般の病気を診察する態勢をこしらえる。さらに、やがてソ連軍も帰るだろう。難民というのは一時的な存在でありますから、そのときに、彼らが帰ったあとも、彼らの故郷でも診療が受けられるようにしなければならない。早い話がアフガニスタンの国内にも診療所をつくるということです。

らいの治療は、ずいぶん時間が掛かりますから、薬を一回こっきりやって、「はい、治りました」というものではない。これは何十年も掛かる。

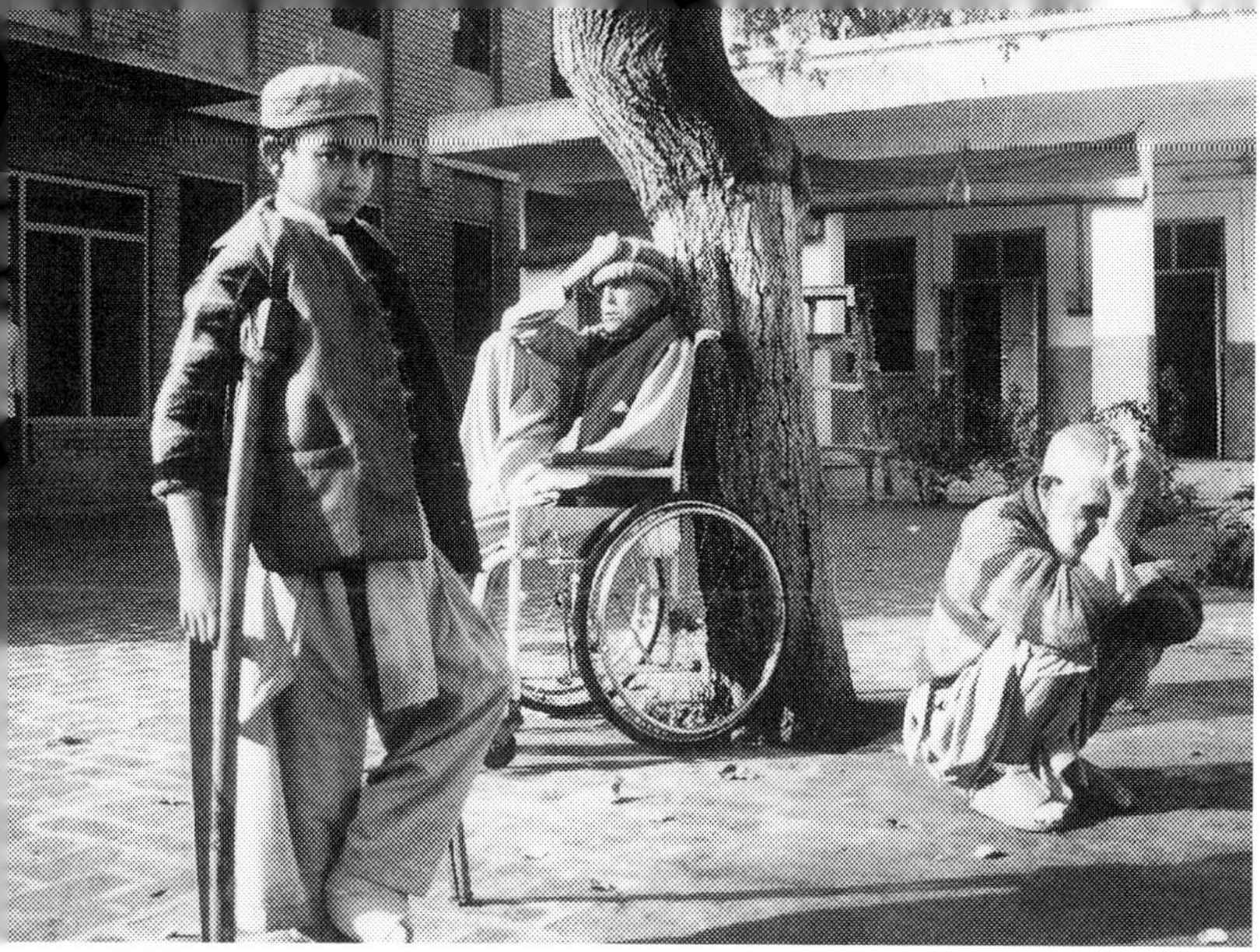

足を失ってしまうと仕事ができない。一家を養うことができない。

先のことも考えて、将来、彼らがアフガニスタンに帰った暁には、各地域、すなわち山村部の医療施設のない無医地区に、診療所を出して、そこで一般の病気も診ながら、らいは一つの感染症として、さりげなく診る。こうすると、らいに対する偏見も避けられるという方針を打ち出したのです。

ペシャワール側では難民キャンプを回りながら、実践部隊を育て、一方でアフガニスタン内部の調査をしました。

ソ連軍の撤退後、ただちに計画の実行に移ります。しかし、一九九三年十月、私たちは思わぬことで村民の銃撃を受けるというとんでもない事態を迎えるのです。

アフガニスタン山岳地帯への進出がはじまったころダラエ・ヌール渓谷では、悪性マラリアによる死者の続出という危機的な状況にあり、このため、診療所は連日つめかける患者たちでパニック状態に陥っていました。

午後七時ごろです。診療所の門を激しくたたく音がして、門衛が扉を開けると、ライフルを肩にした数名の住民が「急患だ」と中に入ってきた。診療所内の武器携行は厳禁である。「まず銃を置かせろ」と指示したが、彼らは拒否しました。聞けば、ここしばらく、銃を持って押し入り順番を待たずに診療を受ける者がいて秩序が乱れていたという。

診療所の一員で、かつてアフガン戦争中のゲリラ指揮官として村民五十数人を殺したという猛者《もさ》の職員がアッという間に素手で、ライフル携行の者を殴り倒してしまいます。先に手をだした、これは、まずい。

このとき私は一部始終を屋根の上から見下ろしていたのですが、急いで飛び降りて、職員を住民から引き離し、居並ぶスタッフにも、「非暴力」を言い渡した。その場はかろうじて収まりはしたが、立ち去る住民たちの目は異様な光を放っていたのです。

案の定です。一時間後、診療所の外が何やら騒々しいと思った途端、ビシッ、ビシッと土塀に弾丸がめり込む音がしてきた。ざわめきが四方から聞こえる。診療所が包囲されているらしい。二名が銃弾で殉職した。

件《くだん》の職員が、「よし、こっちも配下を集める」と言い放つ。内戦の経験で彼らは、この程度の戦闘には慣れっこになっている。「このままでは、みんな殺されてしまう」と。

しかし私は、発砲厳禁、人も手配するな、

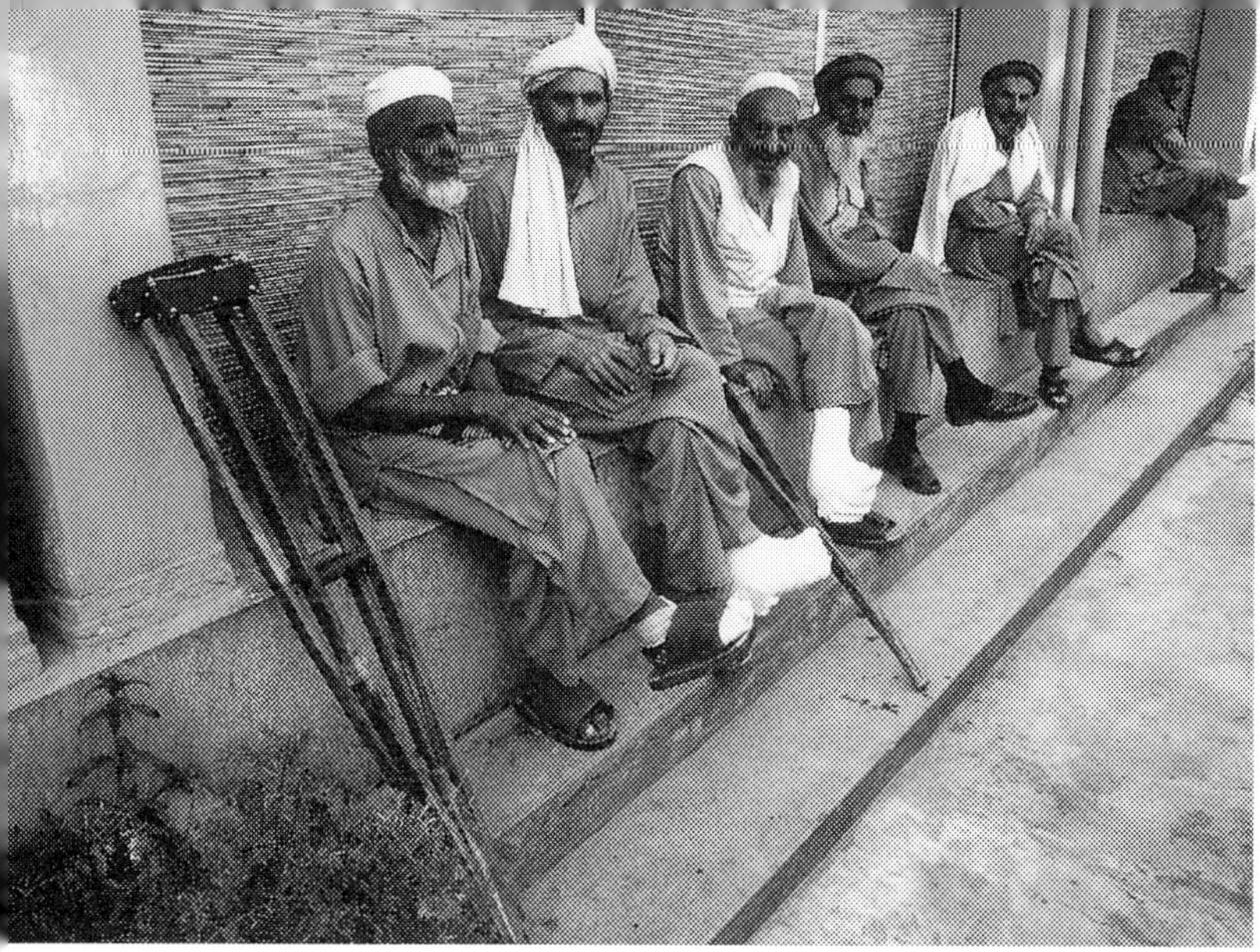

治療の順番を待つ患者たち。

と立ちはだかります。不安に駆られた彼が、それじゃ、皆殺しにされてもか、と不服を述べたが、私は「そうだ、皆殺しになってもだ！」と強く言った。そしてさらに言葉を続けたのです。「よく聞きなさい。私たちは人殺しに来たのではない。人の命を助ける仕事でここにいる」「鉄砲で脅す奴は卑怯者だ。それに脅えて鉄砲を撃つ奴は臆病者だ。君らの臆病で迷惑をするのは明日の診療を待っている患者だ」

この一喝で、殺気立った人も落ち着きました。こちらの落ち着きが闇夜のあちらにも伝《でん》播《ぱ》したのか、不気味に感じたのか、次第に銃声は遠のき、一時間後には何もなかったかのように収まった。

翌日は朝から変わりなく診療所を開けるよ

うに指示し、事を荒立てぬようにした。地元出身のスタッフを深夜、長老の元へ走らせ、診療所存続の危機であると強く抗議、善処願う旨を伝えました。

翌朝の九時には、付近の各村の村長や族長ら約二十名が診療所にやって来た。そこで私は、「診療所が無用ならば、私たちは直ちにここを引き上げます。困っている村は数え切れないくらいある。役立たずの診療所と思っているなら、そうと言って下さい。今後の方針を決定します」と伝えた。

しばし全員沈黙の後、長老が立ち上がり、静かに昨夜の非礼を詫びてくれた。これですべてが一転解決となったのです。彼らの伝統的社会では長老の決定は絶対的な拘束力を持つ。

少し長く語りましたが、診療所一つ開設し、維持していくにも、いろんな事がおきる。たしかにおカネがなくては診療所はできないが、おカネがあるだけでもできないことも多い。命は惜しいが、惜しがってばかりでも何もできない。

相手の発砲に応戦して発砲しても殺されるかもしれない。逆に何もしなくても、丸腰である故に撃たれるかもしれないが、かえって撃たれないこともある。武器を携行しないことは、携行するより勇気のいることだが、事実は人々の信頼を背景にすれば案外可能なのです。無用な過剰防衛は敵の過剰防衛を生み、果てしなく敵意、対立がエスカレートしていく様《さま》は、ここアフガニスタンでも十分観察される。

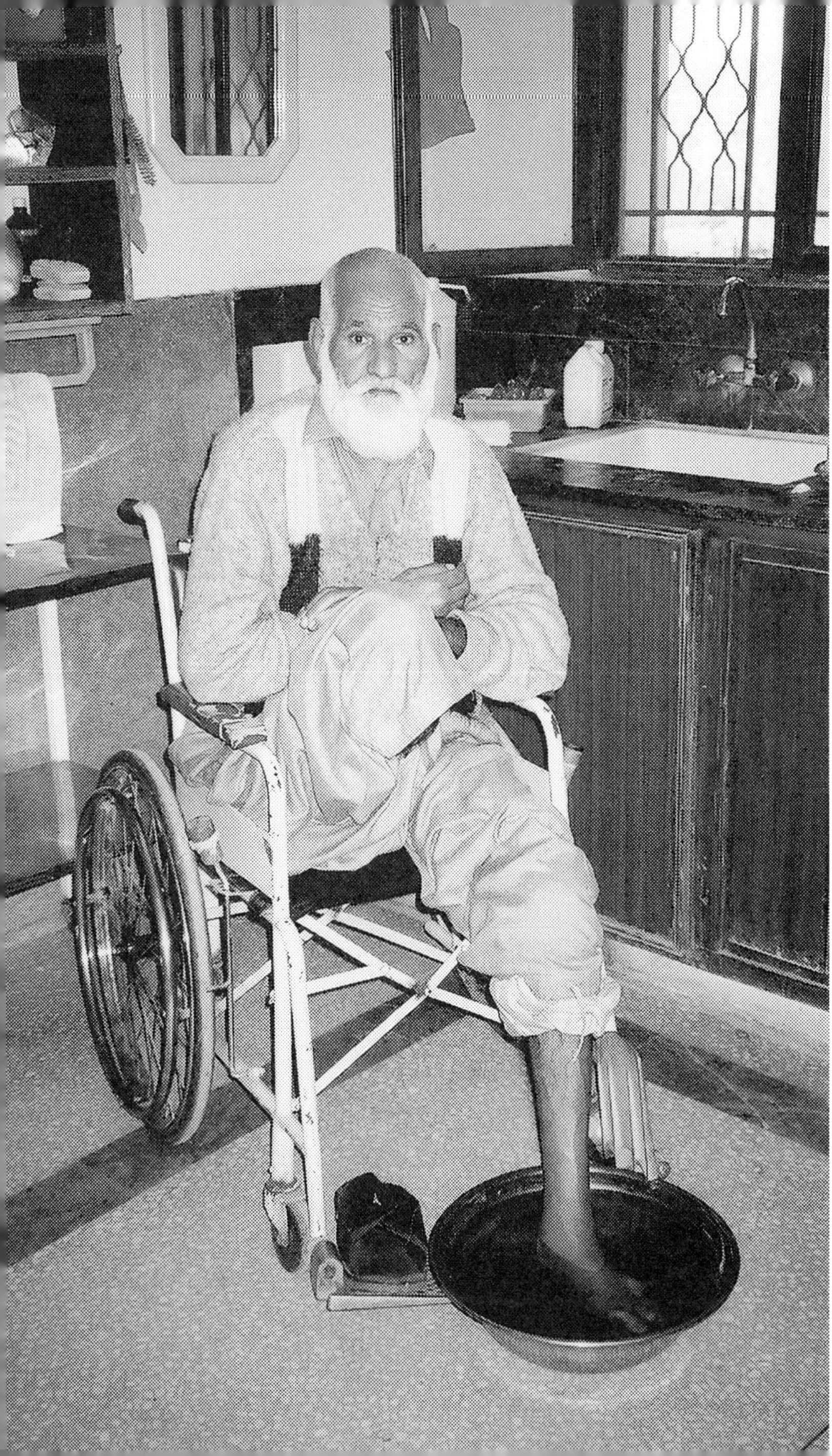

治療を受ける「らい」老人患者。早期治療すればほぼ完治するが、ケアは一生つづく。

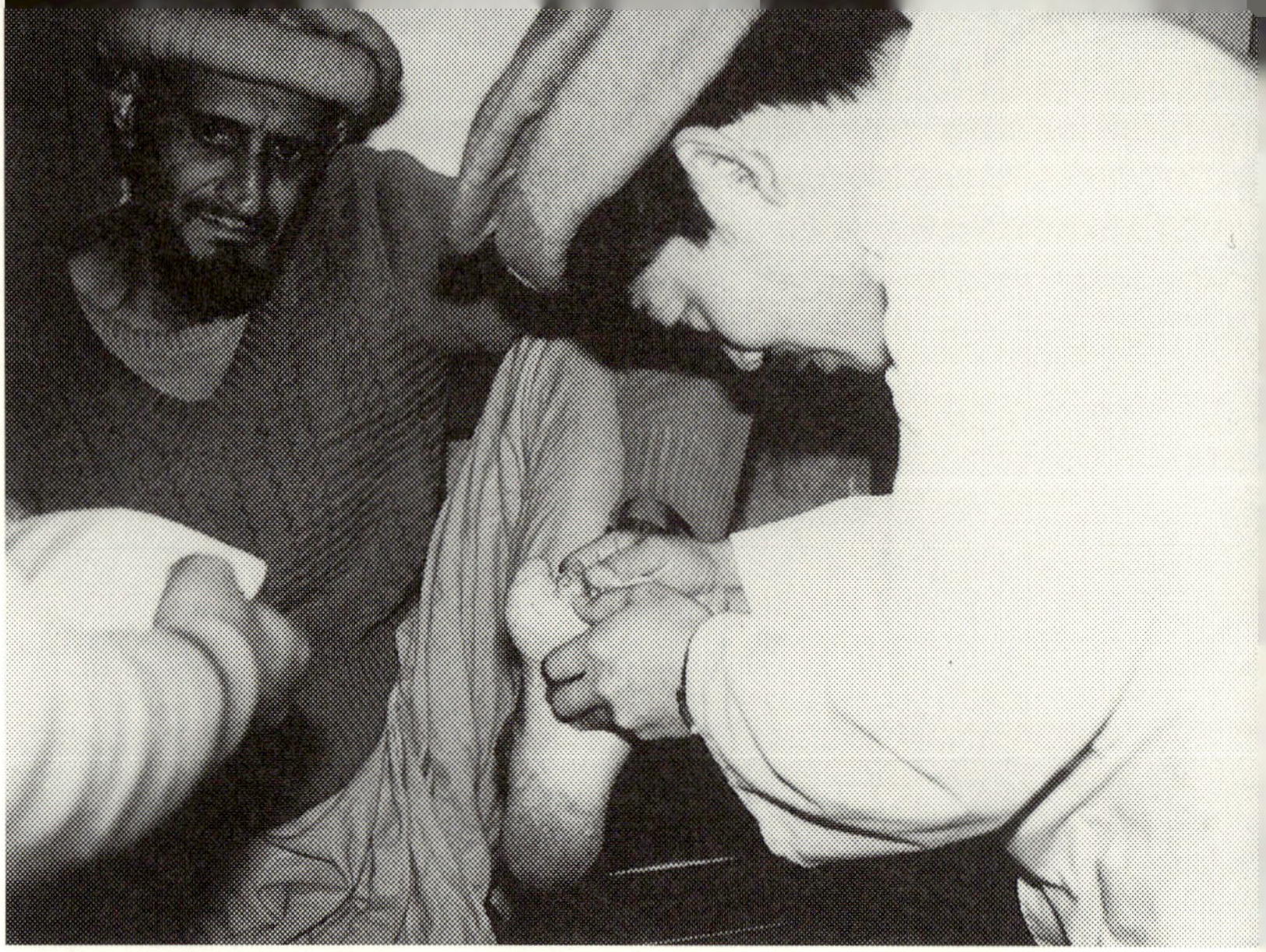

1989年12月　医療チームで難民キャンプを巡回。

らい患者よりも戦争傷病者や他の感染症患者で診療所はいっぱいに

つまり、私はここアフガンや北西辺境州で、患者を診ながら、同時に、様々なことを教えてもらっている。人さまを診る行為は、常にわれわれ自身を問う行為です。

話を戻すと、アフガニスタン国内での第一号の診療所は一九九二年二月、山深いダラエ・ヌール渓谷の中央部カラヒシャイ村に設置しました。前年十二月に民家の軒先を借りる格好で「移動診療」をはじめ、それを拡充させたのです。スタッフ一同は村民と協力して、シャベルを手にまる四日間の突貫工事で

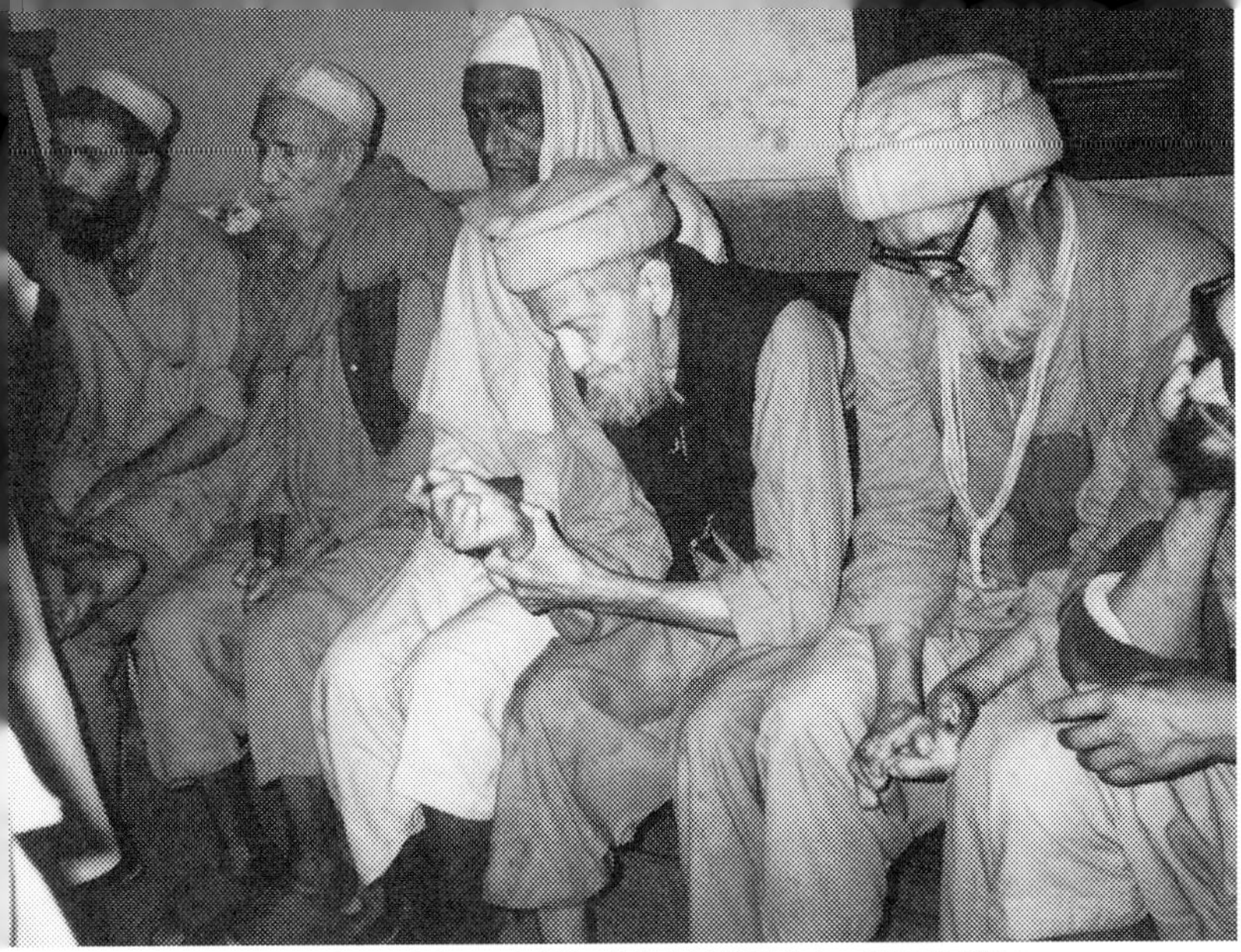

内戦の傷あとはあまりにも大きい。全農村の約半分が廃墟と化し、200万人が死亡。

民家を改造、さらに約一週間で発電設備、便所、排水・給水設備を整え、検査室を開いたのです。たちまち診療所には患者が次々とやってくる。らいだけでなく、戦争で傷ついた人たちや、熱病感染者なども続々ときます。やがて一日の診療者数が平均二百名以上、と明らかに診療所の能力を超えていました。

重労働に加えて、同じアフガン人の職員にとっても異質文化の山人暮らしは、いざとなると強すぎるプレッシャーを与え、ついには撤退を訴える者まであらわれます。つまり厖大なエネルギーを費やして取り付いた一角が理想の場所ではないと。私はこう言い返した。

「いや、このまま続けよう。だれもが押し寄せる所なら我々が行く必要はない。だれも行かないから、我々は行くのだ」

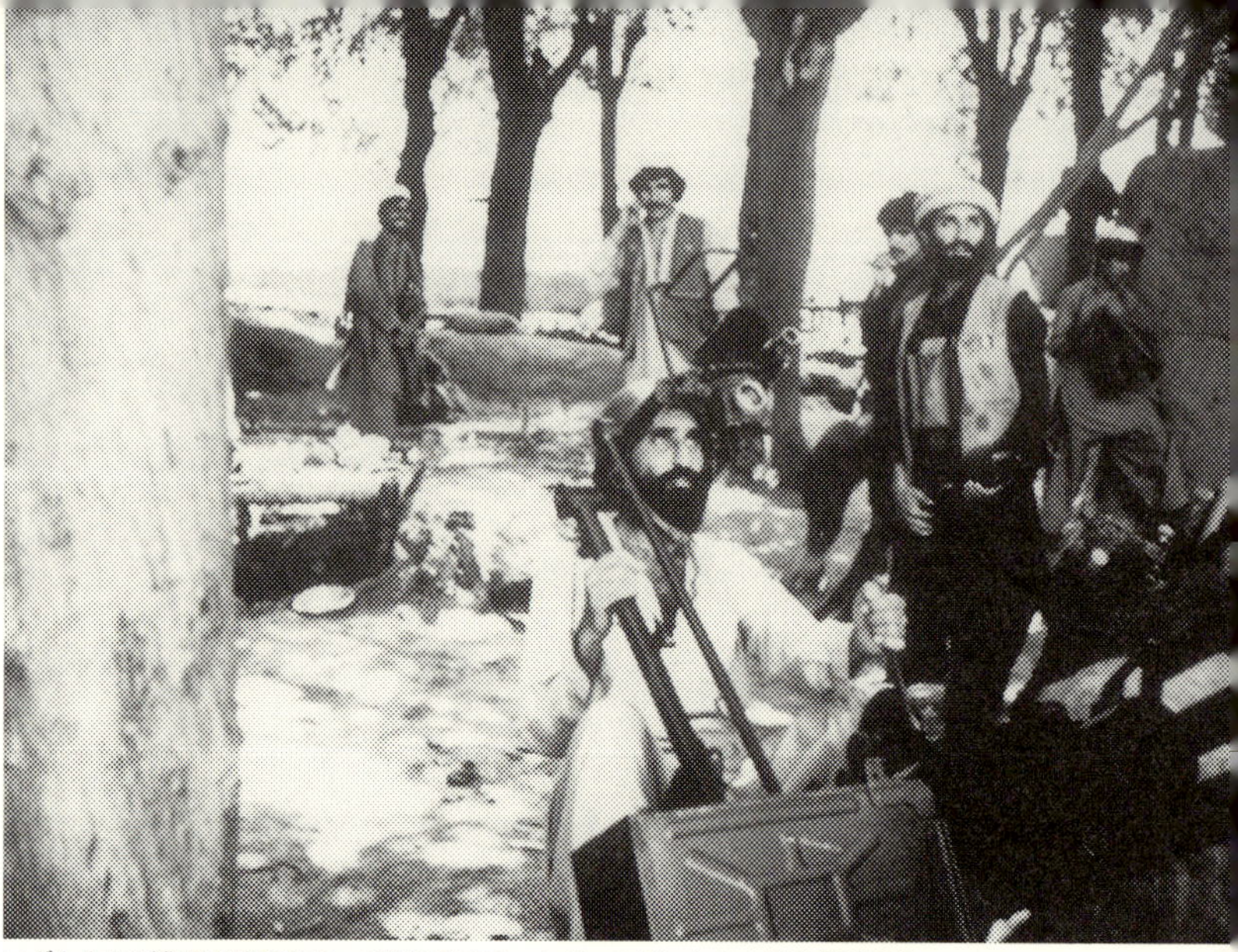

いざとなれば農民が武器を持って家族を守る。ムジャヒディンの大半は農村出身。

ドクター中村はフランス人か？
外国人をはじめて見る
僻地無医村の人たちは親日的

　上の写真はアフガン国内にはじめて移動診療所を設けたころのもので、パキスタンとの国境から離れていない村です。武器を携行し集まっているアフガンの兵士、というか農民。兵農一体です。まだまだ農村部では激しい戦闘状態が続いていました。

　アフガニスタンの内戦は、政府軍と反政府軍という図式の戦争ではない。たとえば共産政府があって、反共産政府ゲリラがあるとか、あるいはタリバンと反タリバンではない。政治党派と政治党派の戦いという解釈は全くの誤解、大間違いです。それぞれの地域共同体

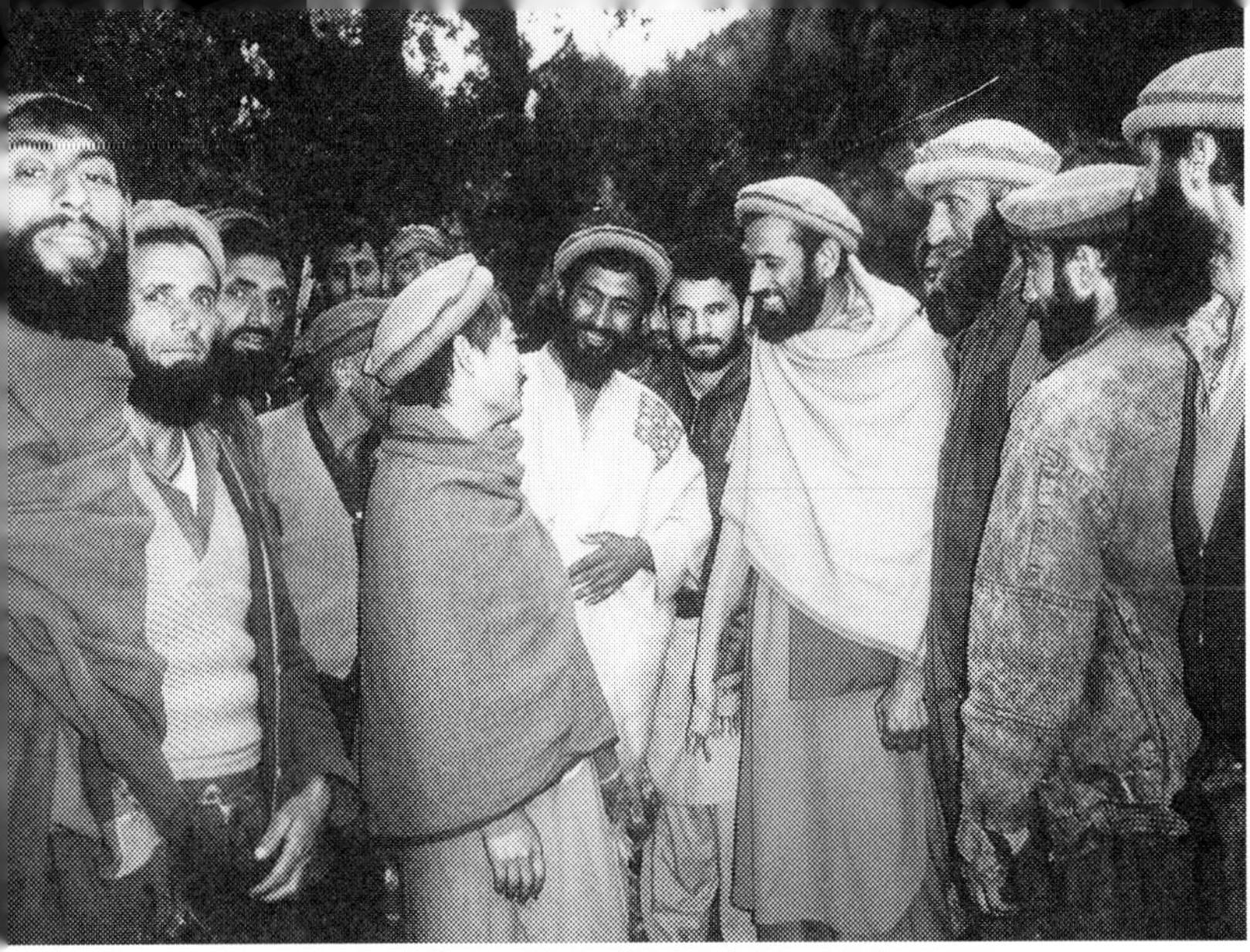

「ドクターはフランス人か」「わしはそんなに顔立ちは良くないがな」

が、ばらばらに中央政府に抵抗していたのが実状で、現地の農村社会は、ちょうど日本の刀狩《かたながり》以前の農村社会と考えて差し支えない。兵農分離以前です。侍とお百姓さんがまだ分離していない社会ですね。だから、外敵が入ってきますと、村の女性子供を安全な場所に隠したり難民キャンプに送って、男たち青年団、壮年団が村に残って戦うのです。こういう形で頑強な抵抗が続けられておったわけです。

　そうした村々を訪ね歩いて、どこに診療所を設置すればいいかを実地見聞していたのです。調査といっても、人口がいったい何人いるのかも分からない。診療所開設予定地の人口調査、それからどういう病気が多いかという調査を兼ねながら、住民と親交を深めつつ

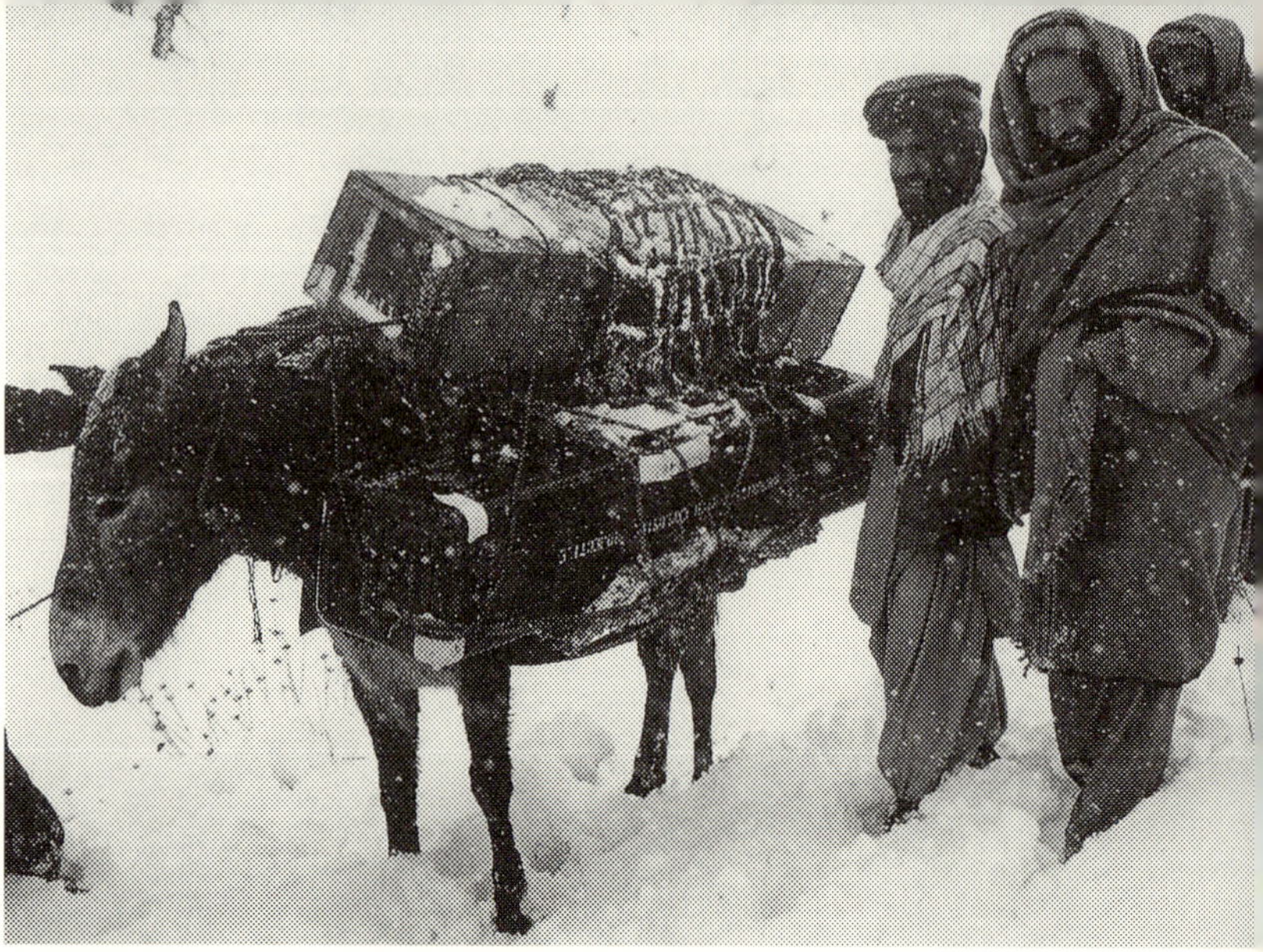

我々の速度は住人のちょうど半分くらい。彼らは軽々と岩をとび流れを渡る。

歩き回っていました。

当然、国境を行き来することになりますが、もちろんまともな表道は封鎖されています。しかし、アフガニスタンとパキスタン、二千四百キロメートルも延々と続く山また山の国境地帯を完壁に閉鎖できるものではない。間道が無数にあり、私たちはこの間道を通って、自由自在に出入りを続けておりました。私は、頭は弱いですけれども、足だけは強いので、山越えをしながら、村々を回って調査を進めた。

敢えて言いますが、国連も諸外国NGOもこうした山間辺境の無医地区にはまったく入って来ない。だからこそ、我々は行くのですが、そのころ世界の関心は東欧の動乱とソ連解体、湾岸戦争に集中し、アフガン問題はま

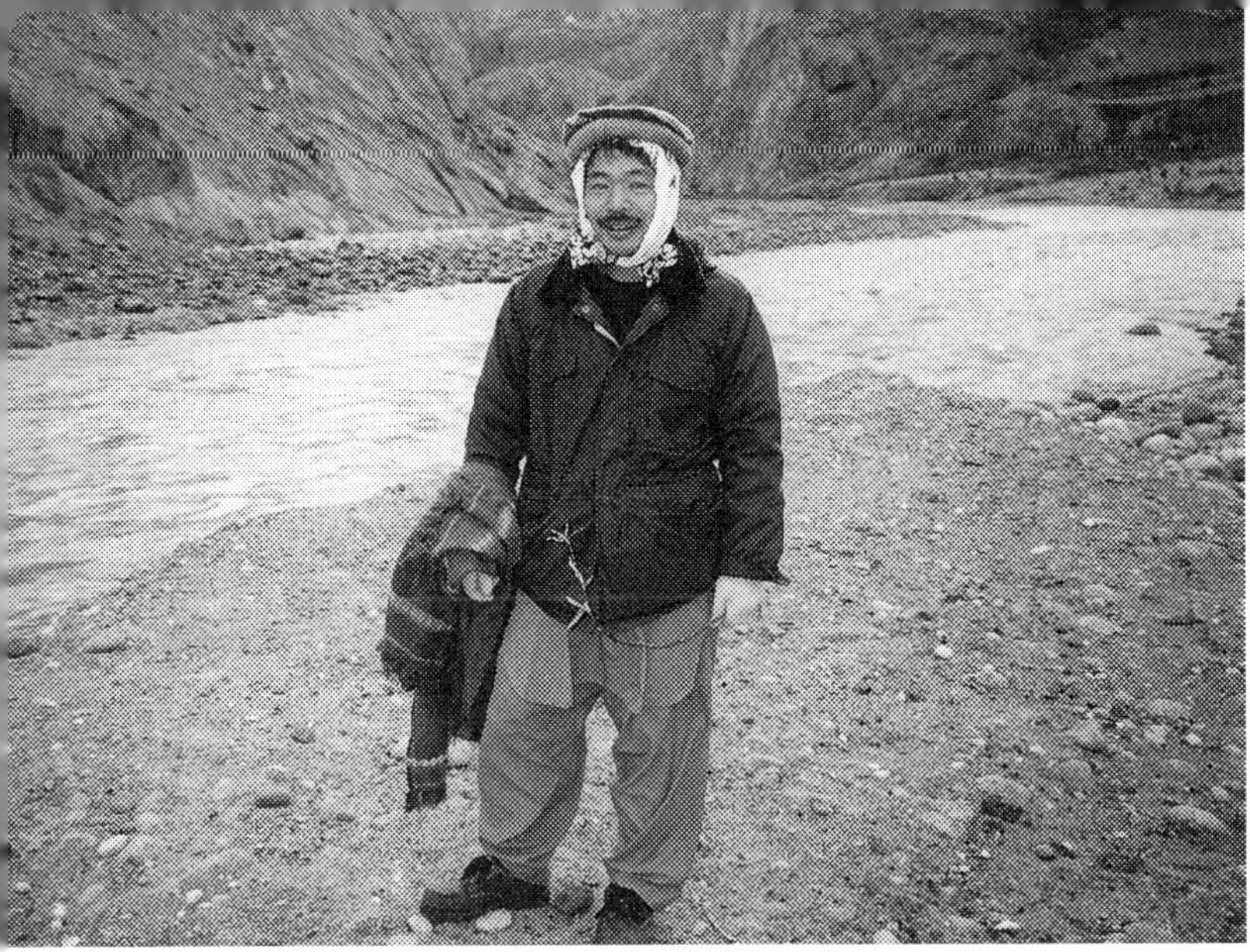

道らしい道はない。奥に進めば日本の山間に似た風景に出くわす。

るで遠い過去のような扱いでした。外国の英字紙も送られてくる日本の新聞も、首都カブールの動きだけを論評した、想像力貧困なデスクで仕上げられた、一本調子の記事ばかりです。

外国特派員たちはカブールとペシャワールしか知らない。アフガン全土と北西辺境州にとっては点にすぎない都市を、それが全アフガニスタンであるかのごとき錯覚を世界にふりまいていたのです。世界は医療というものから見放された地域が全土くまなくあることを全く知らない、関心も寄せない。

世界は巨大な虚構に包まれているのだと思いました。しかしその中にあっても、せめて自分たちだけでも、この虚構に抗して、理不尽な悲惨に立ち向かおうという気概があった。

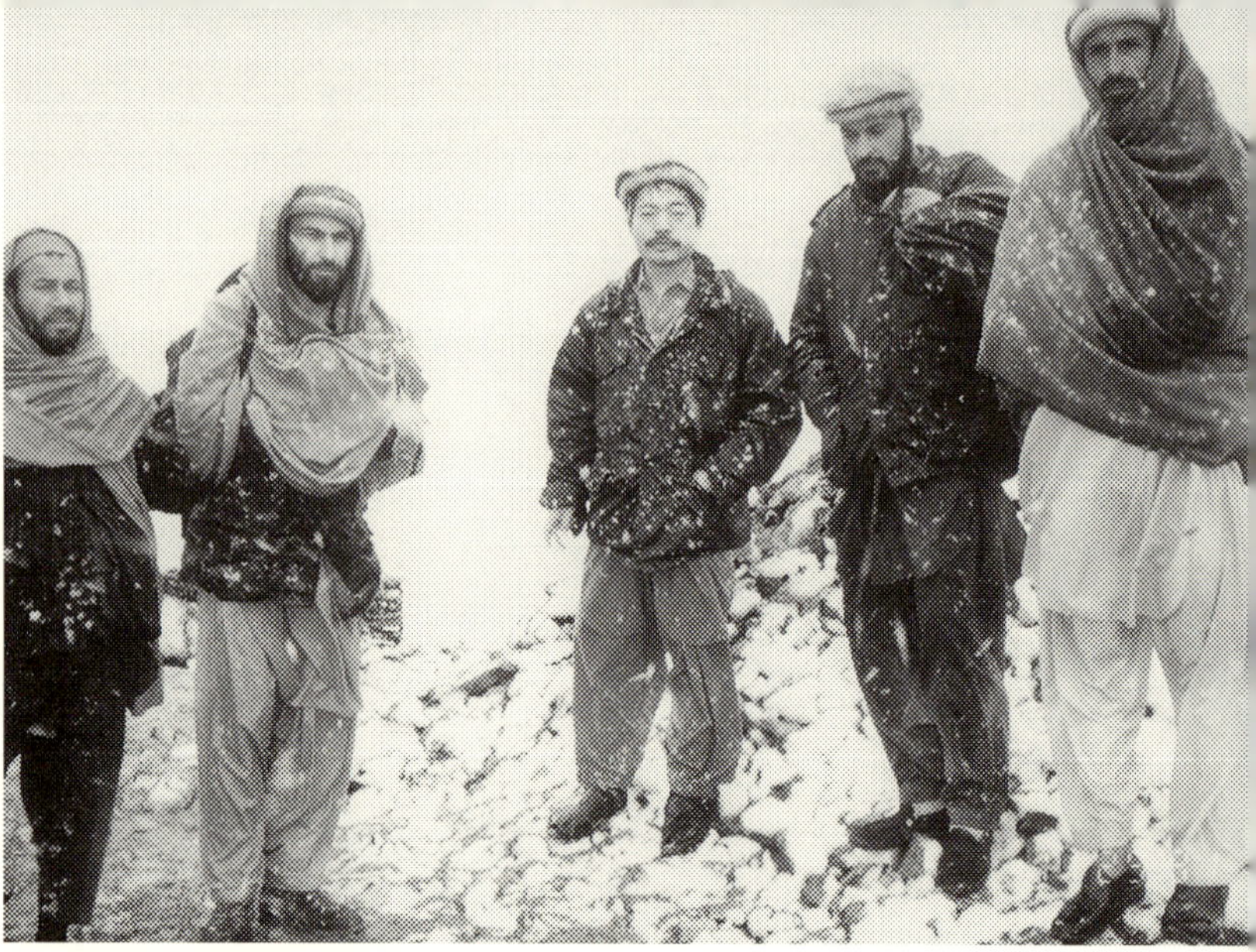
ミタイ峠の頂。国境線を徒歩で越えてクナールへ。

それが、職員たちの溢れ出すエネルギーの源でもあったのです。

ヌーリスタンというところはアフガニスタンで一番高地にある山奥の村々です。山奥では外国人をはじめて見るという地域が多くて、私がここをはじめて訪れたときは、「ドクターはフランス人ですか?」と訊かれました。わしはそんなに顔立ちは良くないがなと一人笑いをしてしまいましたが、たいてい、「中国人か?」とか、「韓国人?」と尋ねられます。フランス人は初めてでしたね。

ところが、「日本人です」と言うと、がらりと態度が変わって、歓迎してくれる。親日的なのですね。アフガニスタンのどこに行っても、日本人と言うと特別扱いを受ける。

これはどうしてか。私もはじめのうちはよ

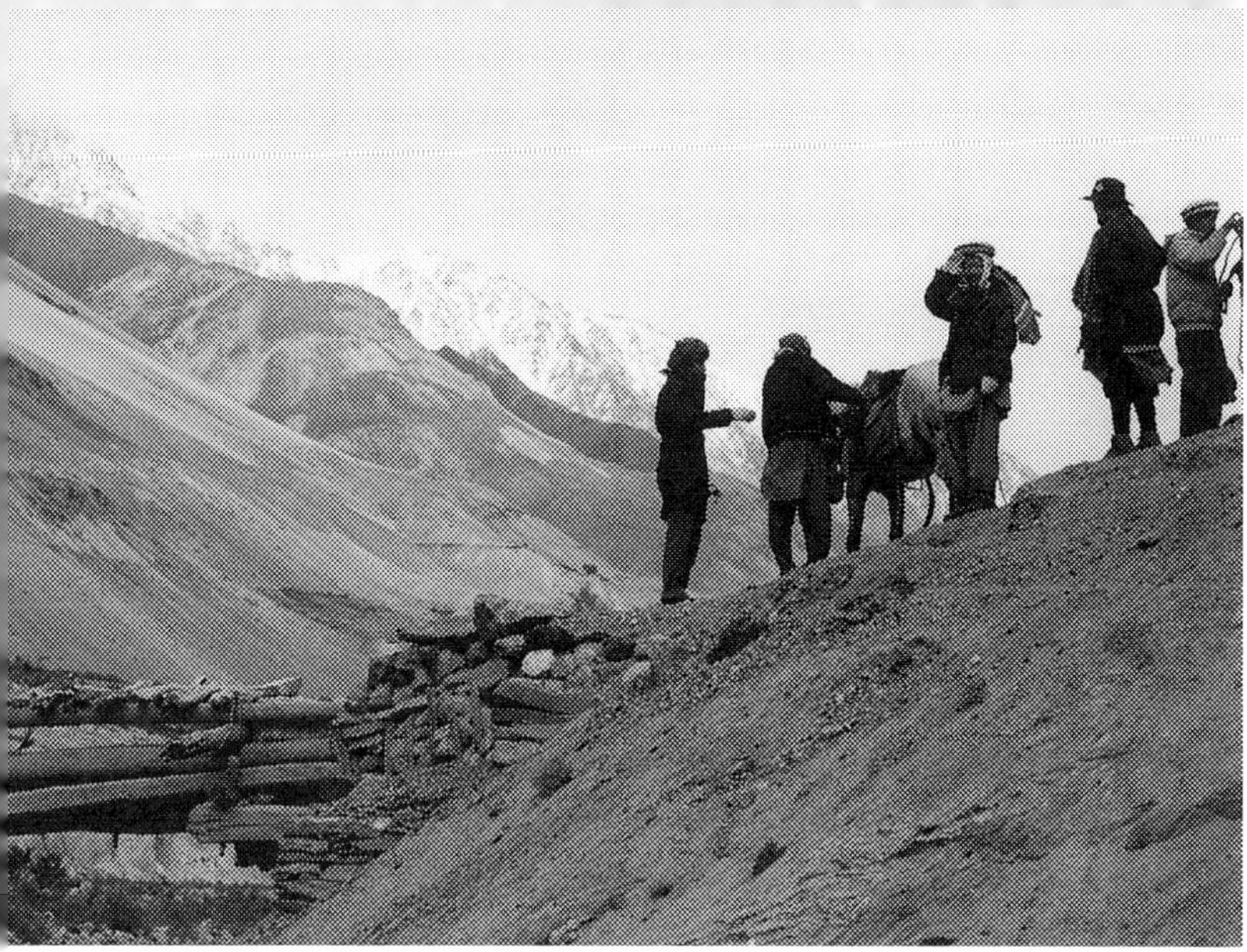
医者など見たことのない、辺境の村をめざす。

く分からなかったのですが、彼らが日本について連想するのは、まず日露戦争、それから広島、長崎なのです。結構日本に憧れていてくれる。もっとも、それ以上の知識がない場合が多くて、「日本まで、歩いて何日掛かりますか？」とか、「オランダの隣にありましたか？」。それは出島のことを、たぶん間違えて伝わっておるのでしょうね。まあ、そういう質問を受けますが、日本人であるがために、現地で安全に過ごせたとか、仕事がうまく行ったということは数知れなかった。

私としてはご先祖様の働きに非常に感謝しておるわけです。ともかく百パーセント親日的ですね。幸い私は現地のいろんな言葉が喋れたので、親交を深めながら、人々と仲良くなっていきました。

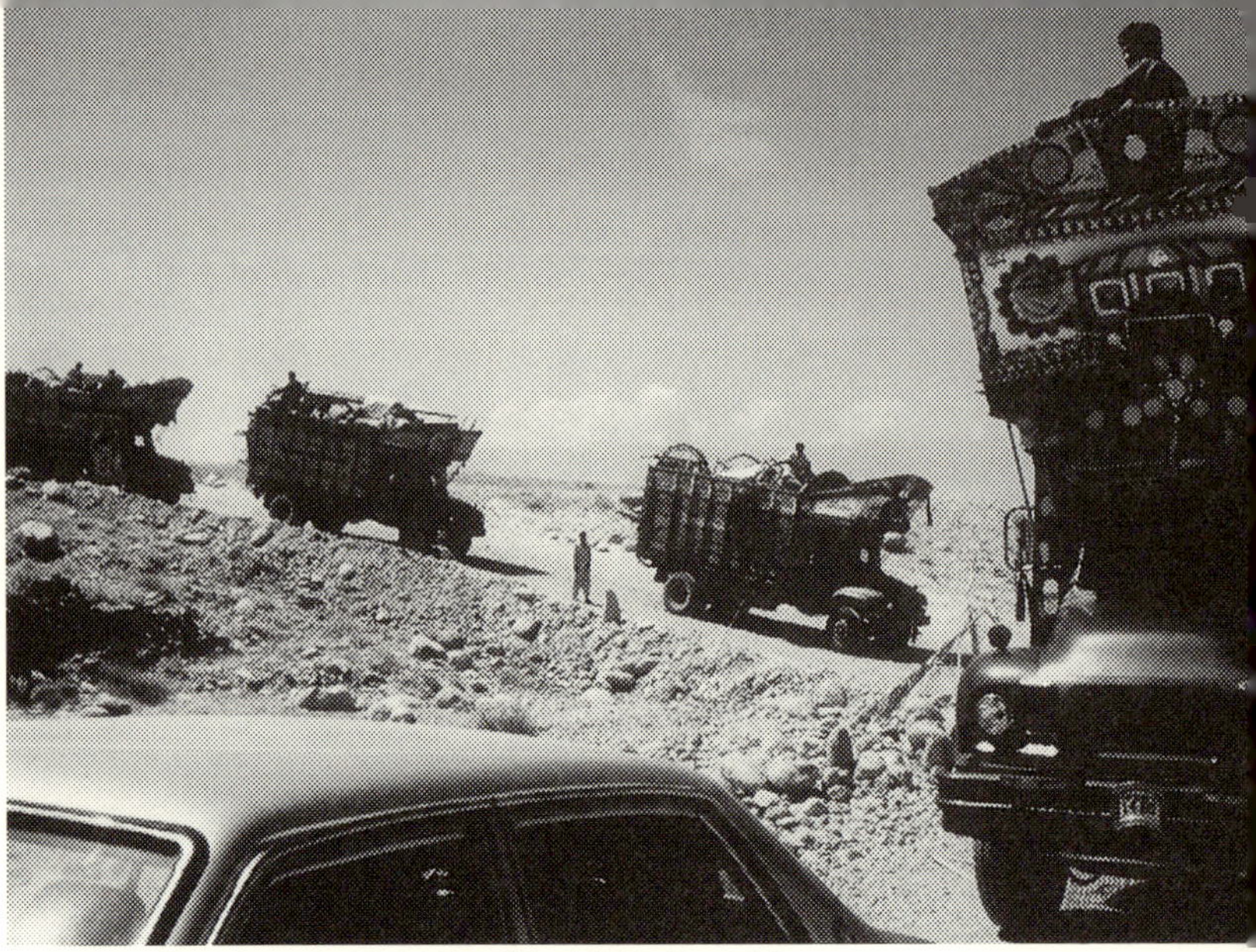

1992年6月　難民たちはだれの助けも借りず続々と故郷に帰ってきた。

湾岸戦争勃発で　クモの子を散らすように逃げた　諸外国NGO

ソ連軍は撤退を一九八八年に開始して、八九年の二月には完全に撤退いたしました。これと並行してアフガン難民に対して、援助をしなくてはならないと、世界中から国際団体が、ペシャワールに押し寄せてきたのです。今と同じような状態です。歴史は繰り返すんですね。

アフガニスタンは今から復興するのだということで、大騒ぎと言ったら失礼ですけれども、それ以外に言いようがない、大騒ぎがありました。さあ難民は故郷へ帰ろうという支援活動も活発化しました。なんと二十億ドル

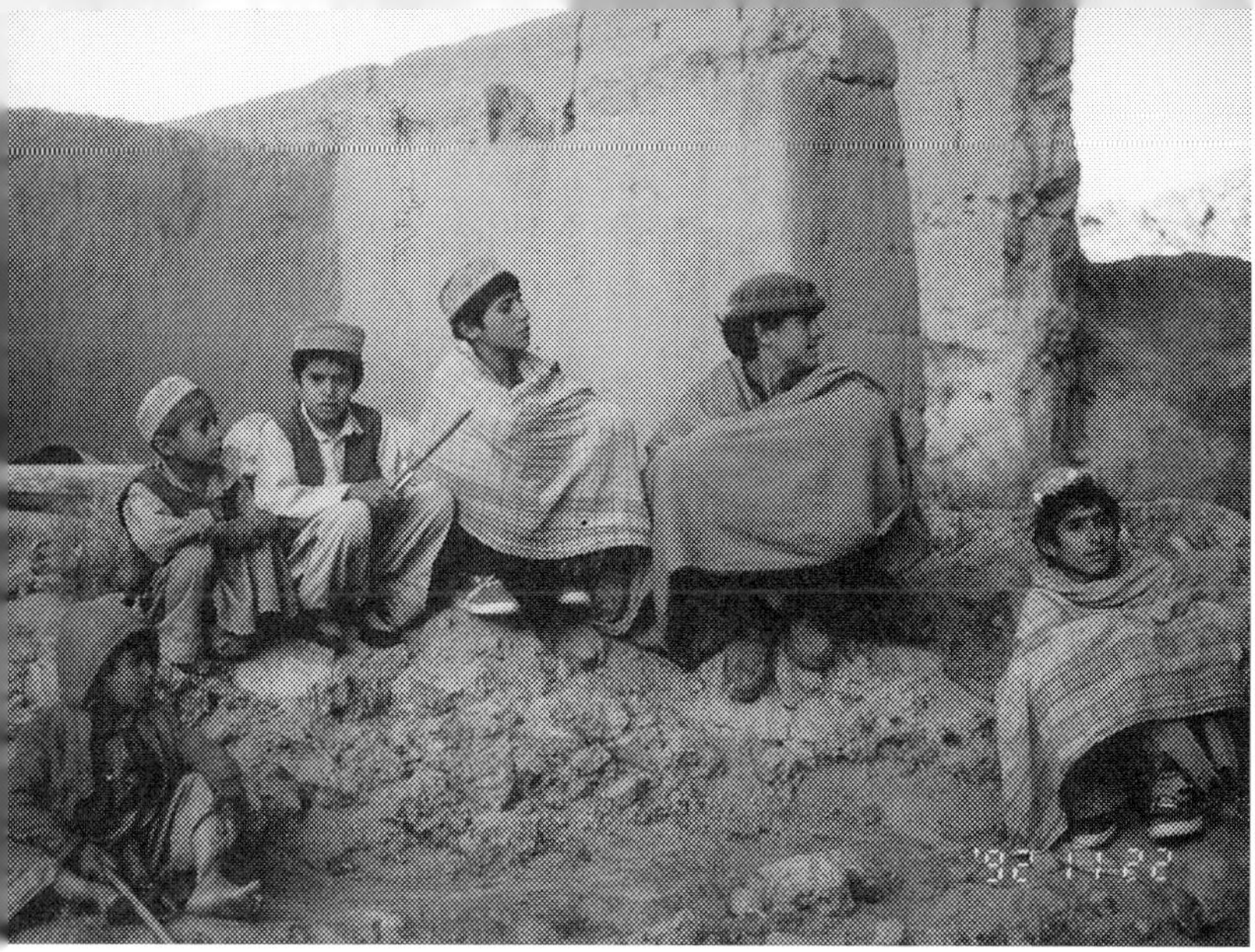

1992年11月　破壊されつくした村。ソ連軍介入は国土を荒廃させ人口を半減させた。

が注ぎ込まれたといわれていますが、これによって帰った難民は一人もいなかった。

それもそのはず、ソ連の兵隊は引き揚げても、軍事援助は延々と米国、ソ連ともに続けるのですから、内戦はますます激しくなる。内戦が続く田舎に帰るほうが危ない。

そうこうするうちにソ連そのものがなくなり、九一年には湾岸戦争が勃発。するとイスラム教徒に対して偏見を持つ欧米人はアッという間に現地からクモの子を散らすように逃げてしまった。これは本当に見事に引き揚げていきました。平和なときの論客が信じられないとはその通りで、土壇場になると本性が現れる。私たちは、ただただ呆れ返りながら、活動地点の拡大と拡充に懸命になっていました。

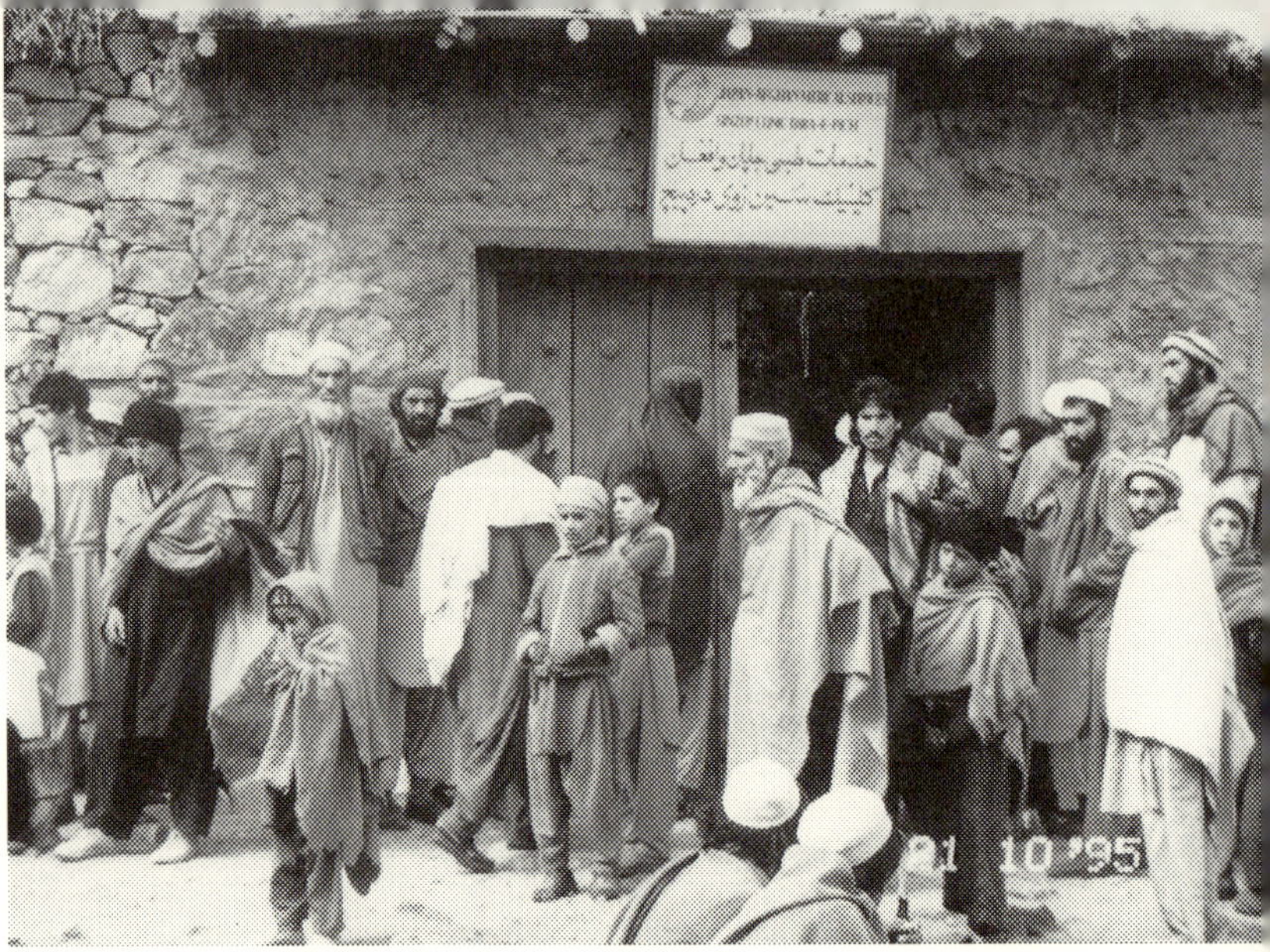

診療所の入り口。ほんとうにひと気のたえることがない。

都市カブールが戦場になり、農村部に難民二百万人が支援なしで自主帰還をした

ところが、翌年、共産政権が倒れて、これをきっかけに、戦場が農村からカブールなどの都市に移った。内戦が首都争奪戦になったのです。

現在の北部同盟軍が、制圧した市内で内ゲバをする、婦女暴行、略奪、強盗と、いたるところで残虐行為をやった。カブールを中心とする都市の人には気の毒でしたが、農村には平和が戻ってきた。アフガニスタンの首都カブールは、日本で言えば、京の都ですね。昔の京の都をめざして、権力を求めて各軍閥政党が集中する。その分、田舎が空いて、昔

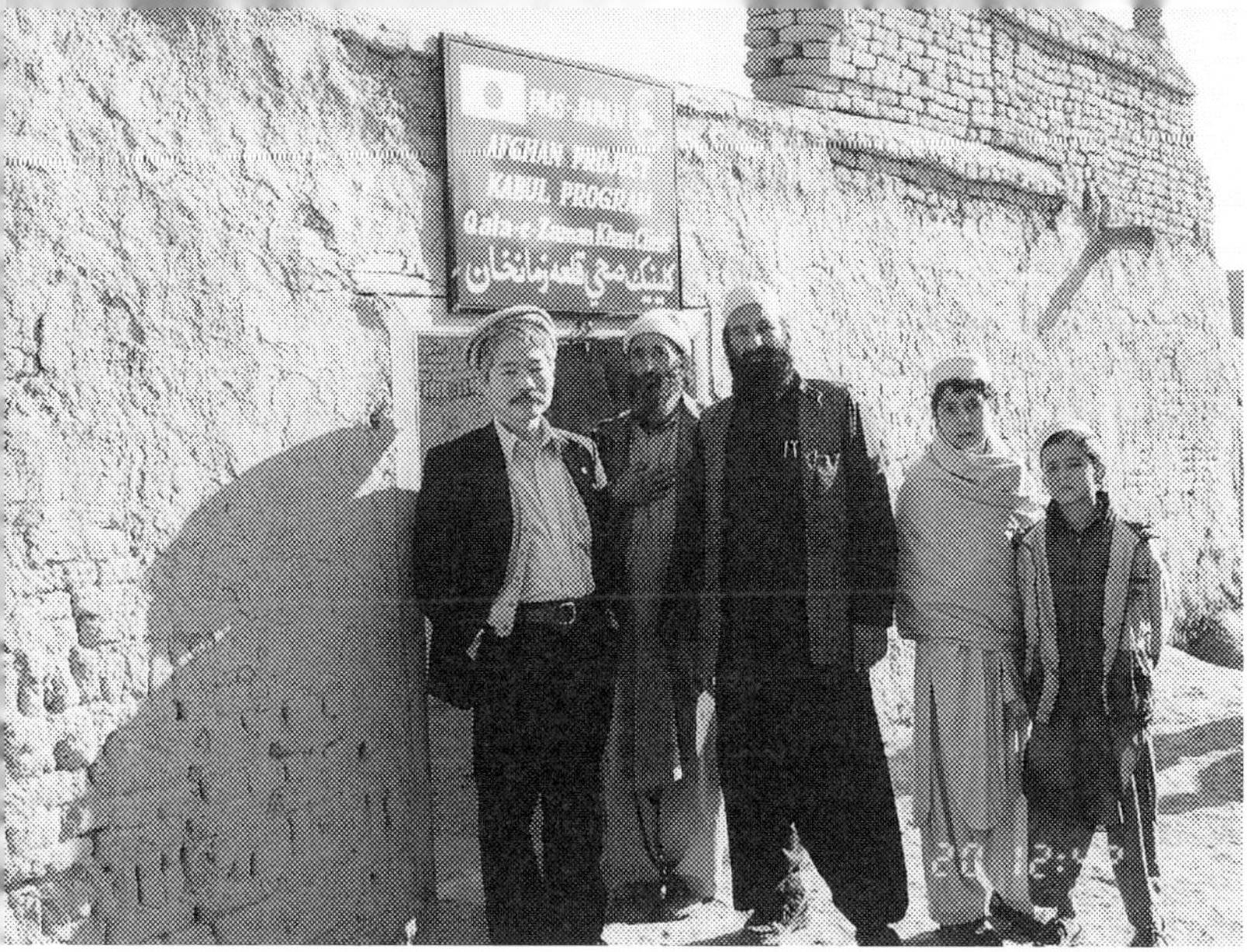

帰ってくる難民を迎えるために無医村地区に共存できる診療所を計画。

の平和が戻ってくる。そういう事情を、難民はじつによく読んでいたのです。何と三百万難民のうち三分の二以上の二百万人が一九九二年の五月から十二月まで、わずか七ヵ月間に、だれの力も借りずに、独りでに帰った。むろん帰還しても家屋は破壊され、田畑は荒廃したままですが。

こう考えると、いったい、あの国際援助という名前の支援オリンピック騒ぎは何であったのかと、私は言わざるをえないわけです。あの二十億ドルは一体どこへ消えたのか。支援金に群がりたかったのはだれであったか、今もって疑問です。

今また十年前※と同じアフガニスタン復興の大騒ぎをやっていますが、これは皆さん、眉に唾つけて、じっと監視を続けて下さい。

※一九八九年のソ連軍撤退

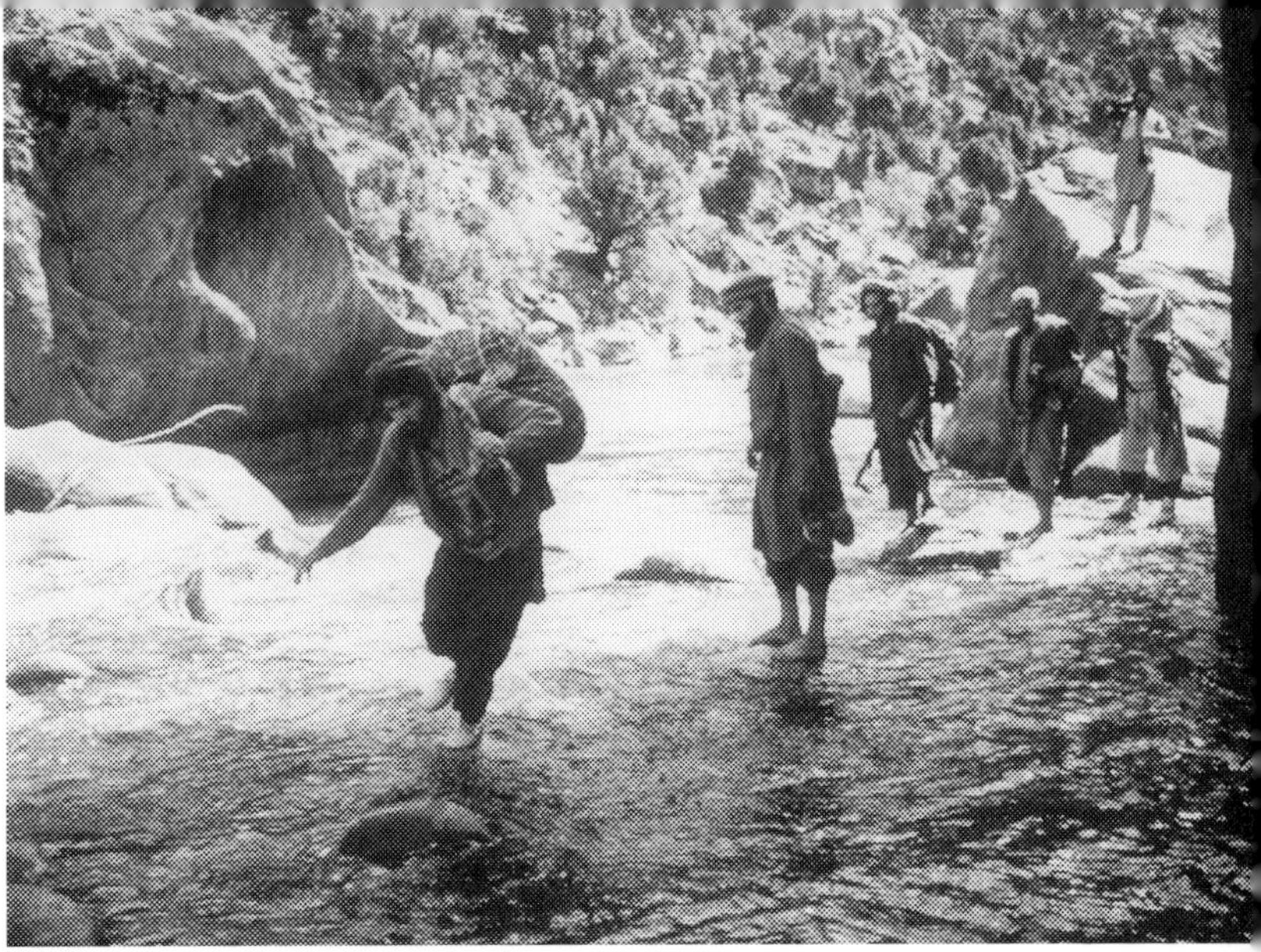

渓谷上流になるほど耕地も狭く半農半牧で、生活はきびしい。

悪性マラリア大発生するも「人の命、一人二二〇円」という募金キャンペーンで乗り切る

村にもどった難民たちは元の村民にもどるわけです。そして、破壊された道路をつくり直し、家を建て、田畑で耕作をする。

一見、すべてはいい方向に転がりそうですが、現実は思わぬ苦労を強います。九二年の難民の大量帰還に伴って、水田が復活した。水田が復活すると、蚊が大繁殖する。大繁殖すると、今度は流行《はや》るのがマラリアです。それも当時流行ったのは悪性マラリアで、クロロキンという安い薬は効かない。そのために七十万人から八十万人罹患し、私たちのカバーできる狭い地域だけでも五千数百名の死亡

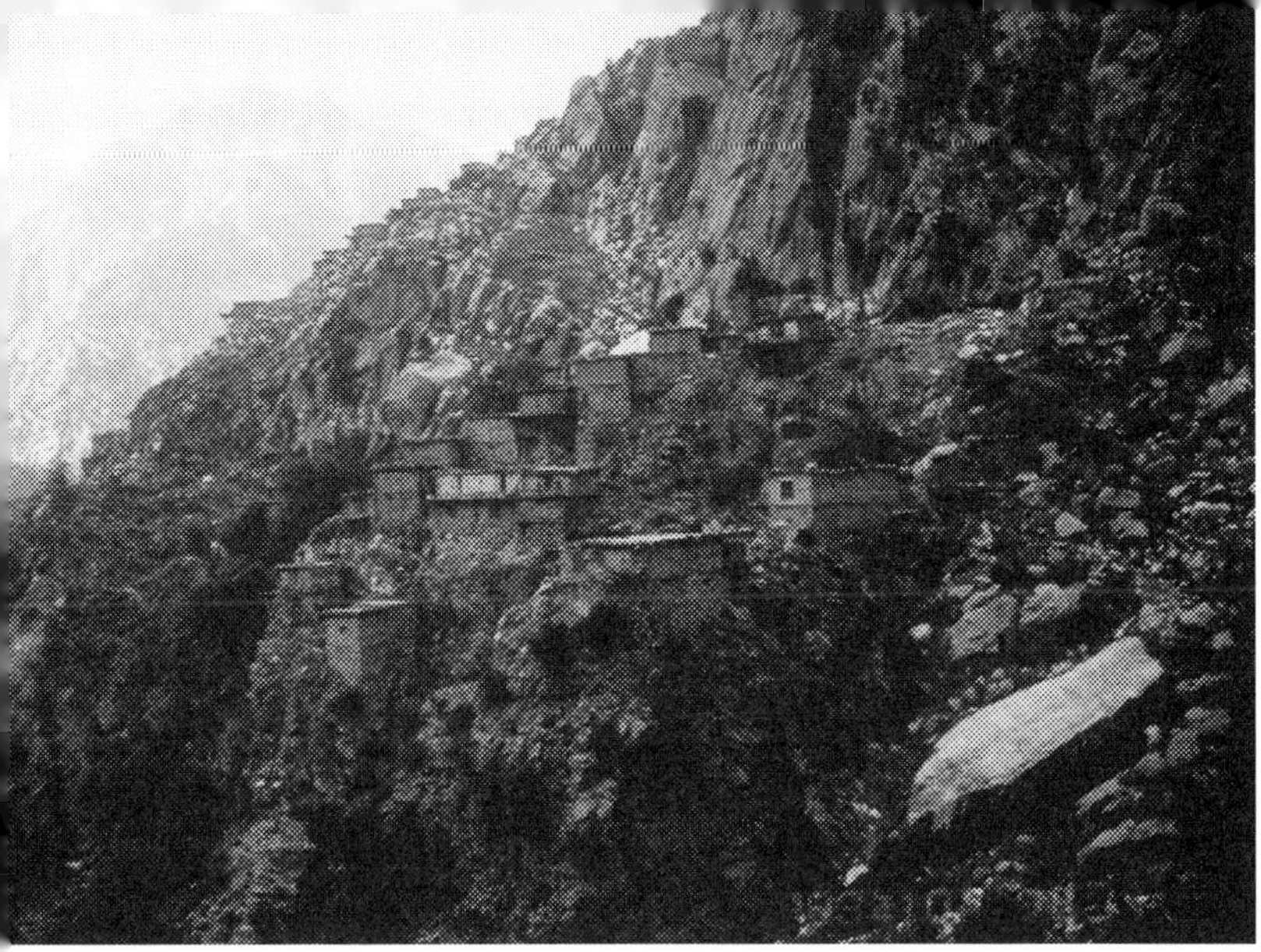

1992年10月　ヌーリスタン族の居住地。けわしい山の斜面に集落をなして住む。

を確認した。次々と家族が倒れるという中で、地域住民がパニック状態に陥った。前述の銃撃事件にはこういう背景があったのです。

「薬は心配ない、俺がペシャワールに行って持ってくる」と、また道なき道を山越えし、福岡のペシャワール会事務局に、やっとの思いで連絡、「おい、ありったけの銭を全部送れ」と言うと、「先生、三十万円しかありません」とまぁ悲しい話。その当時からペシャワール会というのは、自転車操業の会で、何で十八年も続いたか不思議なくらい、ともかくお金がなかった。

「じゃ、その三十万円でいい、すぐ送れ」と言いかけて、私がぞっとしたのは三十万円でいったい何人が助かるだろうかということでした。その当時、悪性マラリアの治療をする

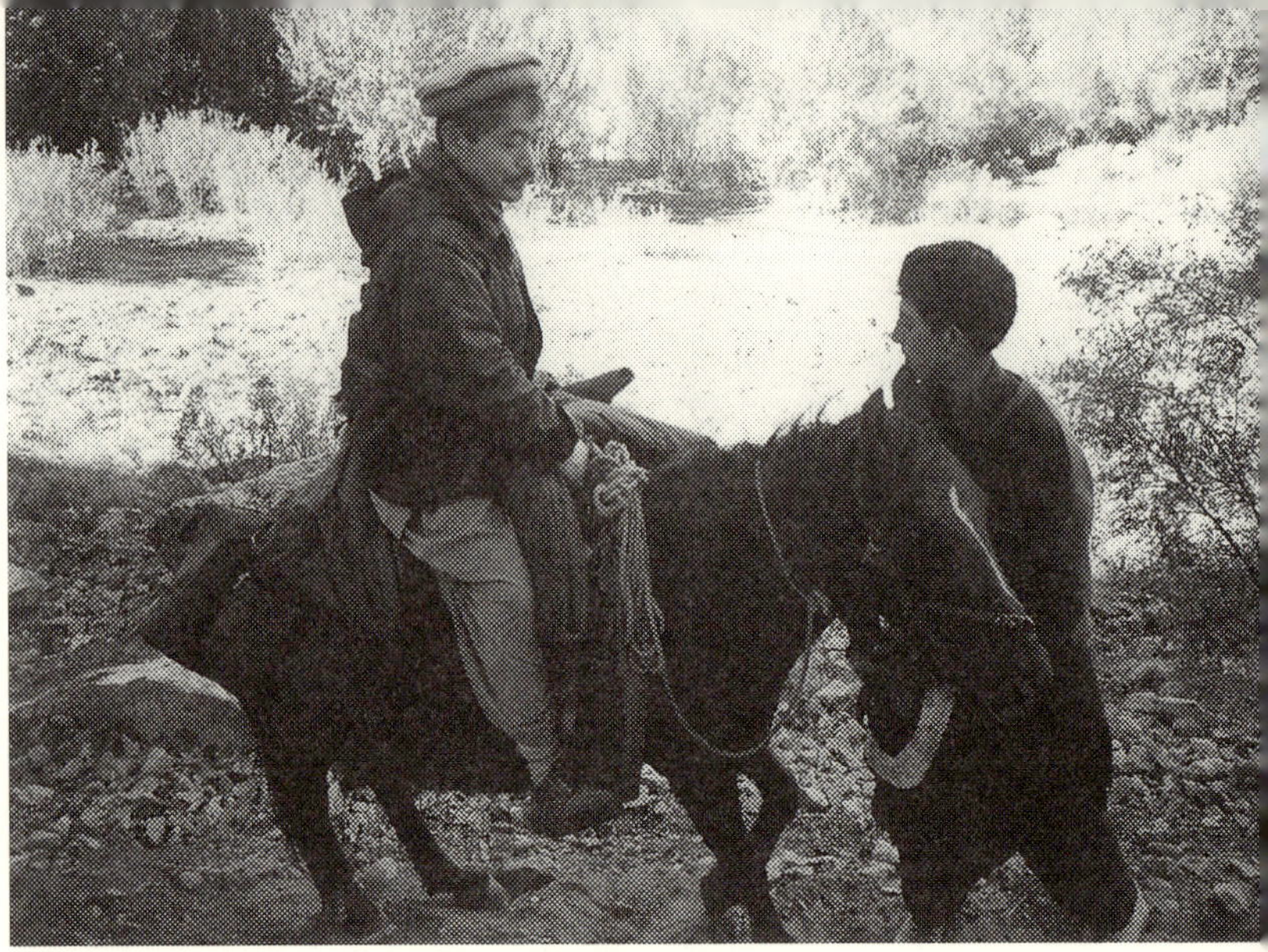

絶対的なカロリー不足で、とくに乳幼児には栄養失調症がきわめて多い。

のに、一人当たり、約二二〇円のキニーネを使わざるをえなかった。だから三十万割る二百二十が助かる人の数ですから、千数百名しか助からない。人の命は平等だと習ったが、本当に平等なのかとしみじみ思いました。

しかし天は見ています。「人の命、一人二百二十円」の新聞見出しが効いて、何と二千件、二千万円もの募金が事務局に送られてきたのです。

職場、学校単位で募金に取り組んでくれたところも少なくなかった。事務局の電話は鳴り続け、多数の人たちが職場の年休をさき、交替で連日連夜にわたって多忙な事務をこなしてくれた。ペシャワール会も頑張ったし、日本人も捨てたもんじゃない。これを使って、われわれは悠々と、各地域へ行って、マラリ

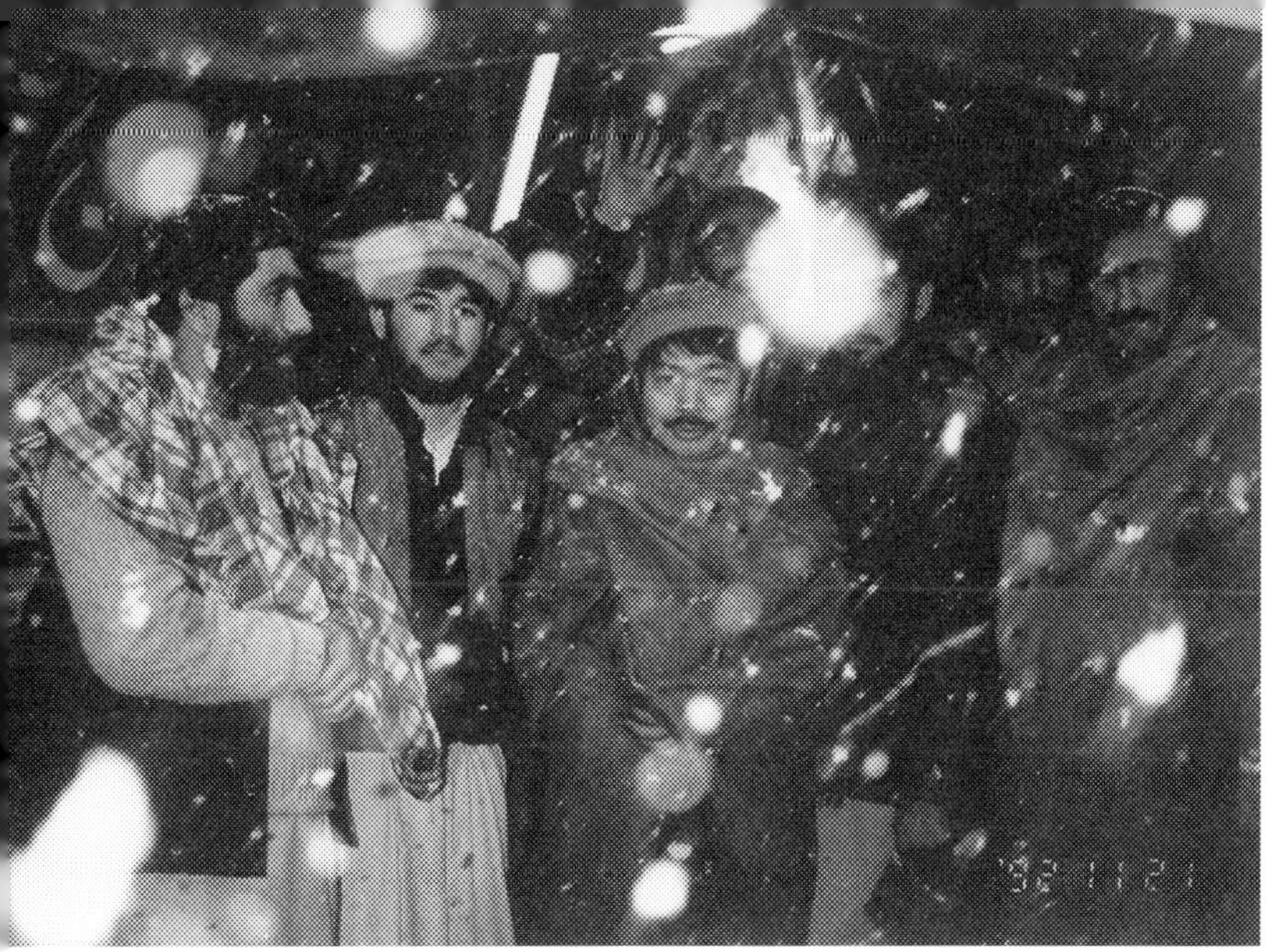

雪は容赦なく顔に吹きつける。一行はまるで雪だるまが移動するようだ。

アをつぶして回った。これによって、私たちはこのアフガニスタンの東の地域で、絶大な信頼を獲得した。

とは言っても巡回診療するにも、道があるところは恵まれています。道がないところは馬か徒歩です。分け入っても分け入っても山で、山の断崖にも人は住んでいる。そんな奥地で、発展途上国における医療問題のあり方などを論じるラジオ放送などは、聞けば聞くほど虚しくなります。

私たちが、何か方法論を持っているわけではないが、今のところ最低限の医療に加えて、水や食糧を最低限、地元で補給できるようにしてあげたい。そして住民と一緒になって、人々にとって何が最善なのかを、模索していきたいと考えています。

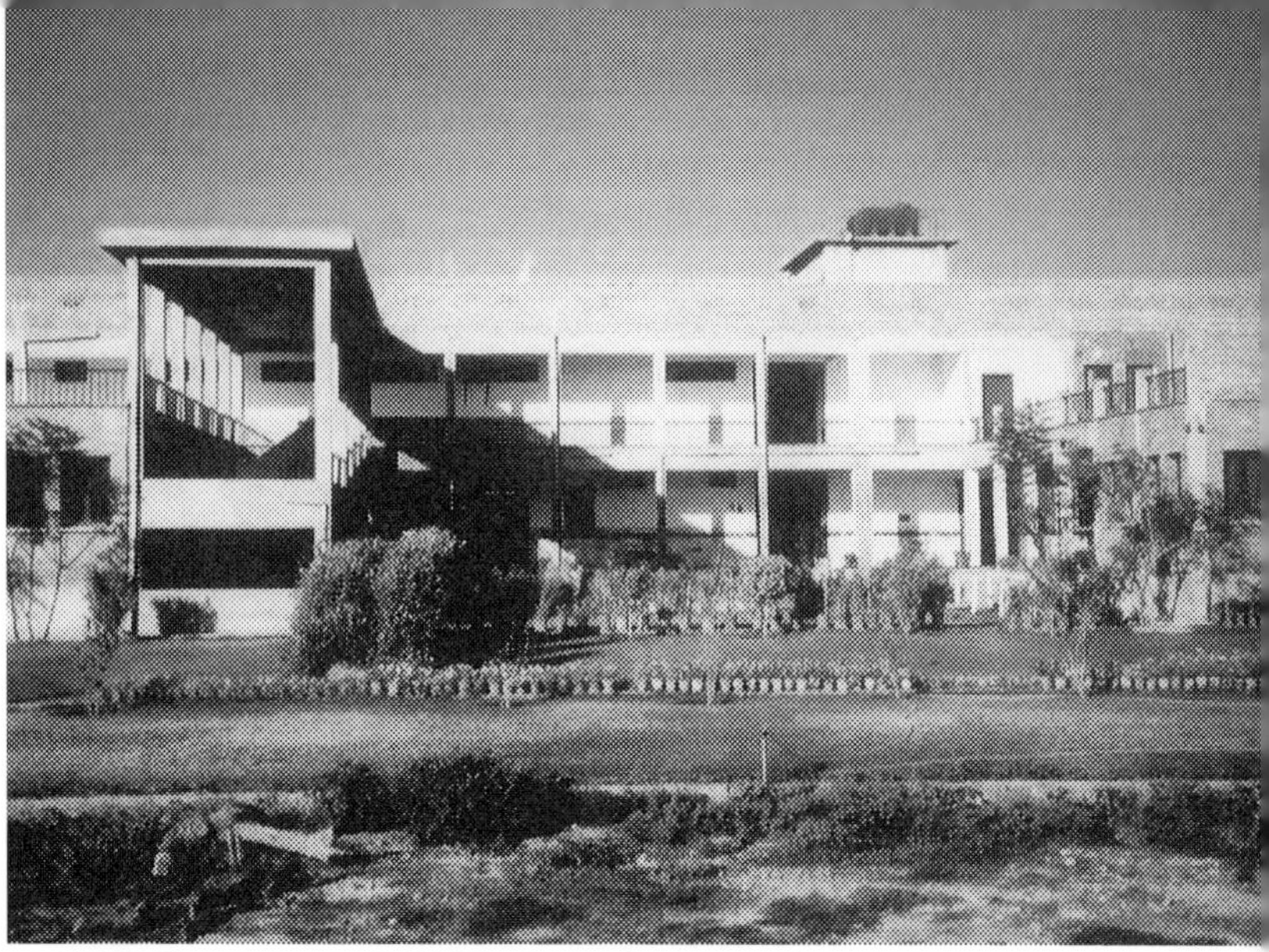

1998年4月開院。ペシャワール会基地病院。すべて会員と民間の寄付で建てられた。

ペシャワール基地病院一九九八年、ついに完成 あの感激は最高でした

振り返ってみると、ペシャワール会の発足（一九八三年九月）からもう十八年が過ぎていました。現在七千人の会員をまとめる日本事務局と、現地ＰＭＳで構成されます。

現地ＰＭＳはペシャワールにある基地病院を拠点にアフガニスタンとパキスタンで活動していますが、ペシャワール会の歩みの中で、最大の転機となったのは、一九九八年の新病院建設でした。

地上二階地下一階、建坪千坪の鉄筋コンクリート建て、総工費七千万円のすべてが日本から寄せられた善意の寄付金でまかなわれた

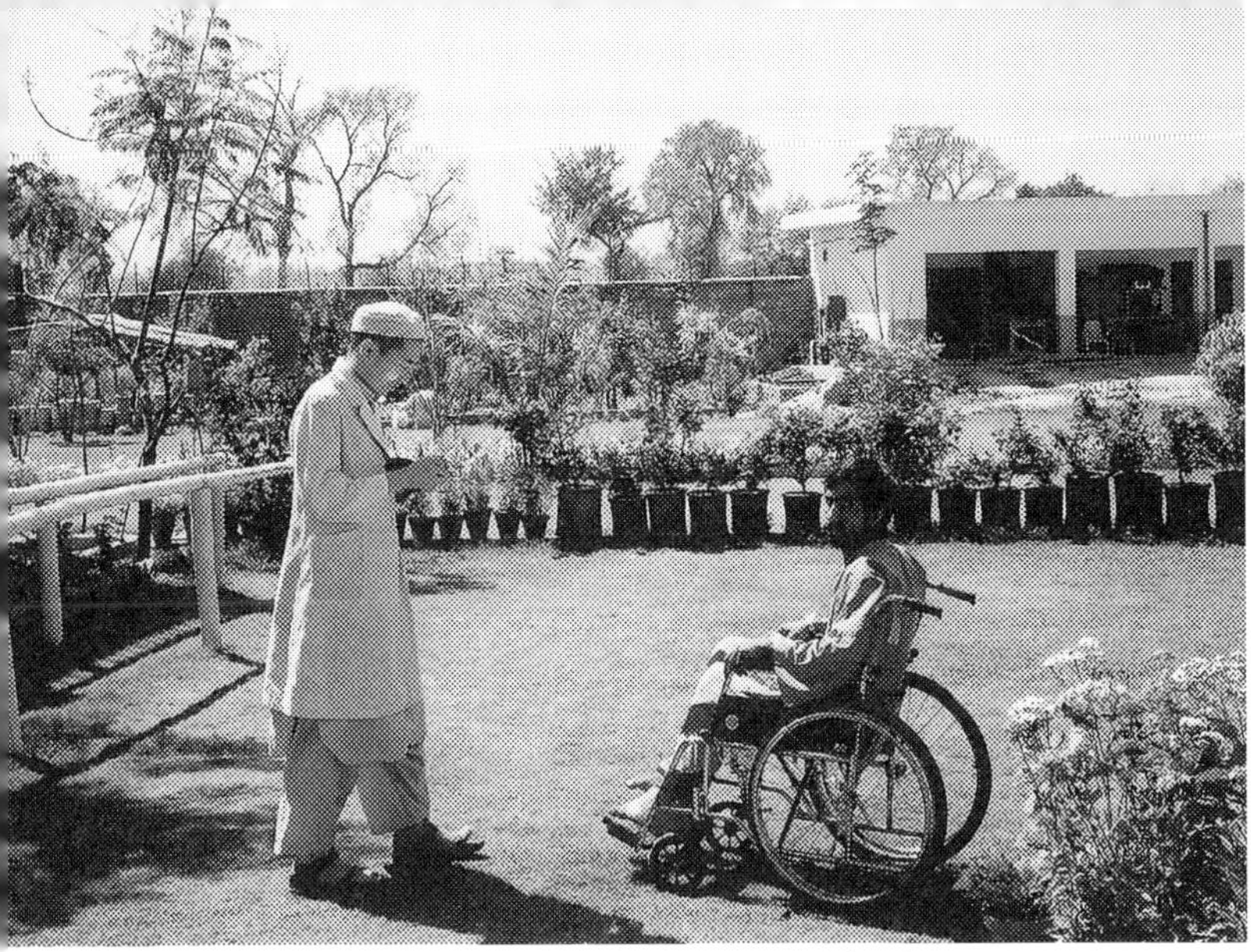

病院の中庭で。間近にカイバル峠が見え、アフガニスタンは目と鼻の先だ。

のです。これにより私自身が医者としてぎりぎり現役でおれるであろう、三十年先を見据えた自前の病院を持つことができるようになった。

検査機器の充実、リハビリプログラムの向上もこれによって一段と加速し、同時に検査助手や看護助手の人材育成にも力を注げるようになったのです。

完成までには、もうそれは筆舌に尽くしがたいほどのトラブルの連続でした。二千坪の建設用地確保は妨害工作で二転三転。いざ着工すると手抜き工事で逃げる業者、窓やドアを逆さにつける奴、材料費の嵩上げ、利権争いの連続。地元業者にとっては滅多にない儲け話とあって詐欺師まがいの連中が我も我もと集まってきたのですから、たまったものので

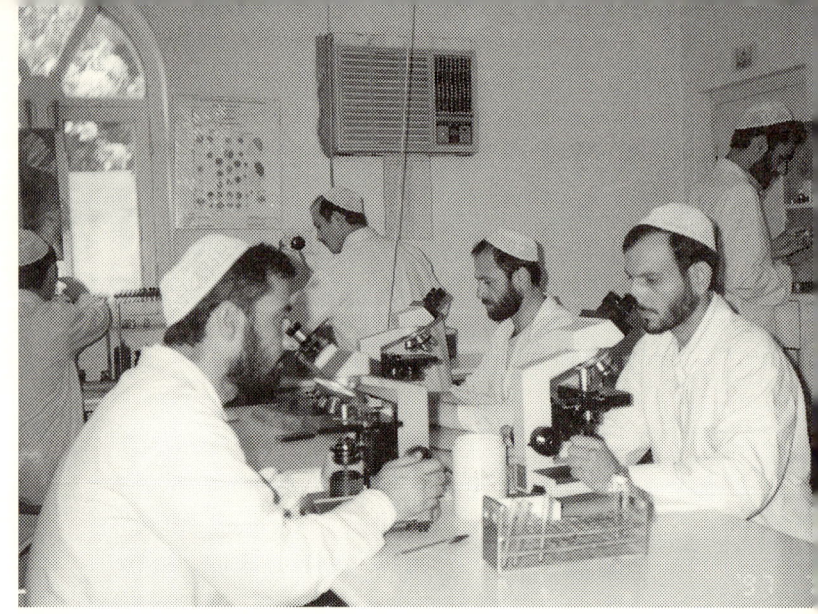

設備の整いだした診療所の検査室スタッフ。

はない。ついには私自身が土建屋のいでたちで連日、現場指揮するはめになったものです。
まあ、しかし完成してみると今は懐かしい話ですね。新病院の完成によって、PMSは活動範囲をさらに拡大しました。現在は、このペシャワールの基地病院をはじめ、ダラエ・ヌール、ダラエ・ピーチ、ワマ、ラシュト、ドベイル、そして新たに開かれたカブールの五ヵ所を加えた合計十ヵ所に診療所を開設している。新病院には、らい患者のためのサンダルワークショップも設けています。らい患者はそれぞれの足型に合ったサンダルを履いていないと、感覚神経が冒されているため、足裏を傷つけても自覚できずに、化膿しうじ虫が湧いていても気づかず骨髄炎で骨が破壊され切断にいたることも多いのです。

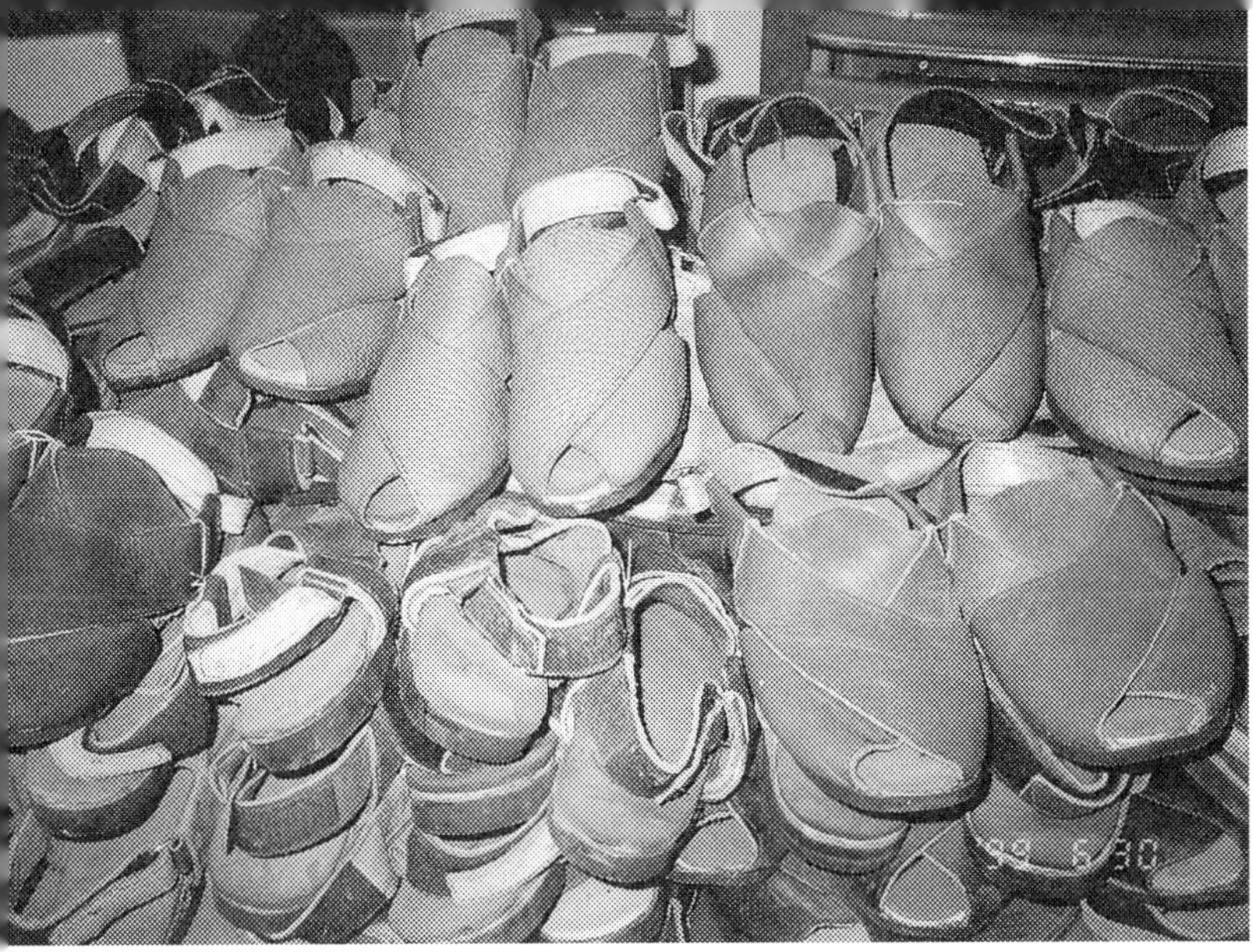

1986年4月サンダル工房オープン。患者一人ずつに合わせる。

このサンダル作りに関してはずいぶん苦労してきました。というのも、十五年も前のことです。釘打ちの安物サンダルで足裏を傷つけてしまう患者が多すぎることに気づいた私は、靴屋のバザールをうろつき、あらゆるサンダルを買い込み、自分で履いて回って分解し、徹底研究したのです。

地元の人には、「ドクターは、靴を壊すワークショップをつくるんだ」と皮肉られ、患者には、「先生が、みんなのために靴屋を開いてくれる」と噂される始末。多少、偏執狂にみえたかもしれませんが、幸運にも地元の腕利きの職人の人材を得て、軌道に乗せることができた。あげく本当にサンダル工房を質素なレンガ造りの小屋でオープンさせた。それを新しい病院内に移設したのです。

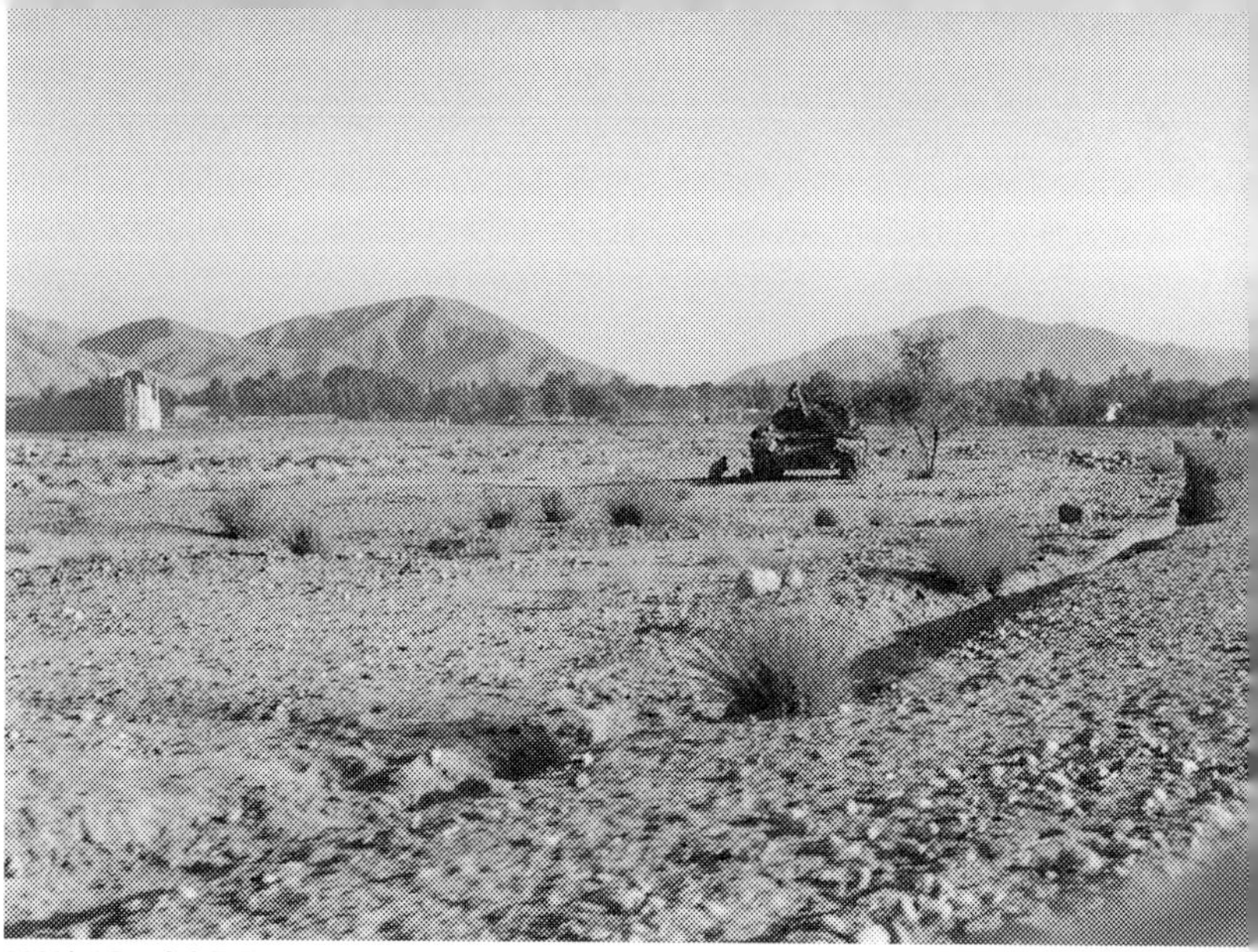

2000年8月　史上最悪の干ばつが襲った。

アフガン大干ばつ被災千二百万人、飢餓線上四百万人餓死線上百万人

　アフガニスタンというところは本当に事の絶えないところだと思います。現在、アフガニスタンで進行している最も恐るべき出来事は爆撃被害ではなく、大干ばつなのです。

　二〇〇〇年五月以降、ＷＨＯその他国連機関が、中央アジアを中心にユーラシアの真ん中で、かつて経験したこともないような大干ばつが進行しているという警告を繰り返し発し続けています。

　これはかつてのエチオピア大干ばつを上回る大規模なもので、アフガニスタン、イラン、イラク北部、パキスタンの西部、インド北部、

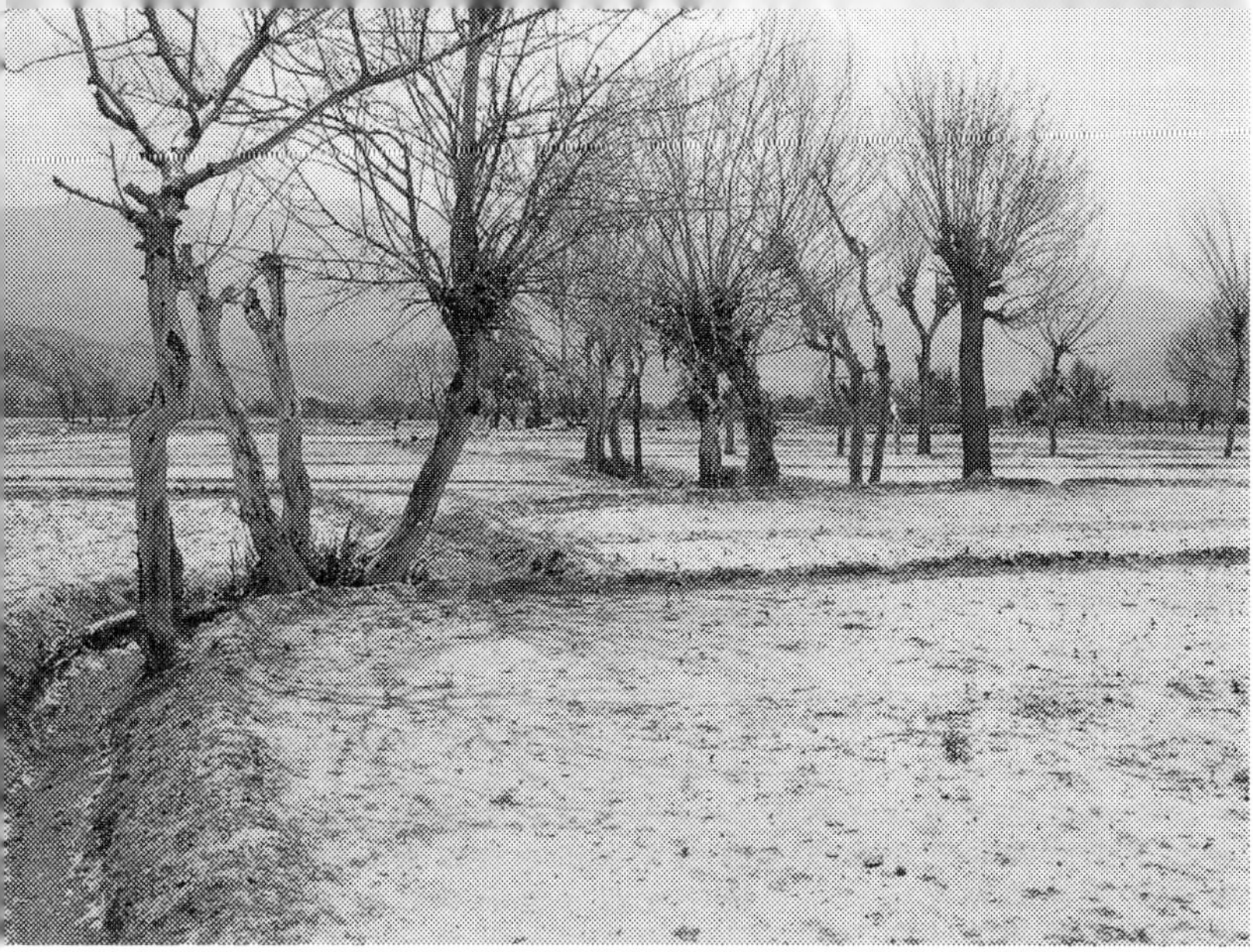
昨年まで緑豊かな水田だったとはとても思えない。

モンゴル、中央アジア諸国と、WHOの発表では六千万人が被災している。

その中で最も激しいのがアフガニスタンで、二〇〇〇年五月の段階で、人口の約半分の千二百万人が被災して、飢餓線上にある者が四百万人、餓死線上にある者が百万人、つまり放っておけば四、五百万人が死ぬ。

にも関わらず昨年（二〇〇一年）、国際社会は何をしたのかというと、一月にアメリカ主導の国連制裁。当初は食糧制裁まで含めた、とんでもないひどい仕打ち、蛮行です。国連の蛮行に連動し、各国援助団体が潮が引くようにいなくなってしまった。彼らの目線はどこを向いていたのでしょう。

死にかけている人々を見てはいないことだけはたしかです。

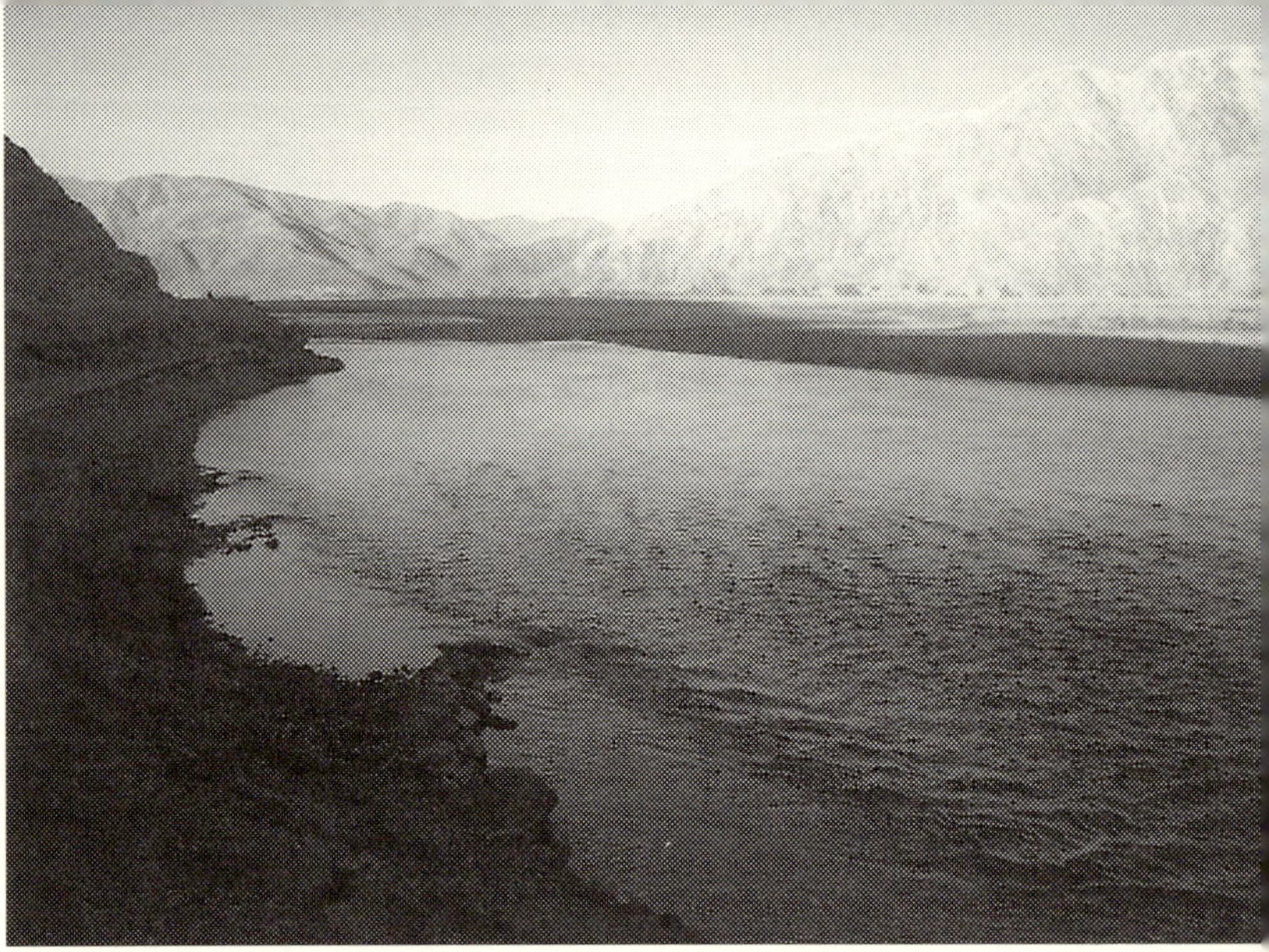

歩いて渡れるほどの浅瀬に。自然の貯水槽、ヒンズークシュ山脈が枯渇しつつある。

水が消えていく 大河が歩いて渡れる 山々の嶺にも雪が降らない

　これはカブール川という、アフガニスタンでは一番大きな川の一つですが、そこを歩いて渡れる。普通なら、落ちると死体が上がらないぐらい、水量が豊富なところが、もう干上がってしまう状態なのです。

　視線を上げて山々を見渡しても、かつての山の面貌とは一変しています。あきらかに地球温暖化と関連して、ヒンズークシュの山の雪が、だんだん薄くなって、嶺によっては白雪が完全に消えている。私がはじめてアフガニスタンに行った一九七八年当時の真夏の雪線は、だいたい三千三百メートルから三千四

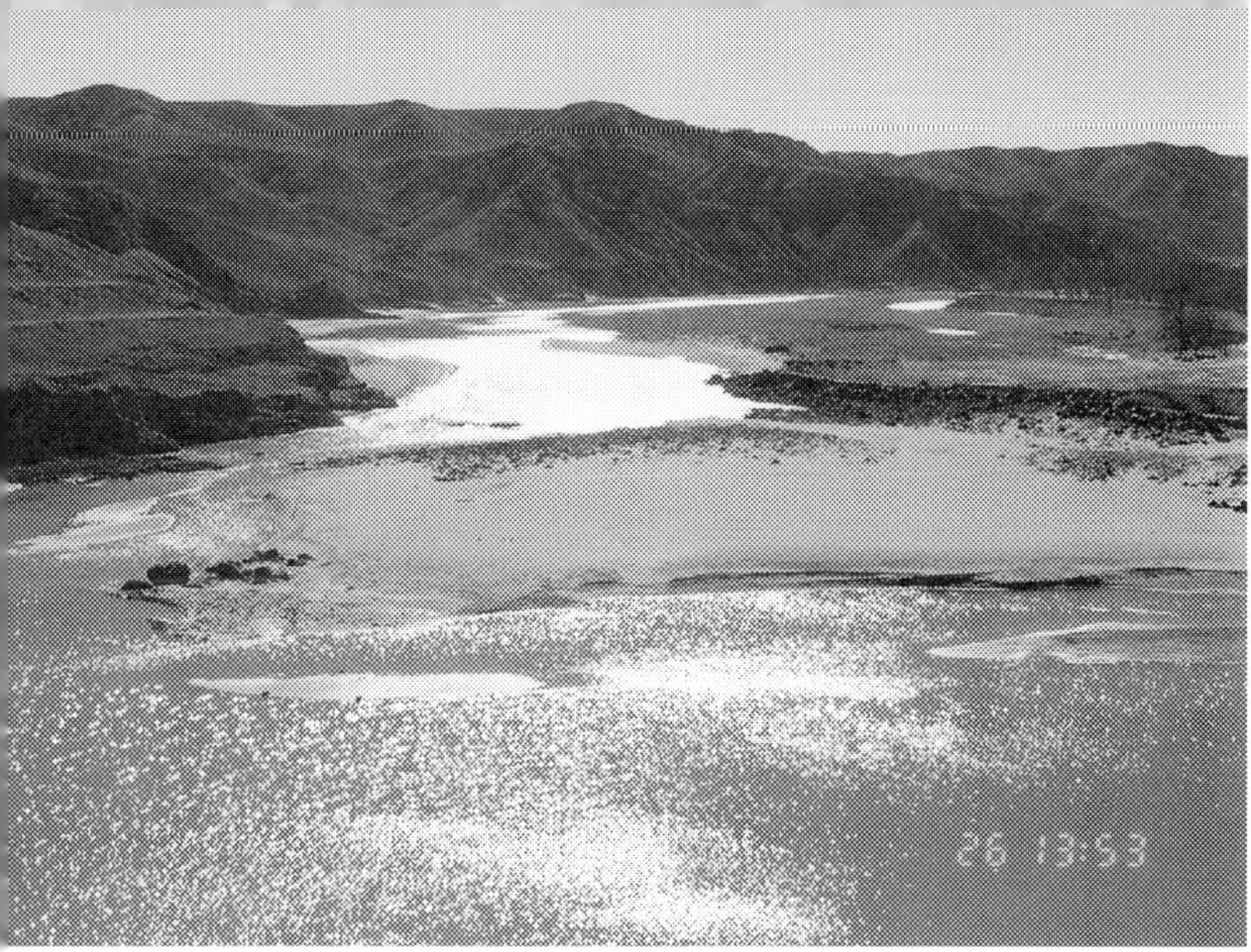

2000年1月　カブール川。アフガン全域の砂漠化がはじまった兆し。

百メートルでした。ところが、最近では四千メートルの高さにも雪がない。

　アフガニスタンでは、「お金がなくても生きていけるけれども、雪がなくては生きていけない」という諺があります。全くその通りで、雪が夏に溶け出して、川を満たし、そして豊かな農業地帯を提供していた。

　その貯水槽である巨大なヒンズークシュの山の雪が、だんだん消えつつあるのです。おそらく戦争が起きなくてもアフガニスタンそのものが、何年かすると砂漠化して、一千万人以上が居住空間を物理的に失うのではないかとの予測もされています。しかし、それこそ人類こぞって協力すべき課題に対して、世界のマスコミはいまだ危機感を抱いているとはいえません。

赤痢に罹《かか》り、弱い子供たちから死んでいき村が廃《すた》れ、人はもういない

ことの深刻さに私が気づいたのは二〇〇〇年六月にダラエ・ヌール診療所の建て直しに訪れたときのことです。久しぶりにカイバル峠を越え、ジャララバードからクナール河沿いの奥地に置かれたダラエ・ヌール、ダラエ・ピーチ、ヌーリスタン・ワマの各診療所をめぐった。その折、ダラエ・ヌール診療所で群をなして待機する患者たちを見て、いったい何事かと驚いたのです。

患者の大半が赤痢などの腸感染症でした。しかも犠牲者の大半が子供で、上流から何時間もかけて歩いて来る者も少なくない。外来で待つ間、死んで冷えてゆく乳児を抱えた若い母親が途方にくれていた。その姿がまぶたの奥深く焼きついて涙がこぼれた。

その異常な患者数の多さに、ペシャワール側では「ただの薬ほしさに集まってくる」という憶測も流れていたが、じつは赤痢の大流行が理由で、さらにその原因が飲料水の欠乏だったのです。

例年なら、水であふれる谷は、田植えの季節です。だが、水田どころか、行けども行けども干からびた地面と、涸れた水無川が延々と続いていていた。幼子がわずかに残った水流で水遊びをしている姿までが何か痛々しく見えた。いつもなら、この季節はジープが立ち往生するほど河川の水かさが増す。窮状は一見して分かった。

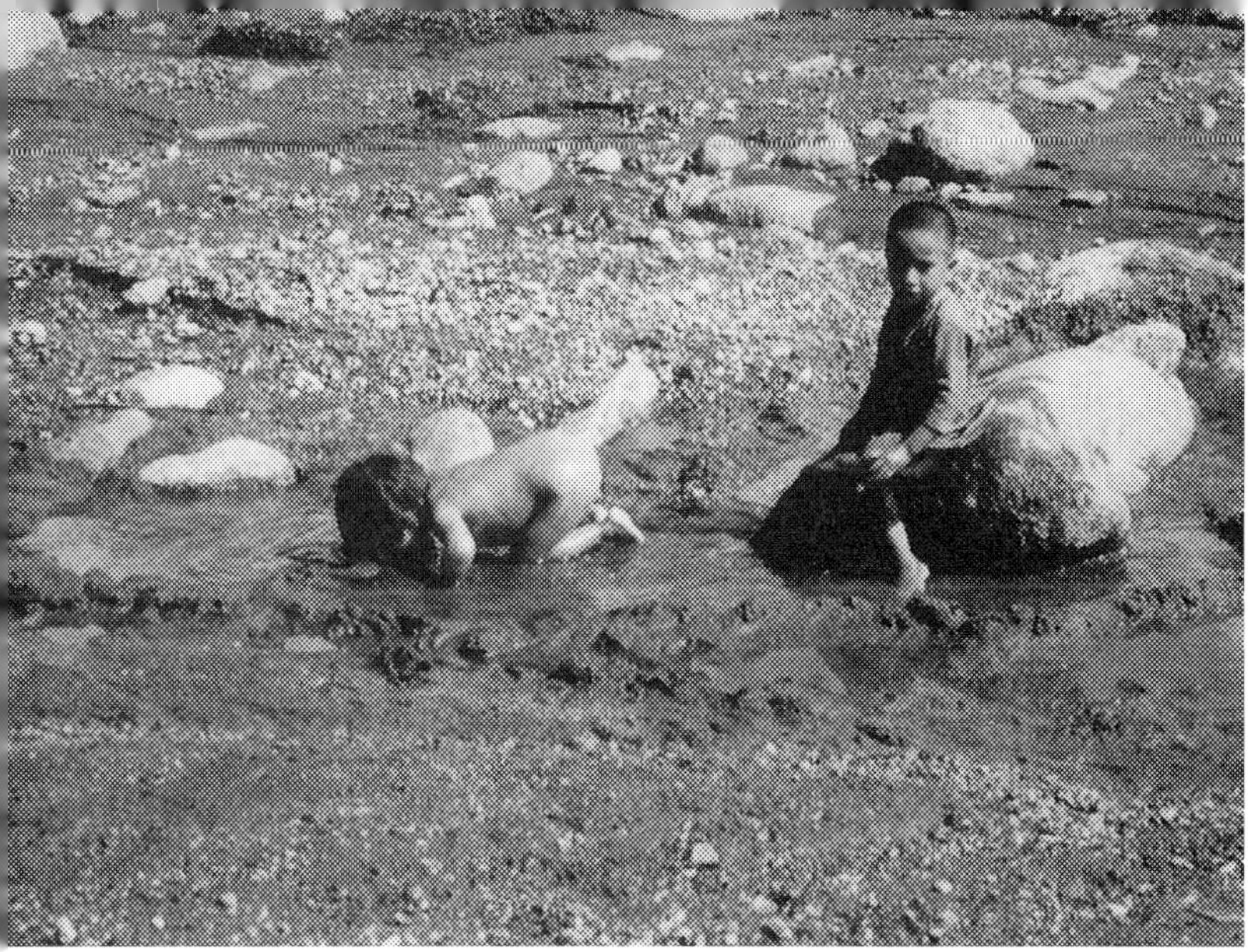

わずかな泥水をすするしかない。弱い命から赤痢など感染症にやられていく。

異様な事態にそれまで気づかなかったのは、診療所の運営をＪＡＭＳ（日本―アフガン医療サービス）のアフガン人スタッフに任せきりで、目が行き届かなかったからですが、当方の管理上のずさんさにも問題があった。

診療所の井戸が涸れる寸前だということも知らなかった。その井戸に住民たちが、もらい水にやって来る。すでに村々の井戸の大半が涸れてしまっていた。水がないから、食器も洗えない。手や体を洗うどころではない。当然、衛生状態は悪くなり、赤痢などが発生すると猖獗《しょうけつ》をきわめる。

さらに八月、パキスタン側のヤルクン河上流にはラシュト診療所があるが、そのラシュト村を崩壊した氷河が襲うというとても信じられない災害がおきた。崩れ落ちた氷河は、ラシュト村から約四キロ下のインキープ村も襲い、大量の土石流と氷雪がヤルクン河の急流をふさぎ、上流域の村を浸水させ、逆に下流を干上がらせてしまった。それにしても、氷河の崩落そのものが前代未聞のできごとで、土地の長老たちにも恐怖を与えた。

雪が降らず、氷河が崩れ、河川が涸れてゆくのです。そして疫病が蔓延《まんえん》する。

人間、食べ物はなくても何週間も死なずに済むことができます。しかし、水がないと二四時間以上は生きられない。そのために、まず弱い子供が次々に犠牲になる。

そして家畜が死ぬ。家畜が死ぬ段階で、農民たちは村を空けはじめる。この二年間でアフガニスタン全土で家畜の九十数%が死滅し、遊牧民がほぼ壊滅という状態に、追い込まれたと言われます。

人々は懸命に水を求めて歩きます。遠くから半日かけて水を取りに行くことなども珍しくないのです。左の写真はかっての水田ですが、見るかげもなくひからび、砂漠化しています。作物どころか飲み水もない。これでは、とても生きていくことはできない。

そのために、アフガニスタン国内の大都市は、親戚を頼って農村から流れてくる人々で溢れかえるという状態で、一部は国境を越えて、パキスタン側にも逃れました。

廃村となった村々からは、子供たちのはしゃぎ声、鍛冶屋の音、のどかな牛の声、川の流れ、水車の音、女たちの井戸端会議の話し声が消えました。ただ茫漠とした風景だけが取り残されて静まりかえっています。

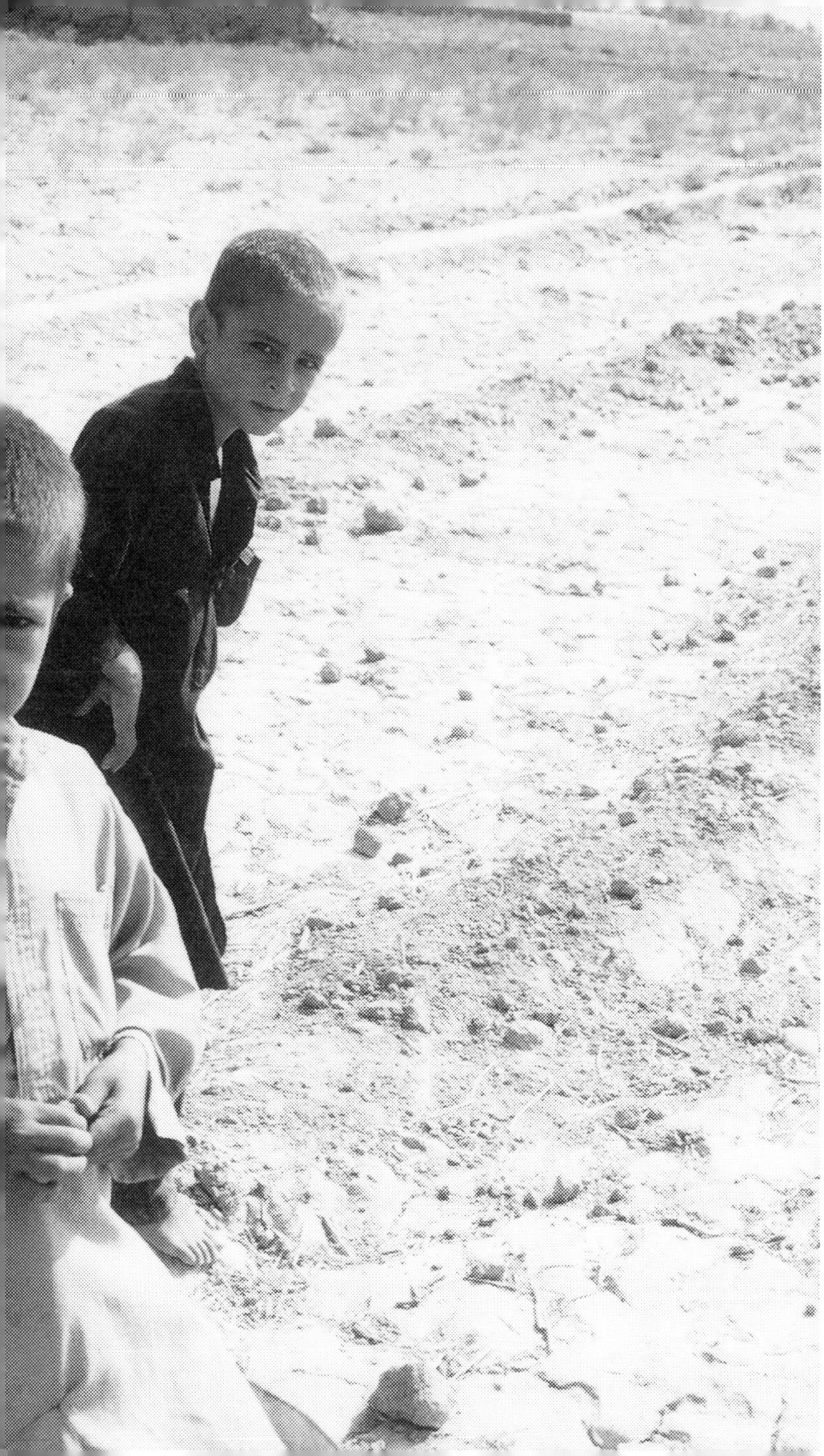

行けども行けどもひび割れた水田や畑がつづく。

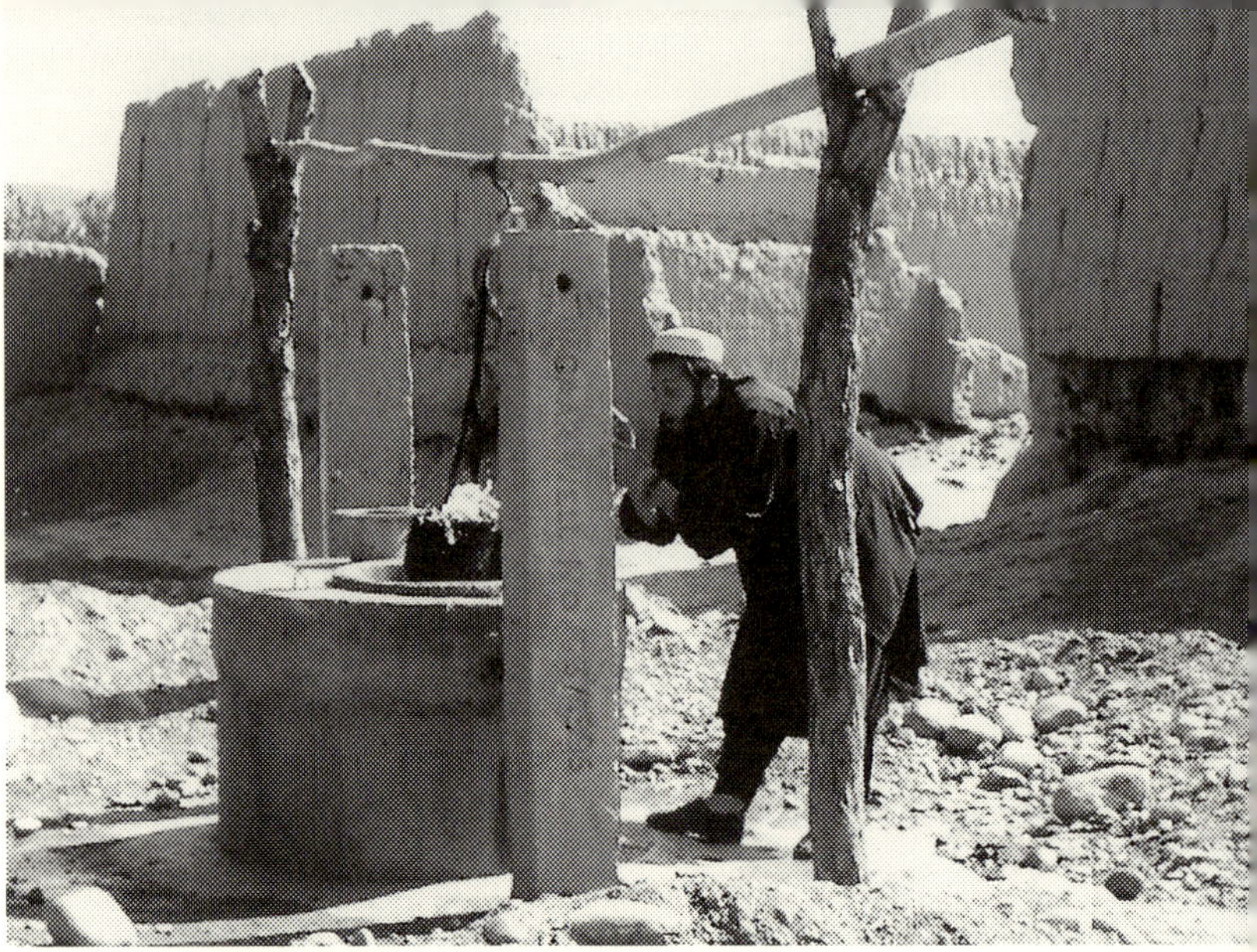
水不足による病気の蔓延、家畜の死亡、離村に拍車がかかった。

「生きておりなさい病気はあとで治せるから」医者、井戸を掘る

医者の私がこんなことを言ってはいけないが、アフガニスタンの現実は病気どころではなくなっていた。病気はあとで治せるから、まず生きておりなさい。何よりも水だ、水。水を何とかしないと、本当にみんな死んでしまう。

二〇〇〇年九月、私は一ヵ月ぶりにダラエ・ヌールを訪ね、「飲料水確保」を今後どうするか、立て直しを図っていた。干ばつによる赤痢の大流行を目の当たりにし、問題の大きさに驚き、ダラエ・ヌールを皮切りに

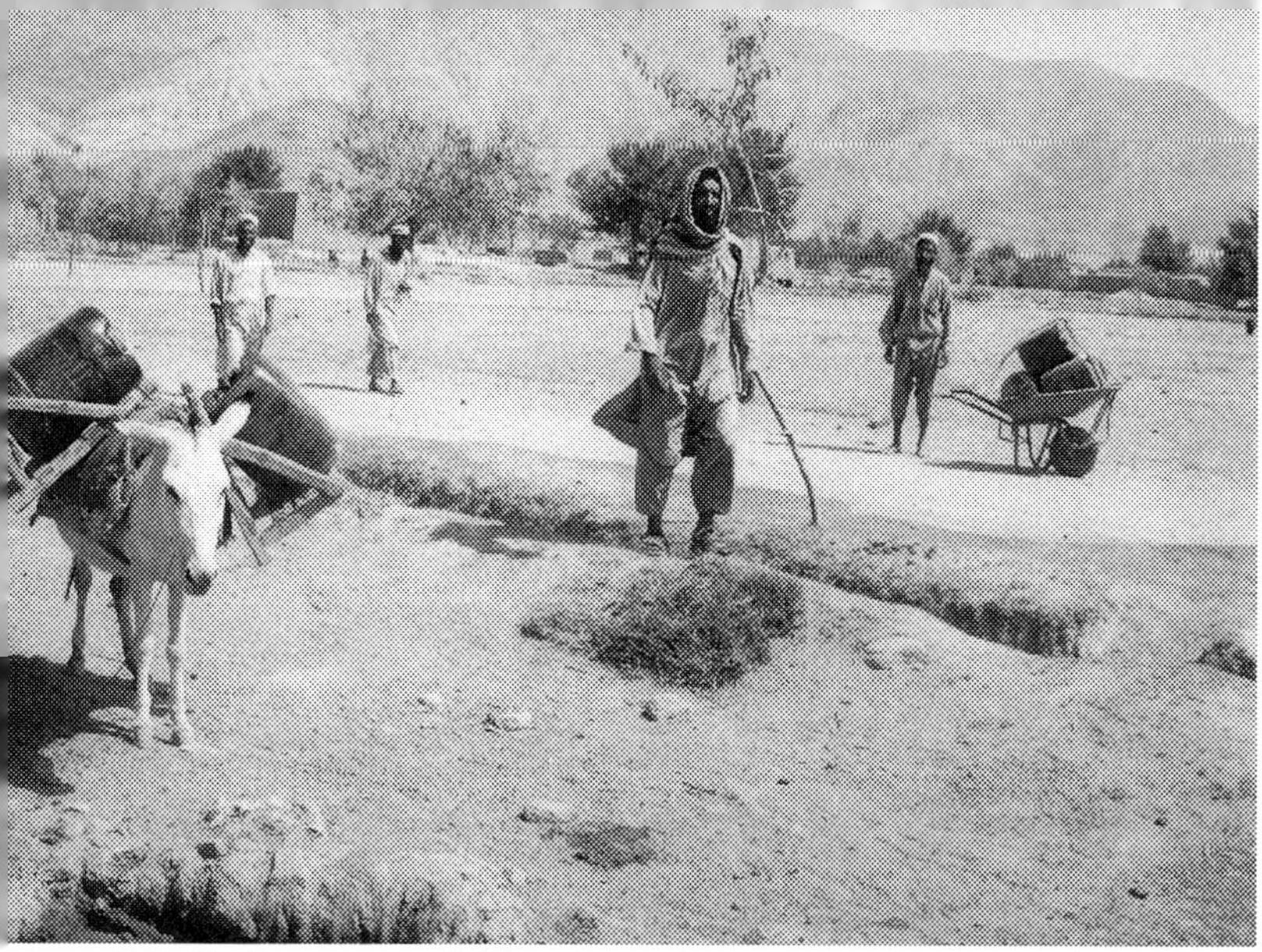

遠くの村から三、四日かけて水を分けてもらいに歩いてくる。

「水計画」がスタートしたのは二ヵ月前の七月一日のことでした。私たちの行動の火付け役は不思議なことにいつもダラエ・ヌールです。一九九二年のアフガニスタン国内への診療所建設、一九九三年がマラリア大流行に対する活動で、そして今回が干ばつ対策です。

ペシャワール会のアフガン・プロジェクトは、常にダラエ・ヌールを起点としてきたと言えます。七月初旬に開始された私たちの計画は、作業地では大成功でしたが、これは皮肉とも言える光景を生み出していました。

七月三日に井戸掘りがはじまり、同月末まで十三ヵ所で飲料水が確保されたのです。さらにこれだけでは不十分と見て、主としてアムラ村で十九ヵ所のカレーズ（地下水路＝横井戸）修復を行った結果、うち十六ヵ所で水

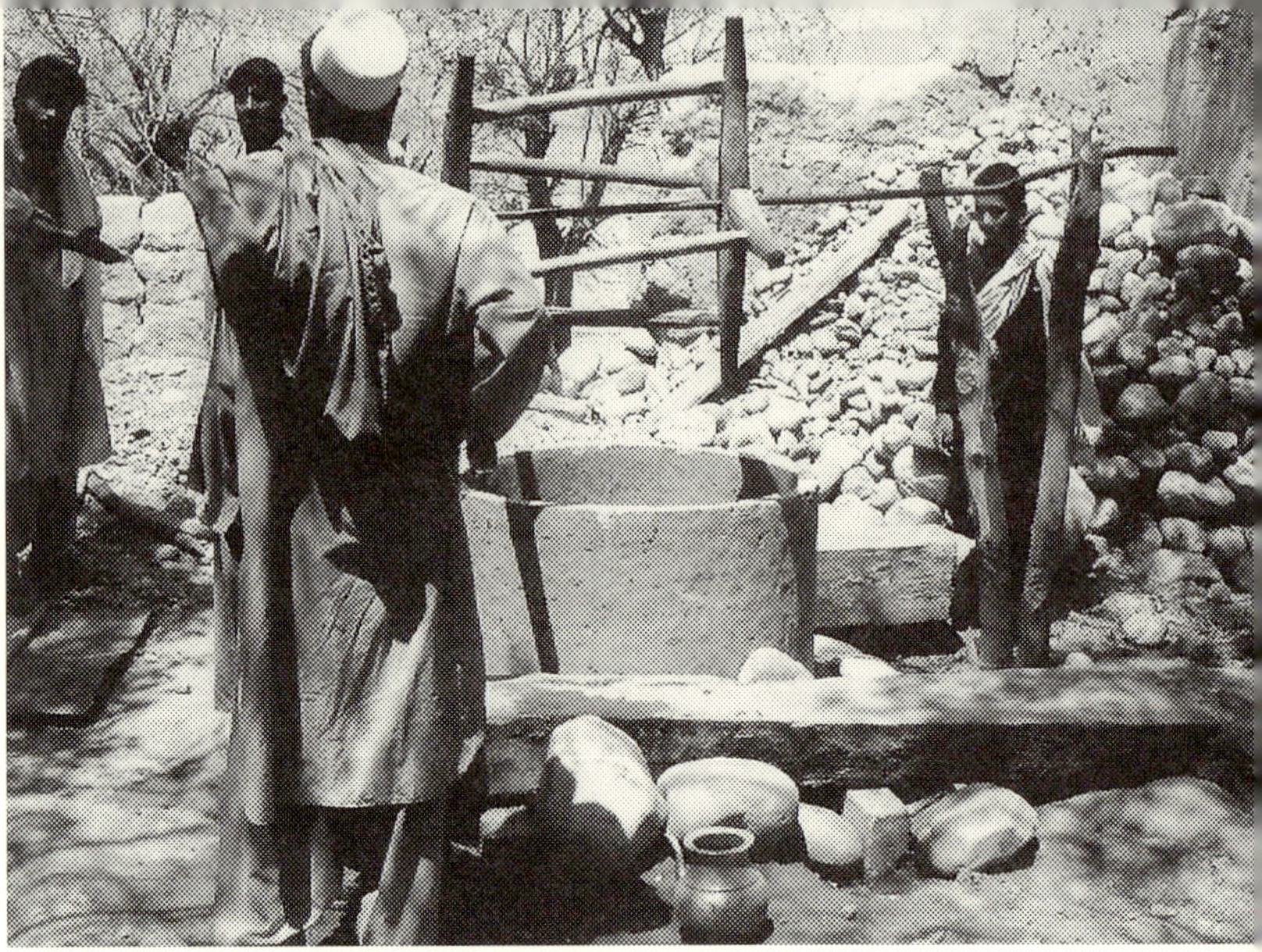

地元の住人も自衛手段で、伝統的な技術で井戸を掘りはじめていた。

を出した。そのうち二つのカレーズは、飲料水のみならず、数ヘクタールの灌漑用水まで確保したのです。あちこちの田畑に水が入ったのです。下流のブリアライ村から望んだとき、アムラ村が砂漠に浮かぶオアシスのごとく姿を現した。

はじめ楽観視していた我々の作業地域以外の土地がほぼ壊滅し、危機的とみて私たちが早めに作業した所だけが生き残った。

もっとも、何もかもが順調に進んだわけではありません。ダラエ・ヌール渓谷の中心、カラヒシャイ村の診療所付近が八月二十日、一時的に反タリバンの北部同盟マスード勢力の手に陥《お》ちたこともあった。八月二十二日、再びタリバン軍事勢力がこれを奪回して上流に押し返しましたが、以後争奪戦がくりかえ

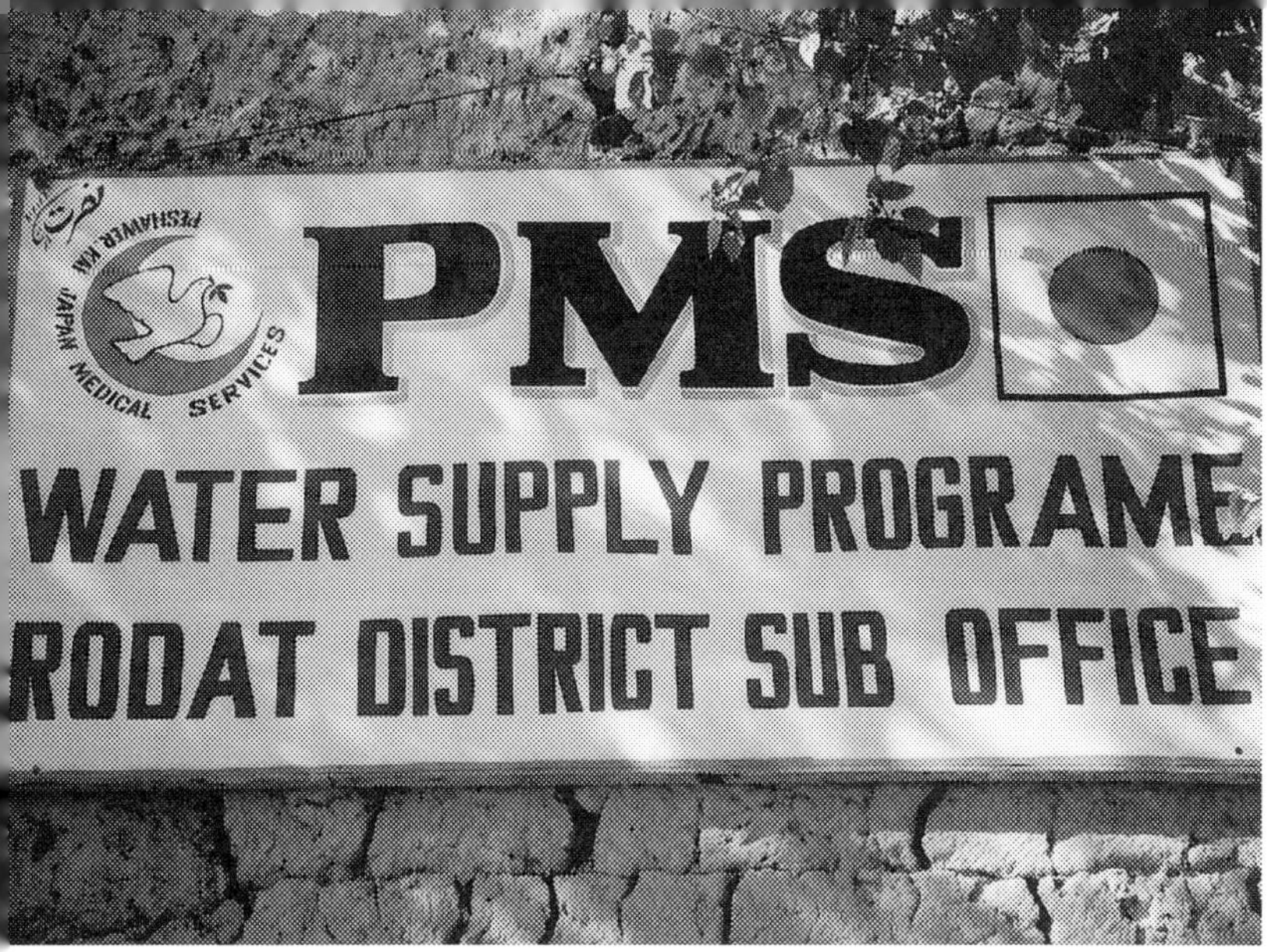

2000年8月　PMSに新たに発足した水計画対策事務所——WSP。

されたのです。そのため、村の住民は一時、難民化していかざるをえない。しかし、人がいなくなってしまっては私たちはお手上げです。せっかく水確保がうまくいき出したのに、なにがマスードだ、とんでもない奴だというのが正直な思いでした。

村民が残っていれば、なんとか打つ手はあった。住民さえいれば、放ってはおかない。残った村民たちは、もはや恐れという感情に蓋をしたかのように砲声の中、黙々と作業に励み、ポンプが水を吐き出すたびに、鍋やバケツを手にした女子供が水場に群がる。その姿には痛々しさを通り越して、生きている人間の太古からの生々しい営みのようなものを見てとれる。訳もなく悲しいけれど、みんなたくましく生きようとしていたのです。

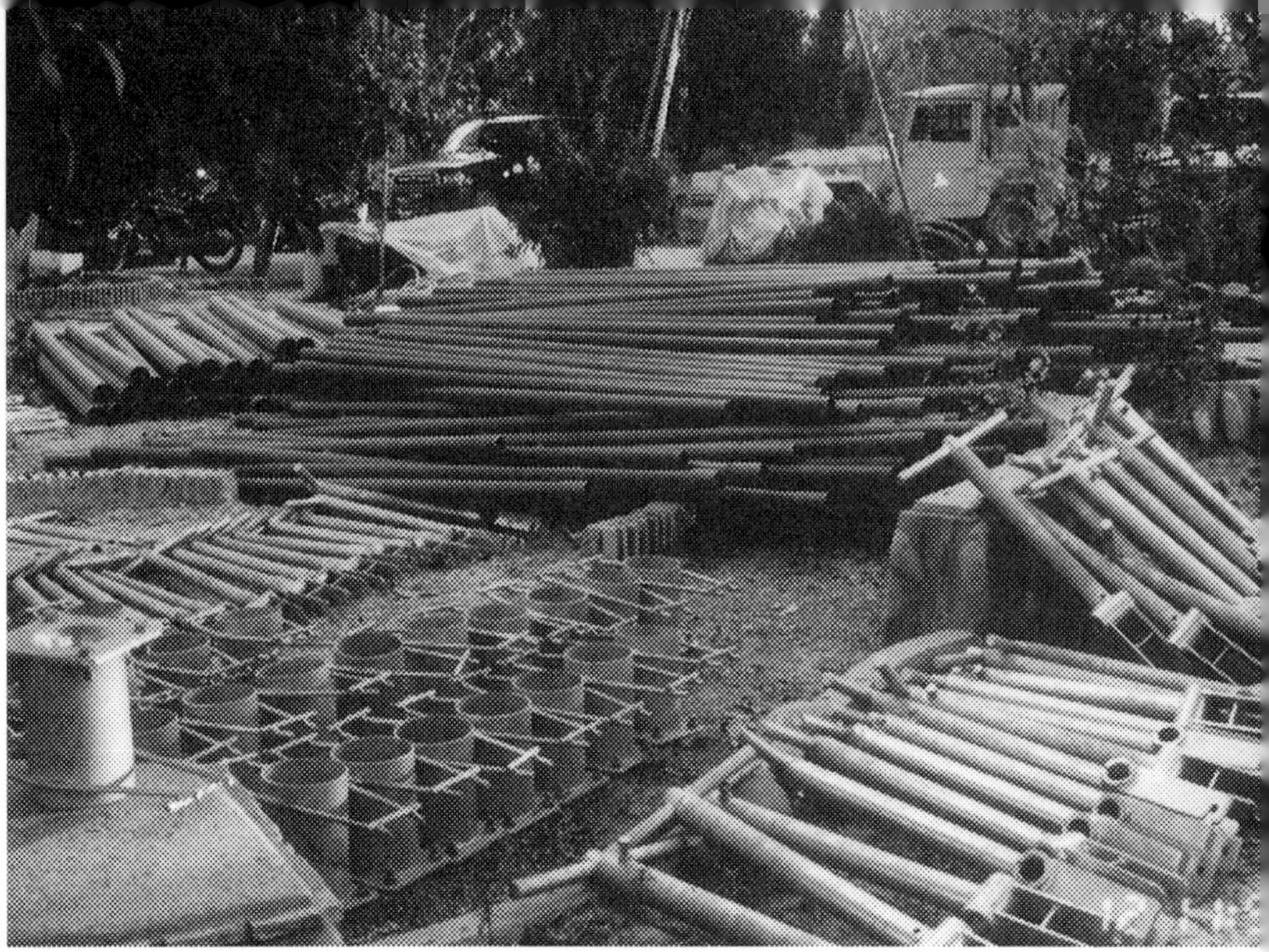

機械式のボーリングよりツルハシとシャベルの方が成果をあげることもしばしば。

考えている暇はない とにかく掘って掘って 一ヵ月で百三十本の井戸から水が

生きるためです。水確保作業は戦闘の砲声を聞きながら続きます。戦火の中でも人々は絶望なんかしないし、暗い顔もしない。不満と不安だらけは欲望水準だけが高いどこかの国での話だけかもしれませんね。

ダラエ・ヌール渓谷でマスード勢力にかき回されていた二〇〇〇年九月十五日、ふと腕時計をのぞくとアフガン時間午後十二時四十五分でした。私の誕生日です。五十四歳にもなって、こんな所でウロウロしている自分は、バカかもしれん。なぜか珍しくそんなことを思ってしまいました。タリバンもマスードも

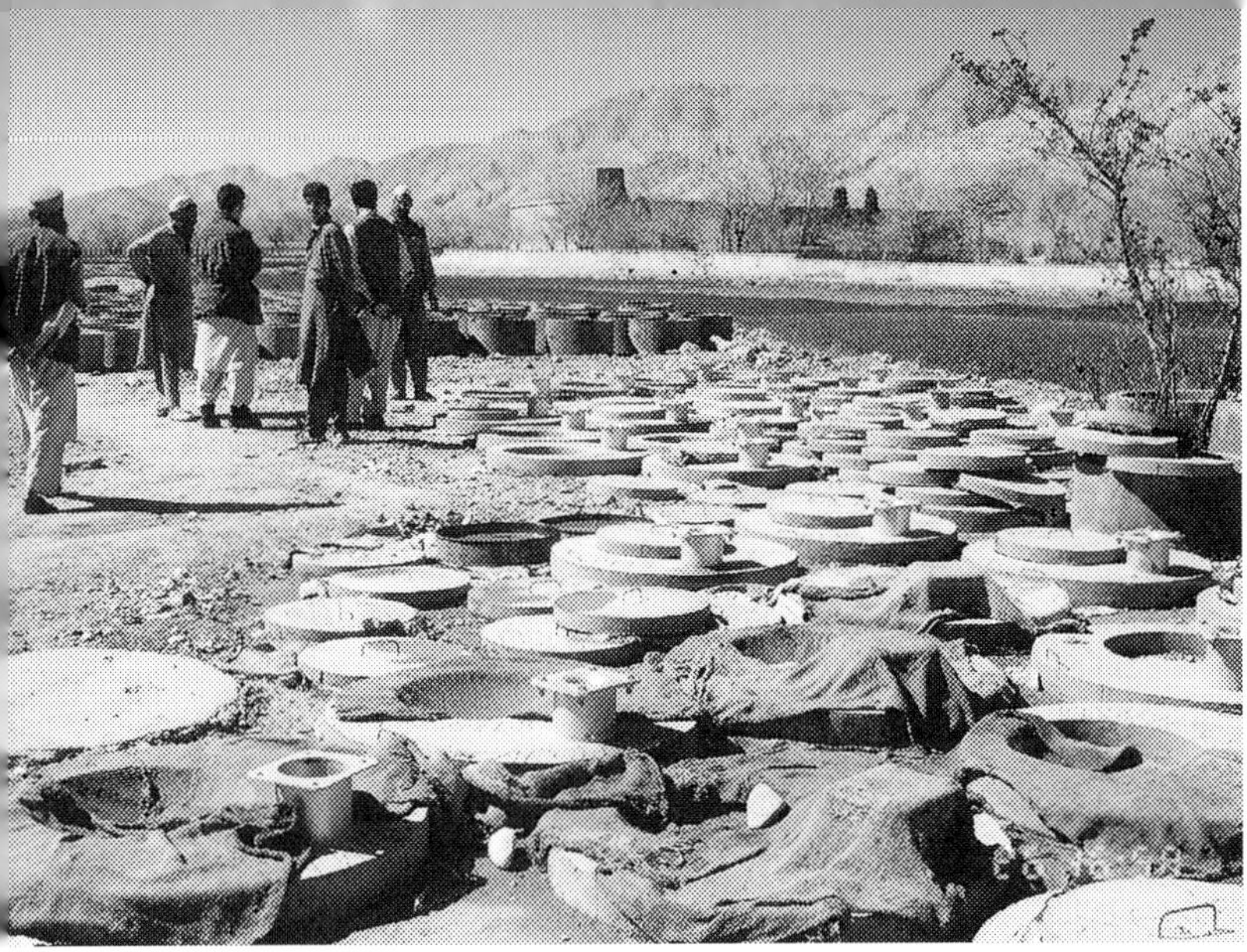

買うより得策と、セメント製の井戸枠も自分たちで生産ラインを確保した。

忙しそうだな。こっちも忙しいんだ。そう思うとバカはバカなりの開き直りがあります。

こうして私たちの井戸掘り活動がはじまったのですが、一方、ジャララバードに単独三週間張りつきで奮闘していた二十七歳、カメラマンで僧侶修行中の青年ワーカーの働きは目を見張るものがありました。人口、面積から言えば、彼が手掛けたニングラハル州ソルフロッド郡の惨状は私が直接入ったダラエ・ヌールに百倍でした。

「ともかく始めろ」という指示で、八月二十日に急遽、孤立無援でスタートを切らせていたのです。九月十三日の時点で、住民を動員して掘り始めた井戸が百十三本、その数はさらに増加していた。冬を前に同郡だけで最低三百本を目指していた。こうなると、かなり

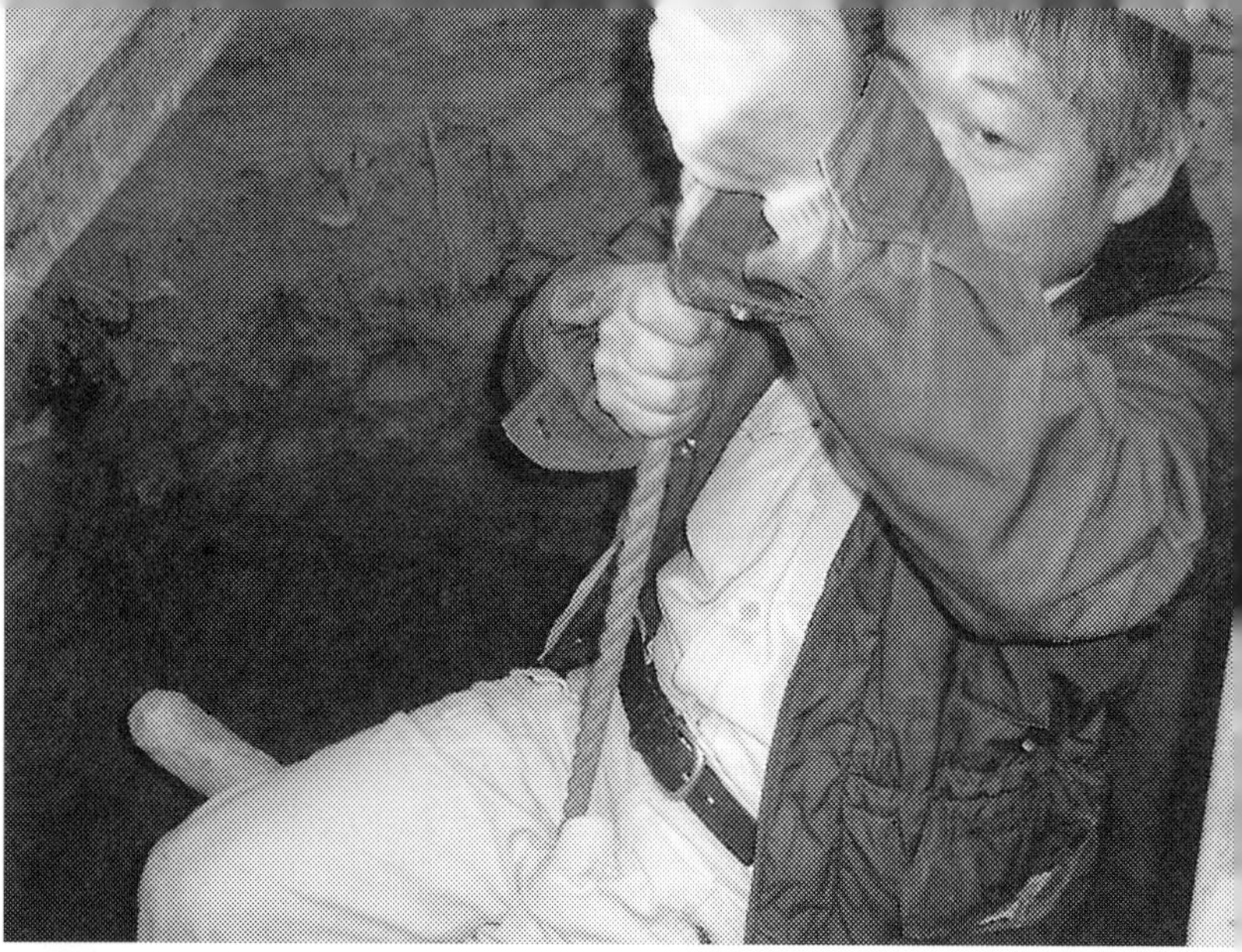
中村医師、みずから井戸へ。中は狭く身動きは相当苦しい。危険な作業である。

の組織化が必要になってきます。単に住民陳情に応じて出かけるだけではなく、十分な調査が必要になります。本当に必要かどうか、一本の井戸を何家族が利用できるか、機材の運搬方法、地元の井戸掘り職人の協力、そして職人・現場労働者約六百名の組織化と管理、機材・器具の調達、他の欧米ＮＧＯとの協力、地方政府との折衝。それだけでも数ヵ月かかるところを、彼は、ごく短期間に膨大な量の仕事をこなしました。

六月以来、住民は自衛策で涸れた井戸を掘っていたのですが、手掘りの場合では水が出てから掘削できるのは、せいぜい一メートルが限界です。掘っては涸れ、掘っては涸れ、水位はどんどん下がっていった。我々はダラエ・ヌールの経験から、強力な排水ポンプを

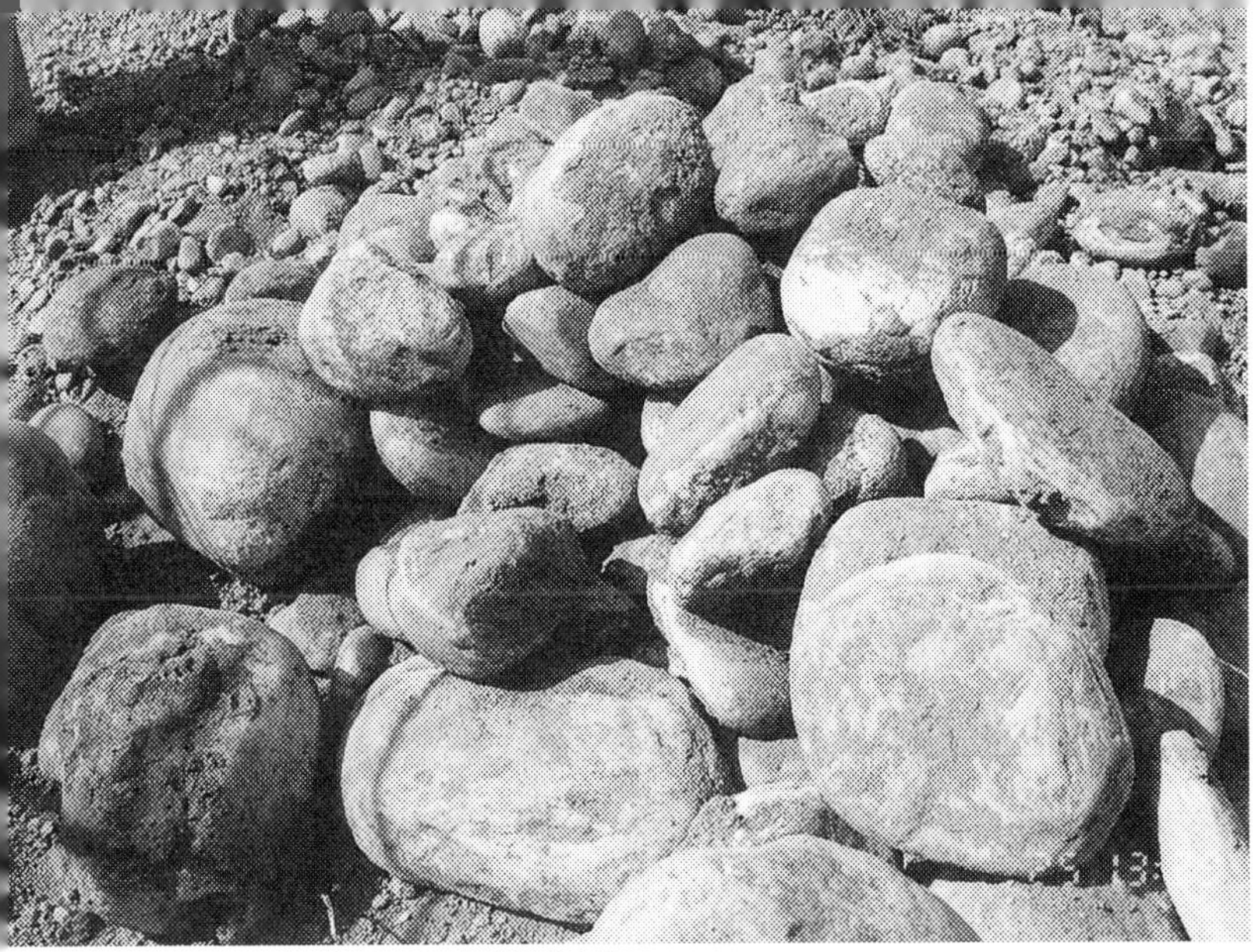
こんな大石がごろごろ出るたびに作業は中断。

使って一時的に水を排除、その間に掘り進み、水面から十メートル前後を確保すれば、数ヵ月間はもつ、その間、ボーリング機械を大量に準備して、次の段階に備えれば間に合うと考えていた。実際、ダラエ・ヌールで、この方法がかなりの実を上げたように一見思えたのです。ところが、ソルフロッド郡では、最初の段階からつまずいた。第一に排水ポンプなどの調達が簡単でなかった。

第二に事情が地形によって全く異なる。たとえば川沿いの場所では、排水後ものの数分で水が湧き出して元の水位に復し、掘削を進める時間を与えない。別の所は砂状の地層で、掘削が可能でも井戸の底がフラスコ状に崩れる。一番困ったのは巨大なごろた石。これが、ごろごろ出てくると作業は止まってしまう。

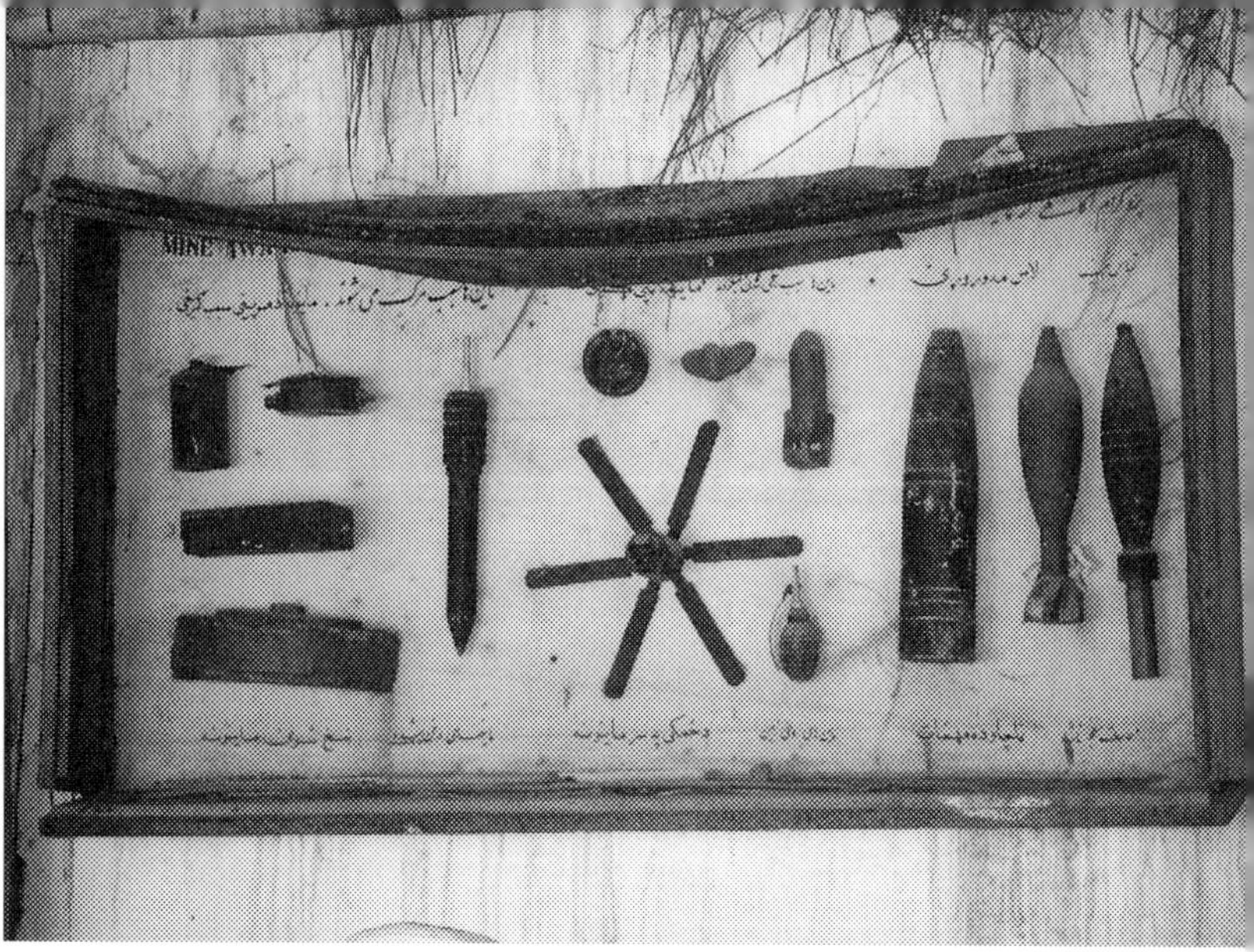

注意を促すために診療所に掛けてある砲弾火薬の収集。地雷だけで30種類もある。

地雷の平和利用
ごろた石を爆破するのは
元ゲリラ兵士

地雷も平和利用できる。というと地雷廃絶に懸命の方々に叱られそうですが、まあ、話を聞いて下さい。ロケット砲も、戦車も私たちは使えるものは使います。

前述のごろた石ですが、庭石程度ならまだいいが、自動車、トラックほどの、ごろたの領分をはるかに超えたものまである。そんな巨大石が出てきては、ボーリング掘削機では全く歯が立たない。

悪いことに、この層に突き当たると、掘っても掘っても、いったい、どこまでこの巨礫層が続くのか分からない。手掘りの最高記録、

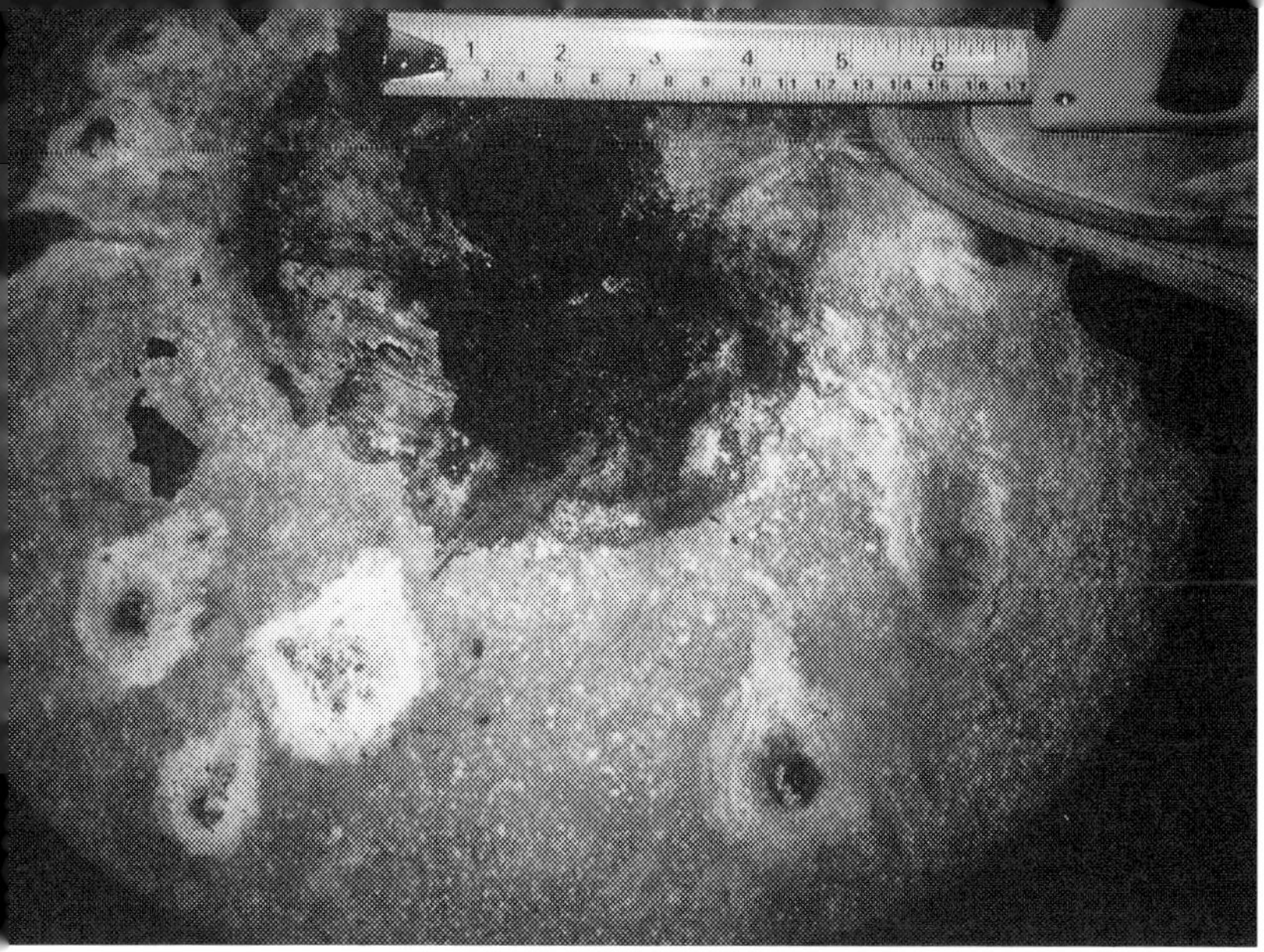

地雷。火薬を取り出してごろた石の爆破に。

深さ五十メートルの井戸があるバラバーグ村に行って驚いた。村は幅三百メートルほどのソルフロッド川の傍らにある。もちろん川床が干上がってしまい、人を小ばかにするように小さな流れやたまり水があり、それを人や家畜が飲んでいた。この川底から見える土手、高さ数十メートルの断崖が、掘削現場の地層を見事に表していました。崖の上から下まで、まるで庭石を積み上げたような巨礫が埋め尽くしている。沢庵石どころか、牡牛の大きさほどの数トンはありそうな巨大なものもあって、息を呑んで立ちすくんだ。並の方法では歯が立たないのです。

ボーリング掘削は筒状の重い鉄塊の先端にビットという刃先をつけて落下させ、重力で削岩しながら掘り進みます。このビットを回

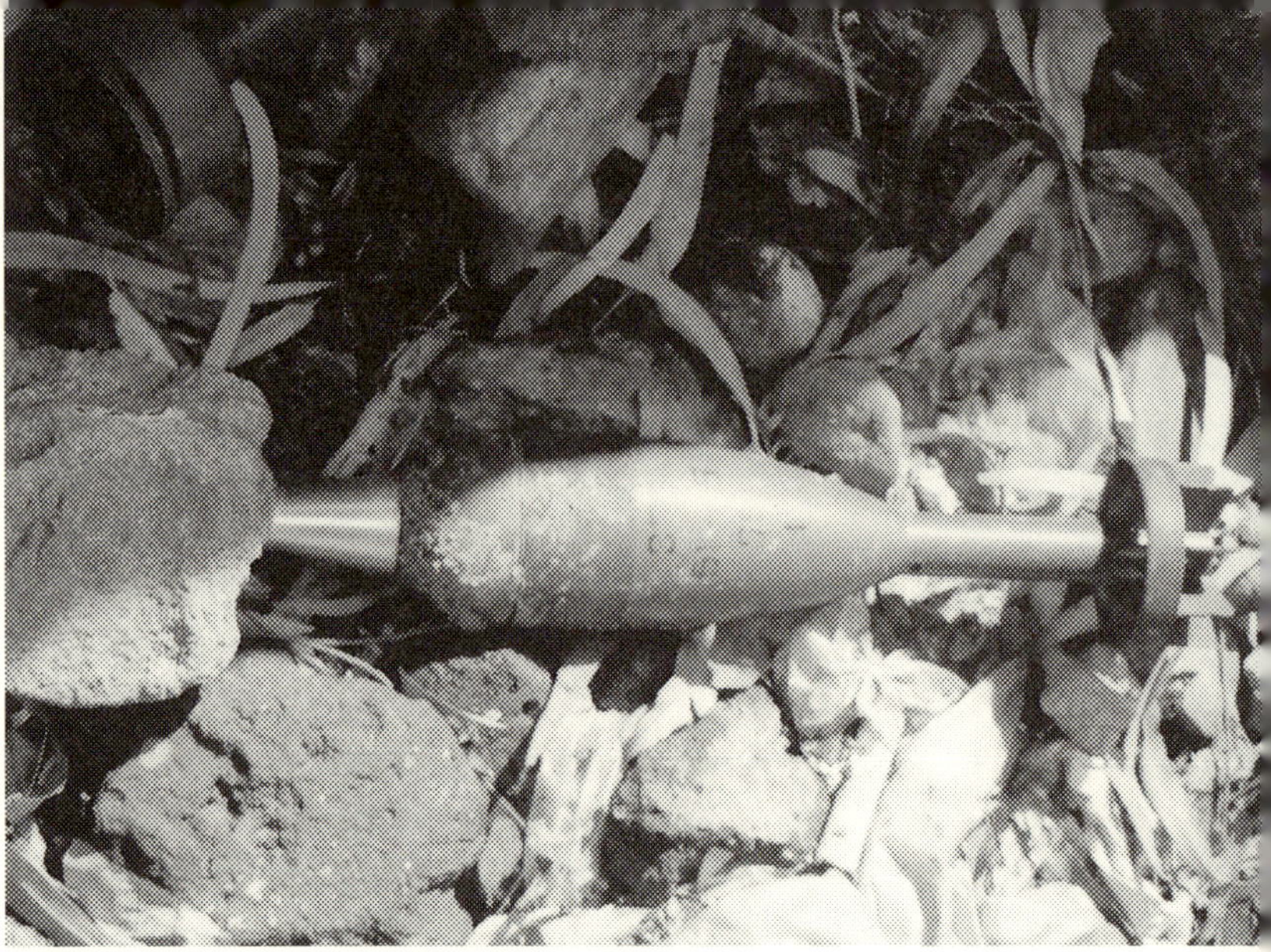

不発のロケット弾。これも火薬だけを利用する。

転するように工夫したものが、ロータリー式です。日本で使われるボーリング機械は、ビットの先にダイヤモンドなどをつけ、ぐりぐりと固い岩盤をくり抜く。粉砕石は特殊な工夫で流水に混ぜて地上に排出する。深さ一キロメートル以上の温泉など、この方法によるらしいが、こんなものは日本では可能でも、法外に高価で莫大な金がかかります。

結局、掘削を阻む最大の障害となる巨礫の処理は、削岩機で石に穴を空け、爆薬で粉砕するしかないのです。つまり、こつこつと一つ一つ処理をしていくしかないわけですね。

この爆破作業に大いに貢献したのは、内戦中ゲリラ兵だった職員です。彼は、十数年前に、現ＰＭＳ副院長のジア医師がパキスタンに亡命する際に、ペシャワールまで送り届け

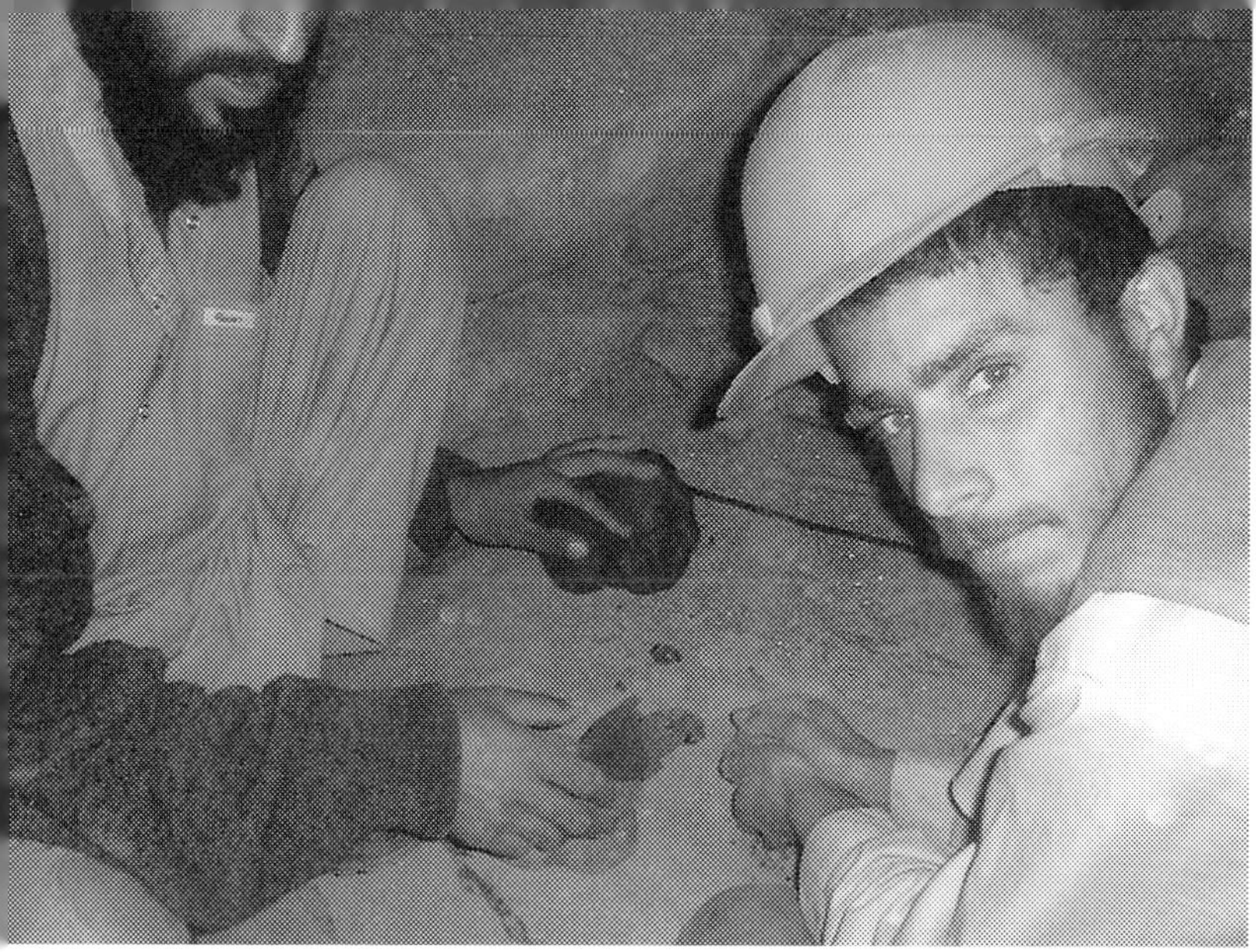

元ゲリラ兵の指揮官。蛇の道はへび、手際よく解体して爆薬だけを取り出す。

たゲリラ指揮者の一人で、たまたま私がソルフロッド郡を視察したとき、コシュカク村で偶然出くわし、意気投合し、喜んで協力してくれるようになったのです。元ゲリラ兵ですから、爆発物の取り扱いには慣れている。その彼が使う火薬の原料は何かというと、これが地雷とロケット砲の不発弾。どういう入手経路か知らないが、必要となると、これらを拾ってきて、上手に穴をあけて火薬をかきだします。この火薬、優秀なんですね。人を殺傷するのも優秀かもしれませんが、石を爆破する平和利用にも大活躍しました。戦車のキャタピラはばらして加工すると強靭で磨耗に強い、いい工具にヘンシン。

こうやって地元総出で、元ゲリラたる百姓たちも、力を合わせて井戸を掘ったのです。

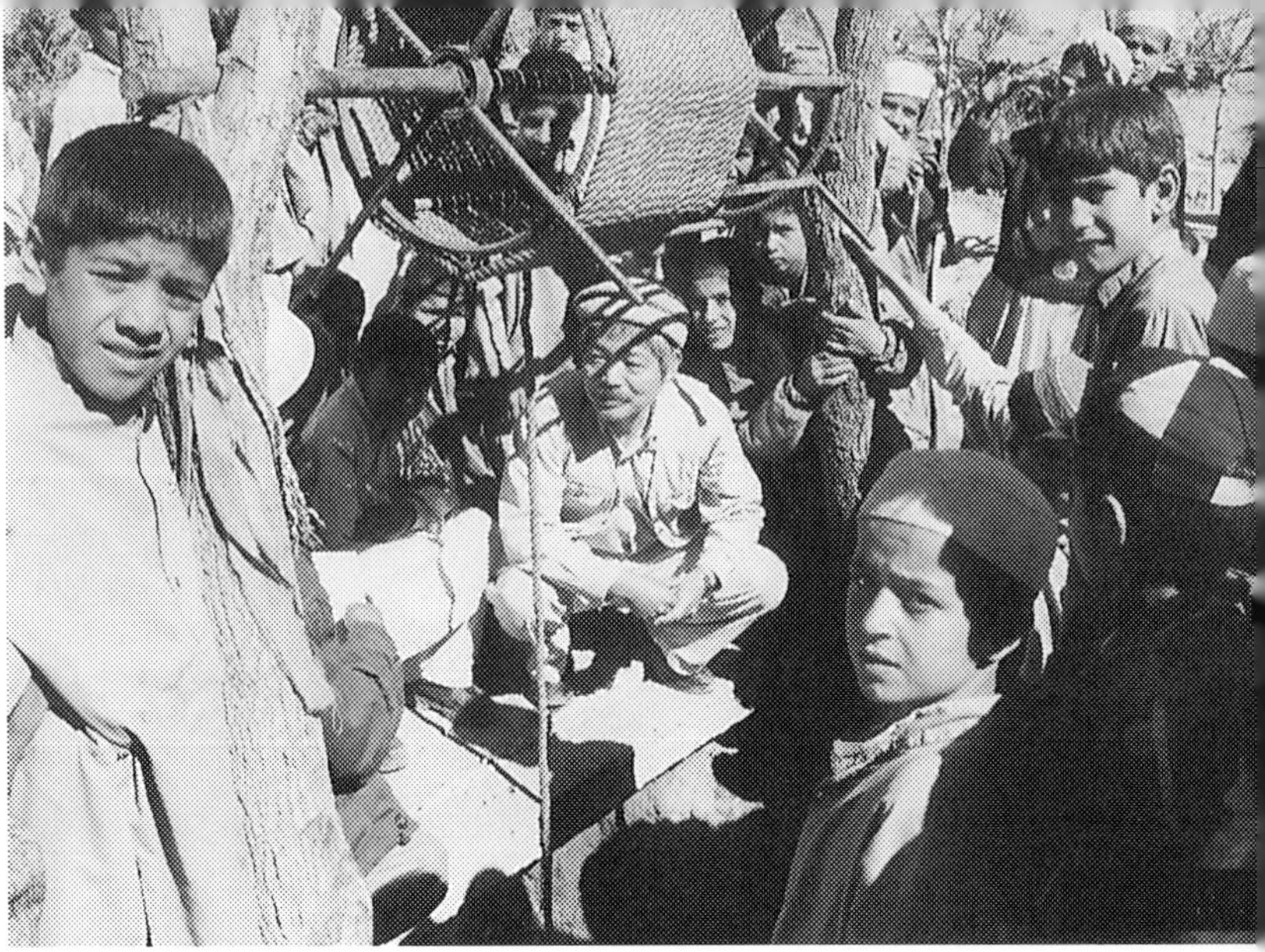
水が出た。子供たちがわっと集まる。

ひとつの井戸で二千人の村人の命と生活が助かる

掘った井戸から水が出ると、これは本当にうれしい。みんなで喜ぶ。今まで泥水をすっていた村に数ヵ所井戸ができただけで、これで何百家族も助かる。一家族、向こうはだいたい十人から百人ぐらいおりますから、この一本の井戸は、これはまさに数千人の命綱なのです。

二〇〇〇年七月三日からのダラエ・ヌール、八月二十日からのソルフロッド郡で、この四ヵ月で四十八ヵ村、約三万家族の二十万人から三十万人が離村を避けられた。たしかに世界の片隅で行われた出来事であったには違い

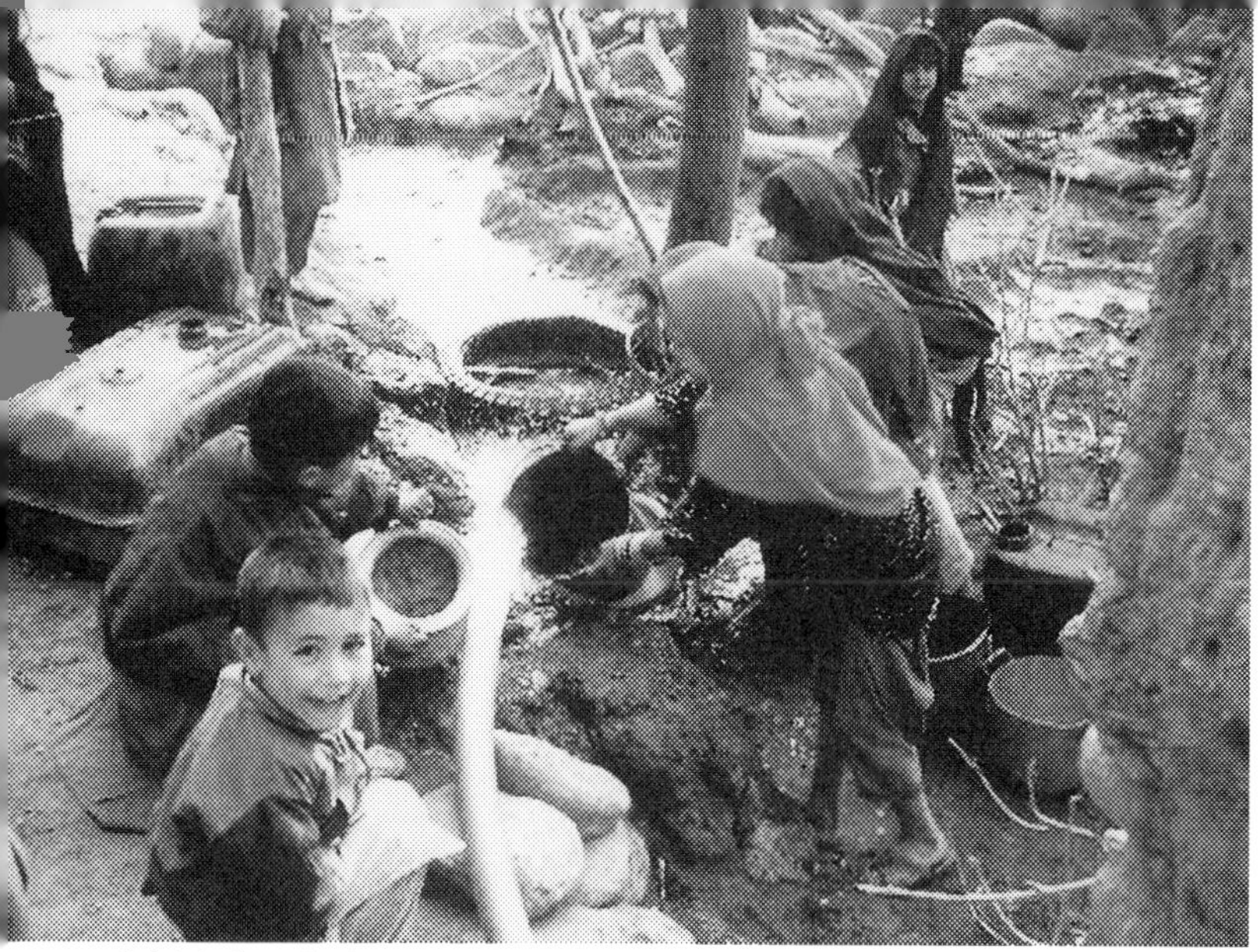
歓声をあげる子供たち。

ない。しかし、私は会の活動の中でも、最大の壮挙だという実感を噛みしめた。

そして現在、二〇〇一年十一月十六日時点で、手がけている井戸が六百六十八ヵ所、そのうち五百二十数ヵ所で水を出して、完成とみなされるのが、四百数十ヵ所。私たちの掘った井戸によって、おびただしい数の人々が難民化せずに助かった。

村を捨てずに自分たちの家におれる、水が飲めるのです。飲み水用の井戸だけでなく、私たちは灌漑用水まで手がけ、そこでも難民化した約一万人以上の人々がまた戻ってきました。砂漠化した地域を再び緑化するという奇跡的なことも起きたのです。彼らの喜びと笑顔は、私たちにとって、これは一つの大きな栄誉に等しいものと思います。

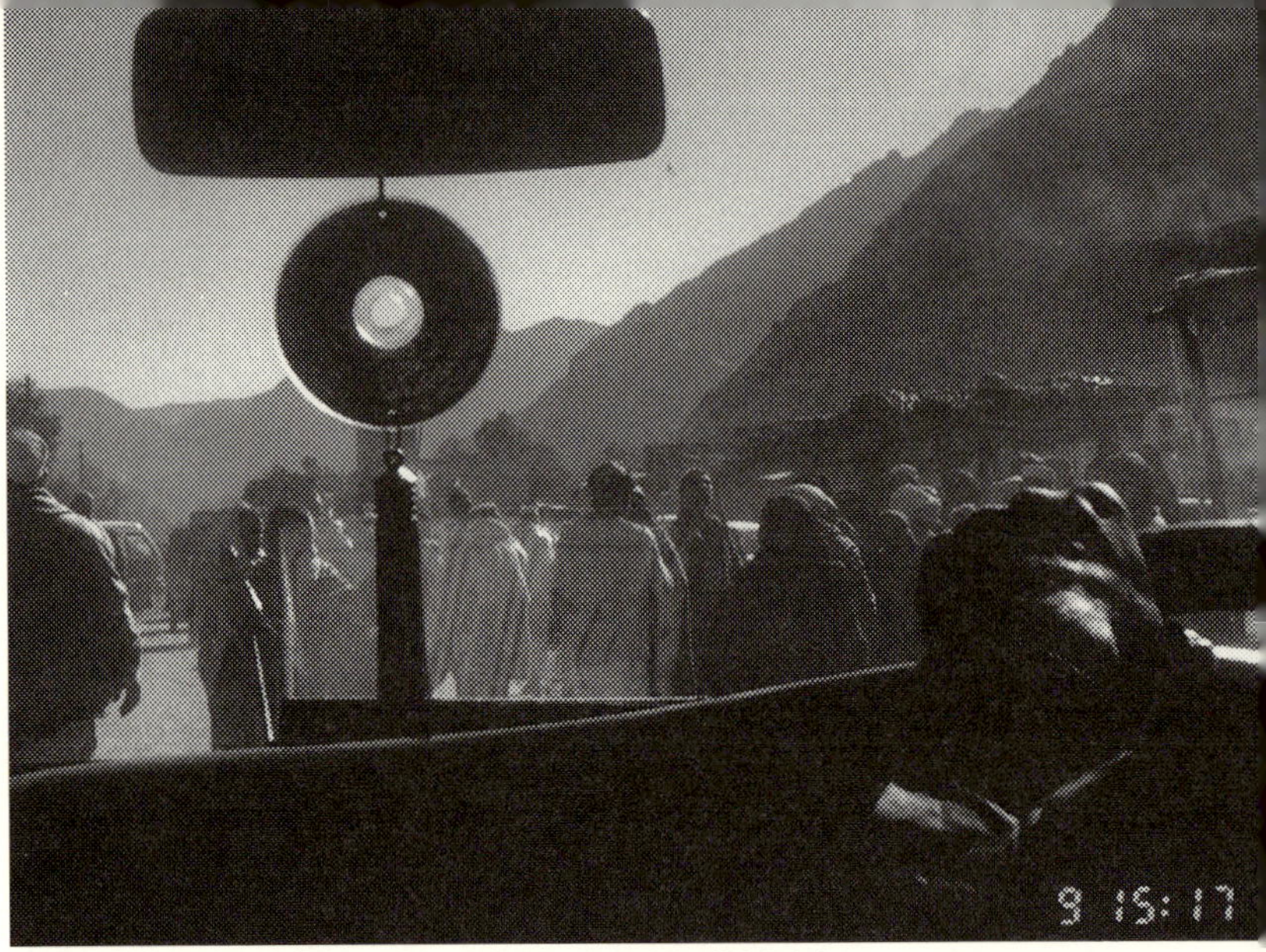

2000年10月　トルハム国境。アフガンを逃れられるのはまだ恵まれた人々。

救援どころか
国連制裁で多くの国際団体が
困窮のアフガンから撤退した

私たちはアフガン大干ばつの中に身を置いて、懸命になって働いていました。国際社会がこれを絶対に放っておかないだろう。餓死者百万人という想像もできないことが実際に起きつつあったわけで、必ず大規模な支援が殺到する。それまで頑張ろうと待っておりましたら、やってきたのは、国際救援ではなくて、二〇〇一年二月の※国連制裁です。

何とあの飢餓状態の中を、食物まで絶とうとした。さすがにこれには地方の国連職員が大反対し制裁項目から外されたが、これによってアフガニスタンは一気に硬化したわけで

※安保理による対タリバン制裁強化

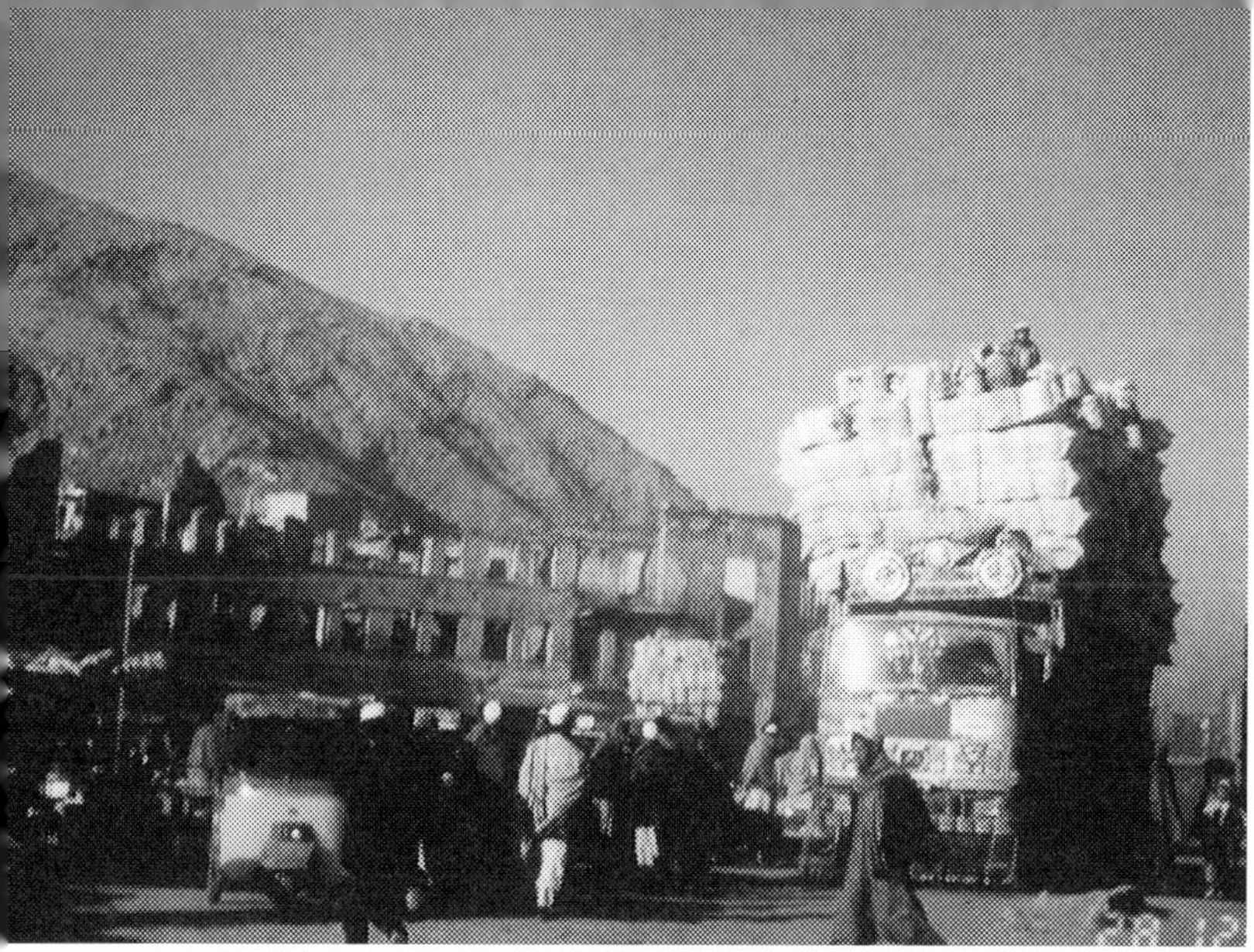

2001年2月　カブール市内のバザール。離村して続々と都市に流入する難民たち。

す。その後は、バーミヤンの仏像破壊などの事件がおきましたが、飢餓の修羅場を目の当たりにしていますと、仏跡がどうだ世界遺産がこうだ、などという状態ではなかった。

ところが、干ばつの惨状は全く日本に伝えられていなかったのです。前年七月に東京のマスコミ外信部に電話を入れても、「もともと、あの辺りは乾燥地帯だから」と関心を示さなかったくらいで、二〇〇一年になっても、同じような状況でした。

欧米の連中にいたっては、次々とアフガニスタンから撤退し、何か意図的ないじめとしか思えなかった。信じられないことに、カブールなどの都市部が、どこもかしこもほとんど無医地区になってしまい、私たち以外に本気で行動するものはいなかった。

だれも行かないところに行く、人がやりたがらないことをやるこれが基本方針です

二〇〇一年三月、ペシャワール会は首都カブールに急遽、五ヵ所の診療所を新しくつくりました。国連機関をふくむ諸外国の援助団体のいっせい撤退という信じられない行為への緊急措置でした。首都が無医地区になっては、カブール市民は病気にもなれません。私たちとしては、「だれもやらないなら、じゃ、私たちがやろう」ということです。カブールの市民といっても、元からいた富裕層の市民の多くは外国、またはペシャワールに逃げてしまっていない。ほとんどが、干ばつ被害から離村してきた避難民たちです。

難民よりも貧乏な市民が急増していたのです。難民になるにもカネがいります。国境を越えるためにパキスタン人やイラン人にカネを支払わなければならないし、運んでもらう費用もかかる。難民にもなれない人たちが、続々とカブール目指して、上洛してきていたのです。ということで、急遽無料診療所をカブール市内にオープンさせた。

皆がわっと行くところならば行かない。だれかが行くところは、だれかにまかせておけばいい。それよりだれもが行きたがらないところ、だれもがやりたがらないことをする。これが私たちの一貫した基本方針です。

振り返れば、会も時の流れの中で、着実に事業を拡大してきましたが、この基本方針にはいささかのゆるぎもなかったと思います。

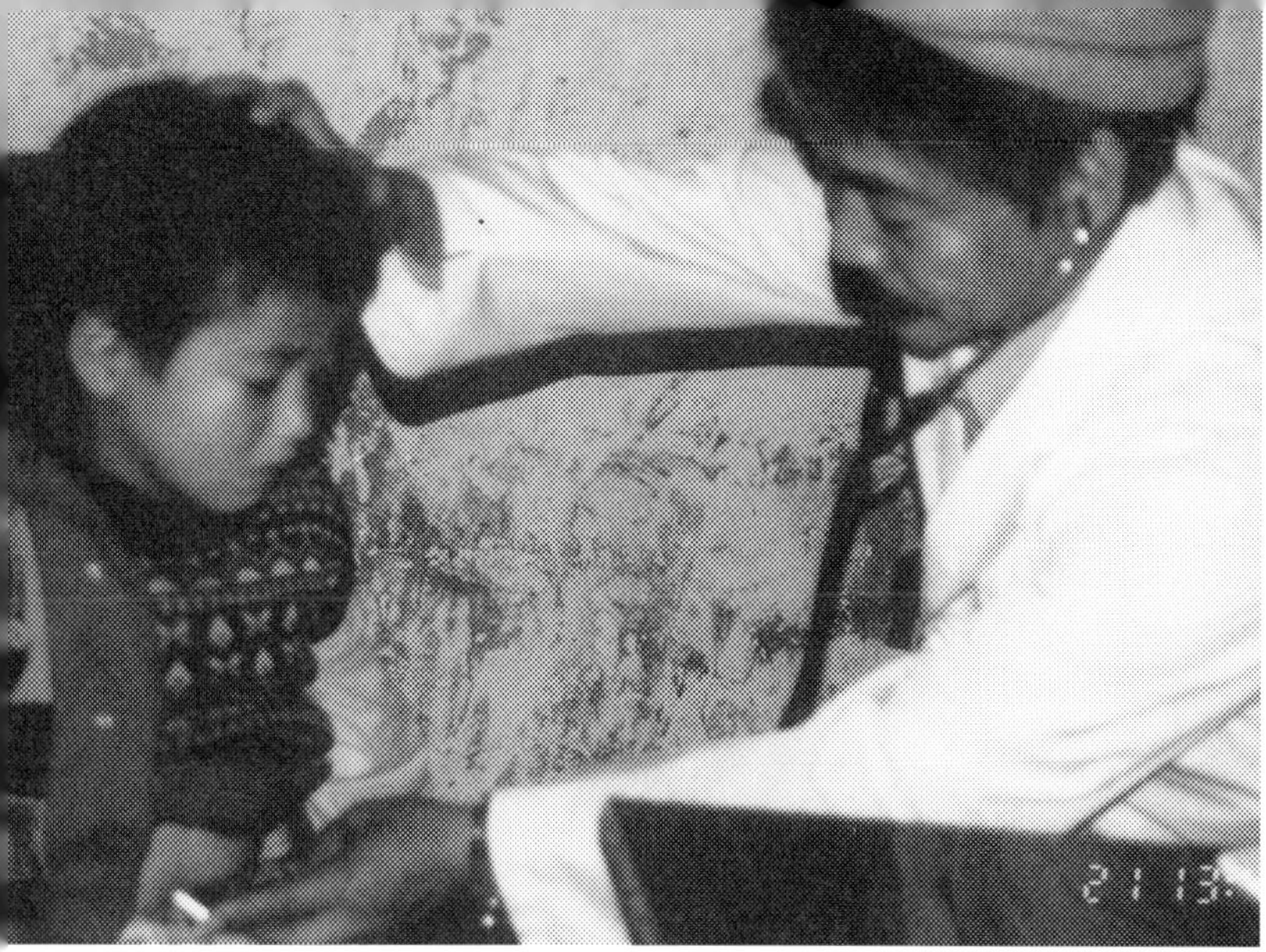

2001年3月　カブールの診療所にて。

ペシャワール会は一九八三年四月に準備委員会がつくられ、正式に発足したのは一九八三年九月でした。

会が急成長した一九八〇年代後半は、日本の国際化が叫ばれはじめ、全国的規模で大小の「国際交流団体」が雨後のタケノコのように生まれ、「国際○○」の催しものが盛んとなり、ＮＧＯ（民間援助団体）という言葉が定着していった頃でした。まあ、これは海外旅行の増加と比例する話ではありますね。

ペシャワール会は、この国際化の波に乗って成長してきた、のではないんです。むしろこの時流に抗して、独自の活動を築き上げてきた。会員の多くは時流に乗るのが不器用で、「ボランティア」だの、「国際化」だのとは縁遠い人たちが多かった。

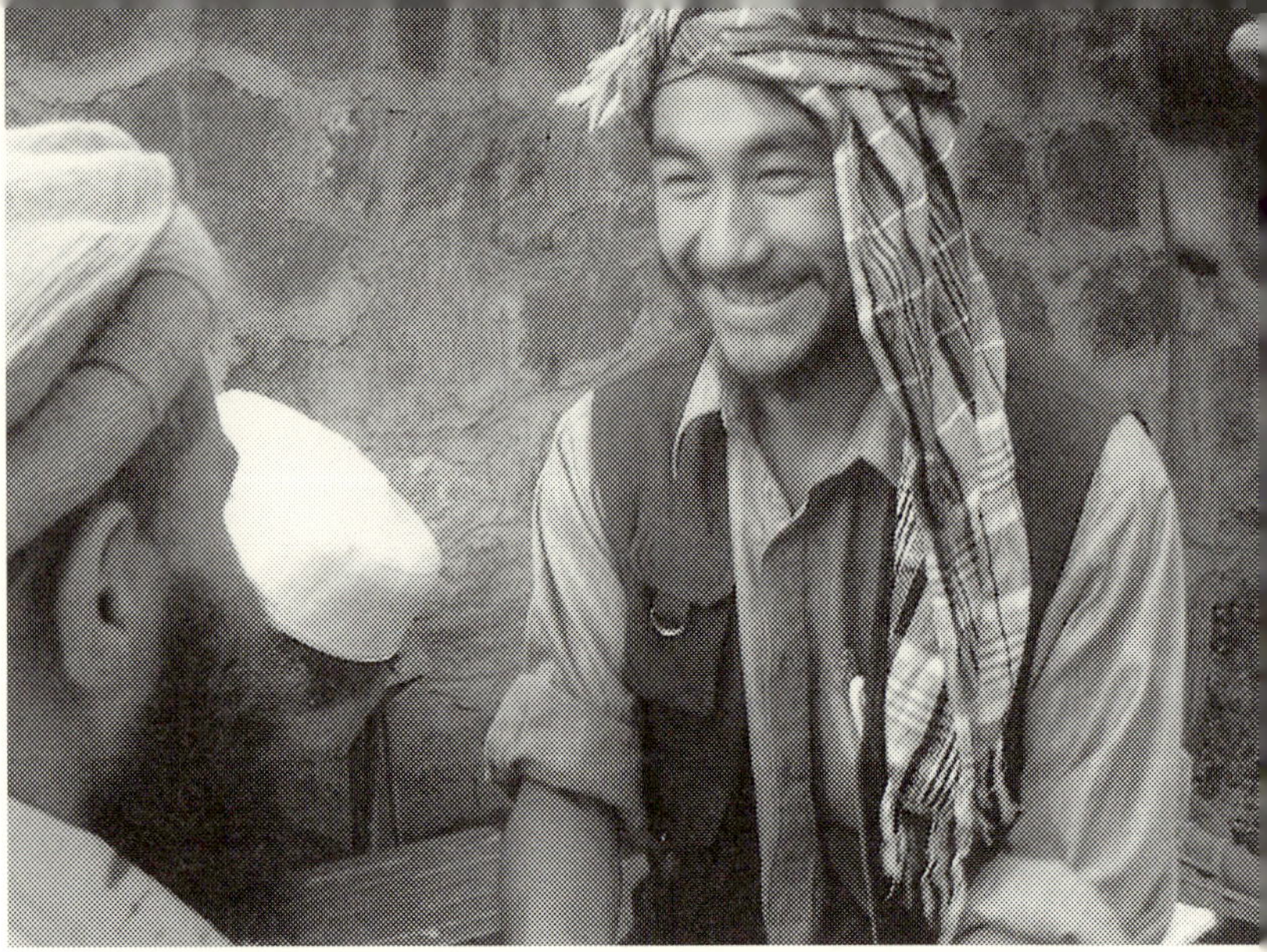
逞しく日焼けしている日本人スタッフ。

かくいう私自身も、これまた愚鈍の見本のようで、「失われてゆく日本の風物」を惜しむ、保守的人種に属します。
もともとペシャワールに行くハメになったのが蝶や山が好きだったからで、遊びがのっぴきならぬ事態に次々と遭遇し、足が抜けなくなったまでのことです。「エーイ、こうなったら行けるところまで行け。いまさら現地を見捨てて逃げれるものか」と言ったほうが事実に近い。「先生をそこまで駆り立てるものは何ですか」「やむにやまれぬ大和魂ですたい」「はぐらかさないでくださいよ」「それで納得されなければ、縁とでも申しましょうか」などと、こんな問答を数えきれないくらいしてきましたが、じつは「はぐらかし」ではなく、本当なのです。

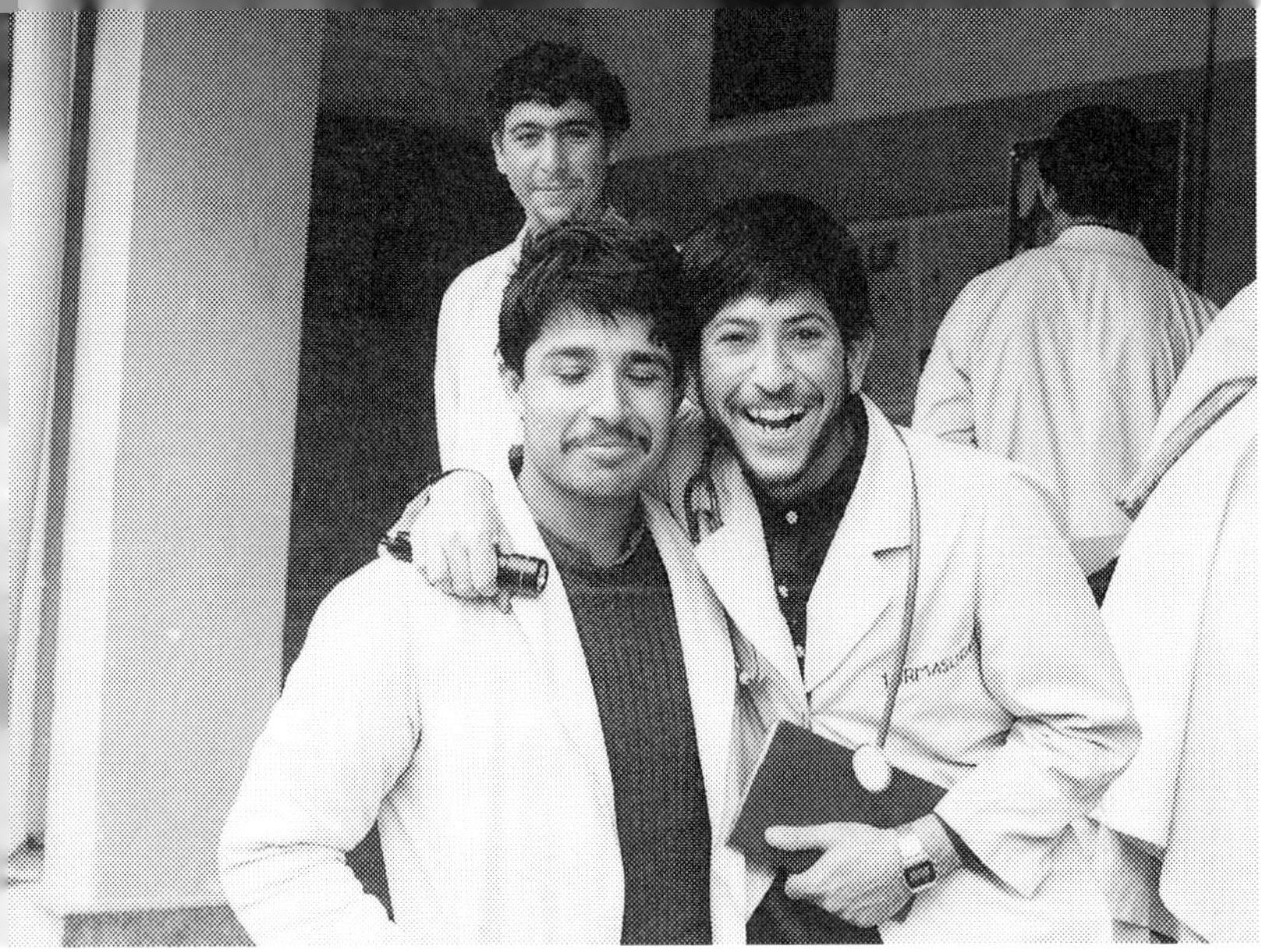

現地医療ワーカー、スタッフたち。

ご縁、と言うと皆さん笑いますが、「縁がありましたら」を現地語に訳せば「インシャ・アッラー（神の御意志ならば）」に近い。天の摂理の赴くところ我ここにあり、ということです。多くの出会いが私たちを動かします。私たちが意図して何か成ることは案外少ない。「人の意志」とか「やる気」だとかを無闇やたらに強調しても、どうなるものでもないのです。

福岡本部で発行している「ペシャワール会報」の二〇〇一年十月十七日号に現地の看護部長が寄せたレポートにこんな一文がありました。

なぜ私たちの活動がアフガニスタンで受けいれられたのかを考えてみた。私が出した結論は「ジャイサデース、ワイサベース」だった。日本人ワーカーがペシ

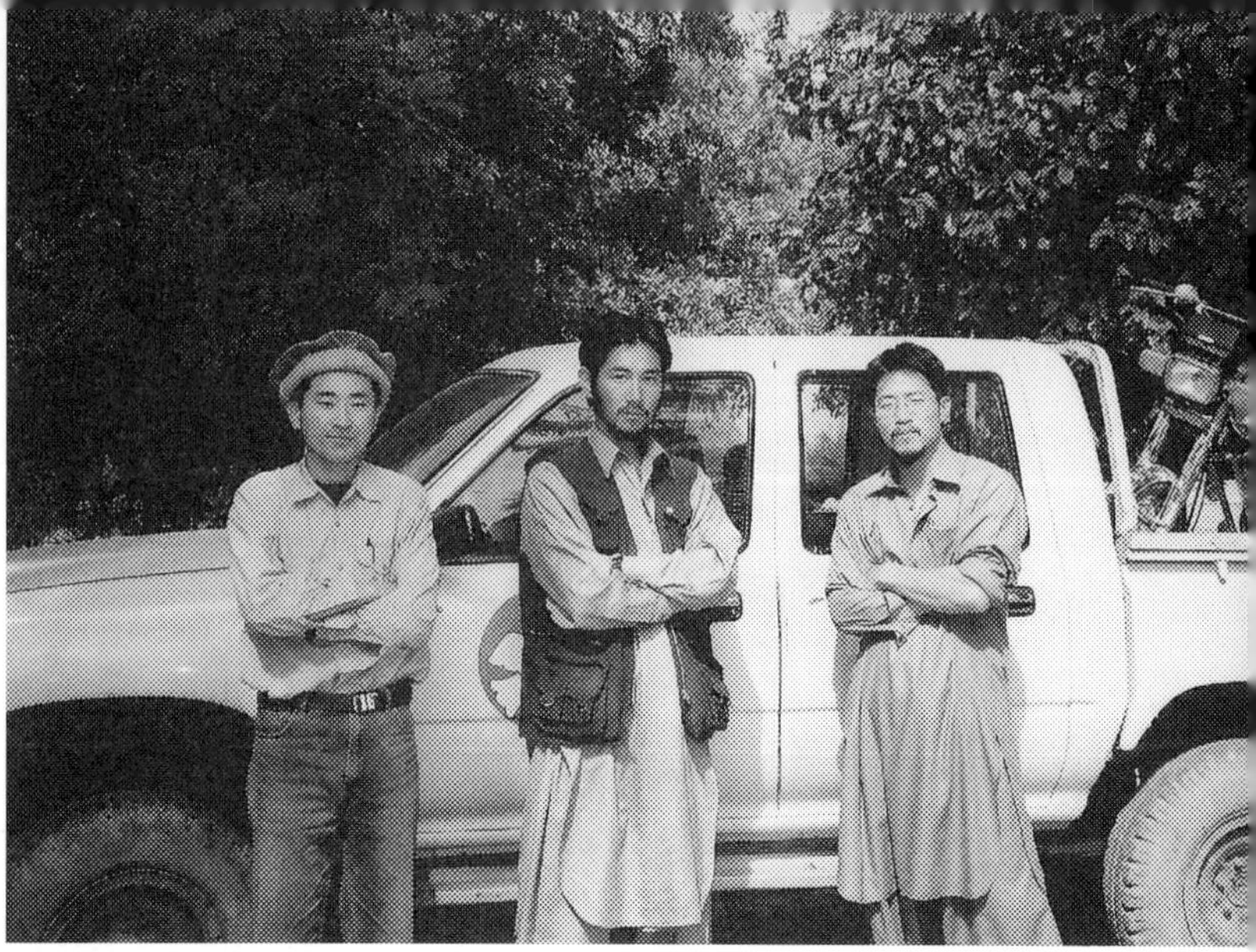

たのもしい日本人スタッフ。

ャワールで働くようになると必ず中村医師のウルドゥ語教室に参加する。その際使う、先生自作のテキストの中にあるウルドゥ語の一文章である。「お国にはお国の慣わし」その後に「お互いに理解しあうのには時間がかかるがゆっくりゆっくり分かってくるでしょう」と続く。

さらに同じ会報に現地ダラエ・ヌール責任者もこんな文章を寄せている。

私がダラエ・ヌールでの仕事を始めた頃、一人の長老に言われました。「私たちは十年以上もあなたたち日本人の活動を見てきました。だから私たちは知っています。あなたたちは絶対に逃げない。色々な事があったけど今までずっとダラ

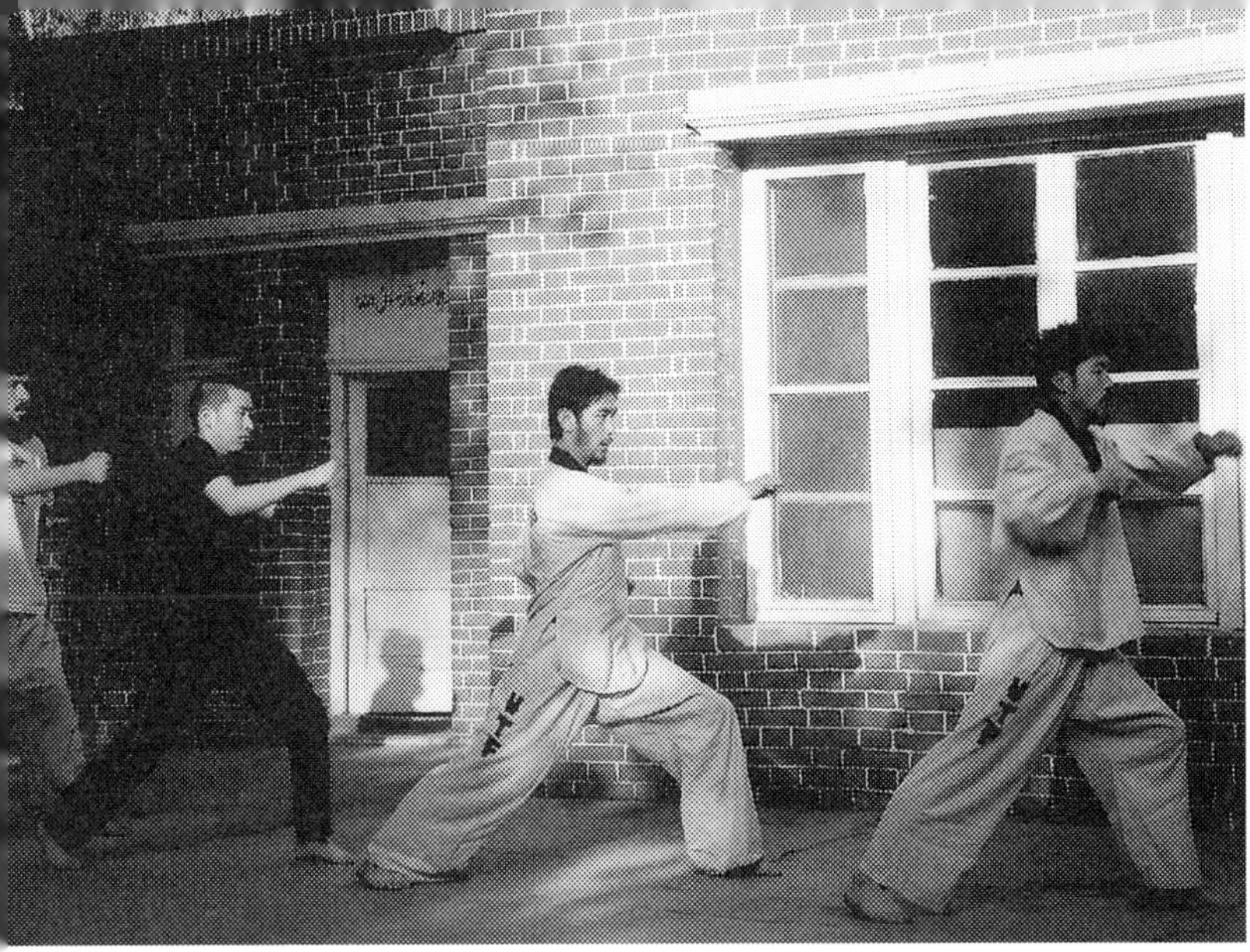

空手ではじまる診療所の朝。闘う平和主義。

エ・ヌールで活動している。私たちはあなたたち日本人だけは信じる事ができるんです」。日本から八千キロも離れた小さな渓谷で、我々の事を心から信頼してくれる人々がいます。

そうです、私たちを支えてくれたのは、国際協力や国際化の時流ではない。泥くさい義理人情や素朴な共感というほうが近い。もっともらしい理念で結束しているわけでもありません。先にも言いましたが、もともと論客などは平和時の産物で、いざというときには前線にはいない。

私たちを支えてきたのは、理屈ぬきの情愛とまごころ。そうして、血の濃さに匹敵する絆が生まれてくるのでしょう。

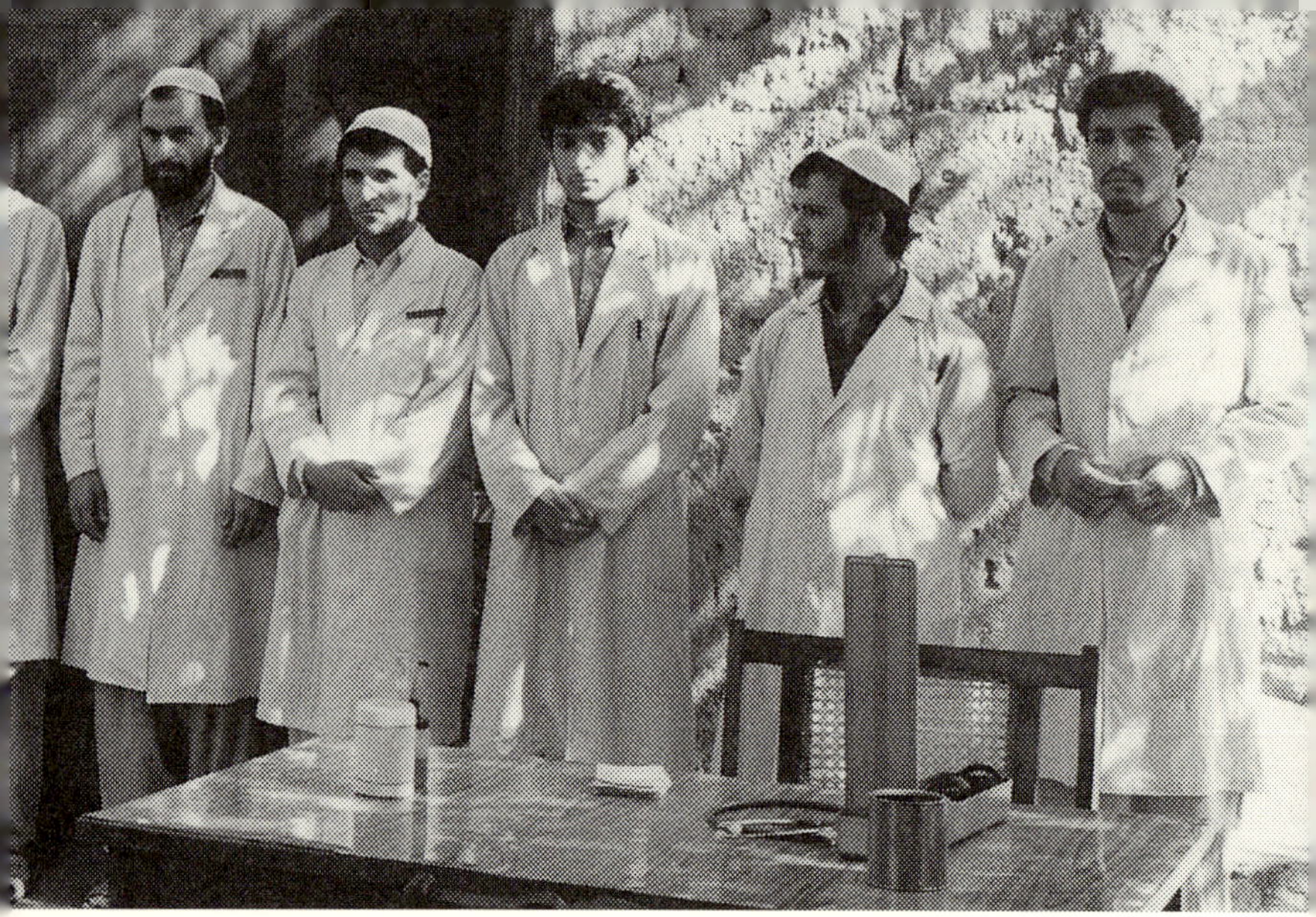

国境を超え、文化を超え、共有できるものを求めて

朝八時、全職員を集めた朝礼で一日がはじまります。パキスタン北西部の街、ペシャワールにある、ペシャワール会ジャパン医療サービス、通称ＰＭＳの基地病院では、パキスタン人、アフガン人、日本人などが民族や部族の違いを超えて働いています。

氏素性はばらばらですが、現地ペシャワール会は万年貧乏団体ですから職員の給与も低く、カネで釣られやすい者の選別は容易です。私たちの現地活動に参加することで、多額の報酬は期待できない。

ですから、途中で逃げ出し、お金儲けに邁進する者もいるし、失敗して、また舞い戻っ

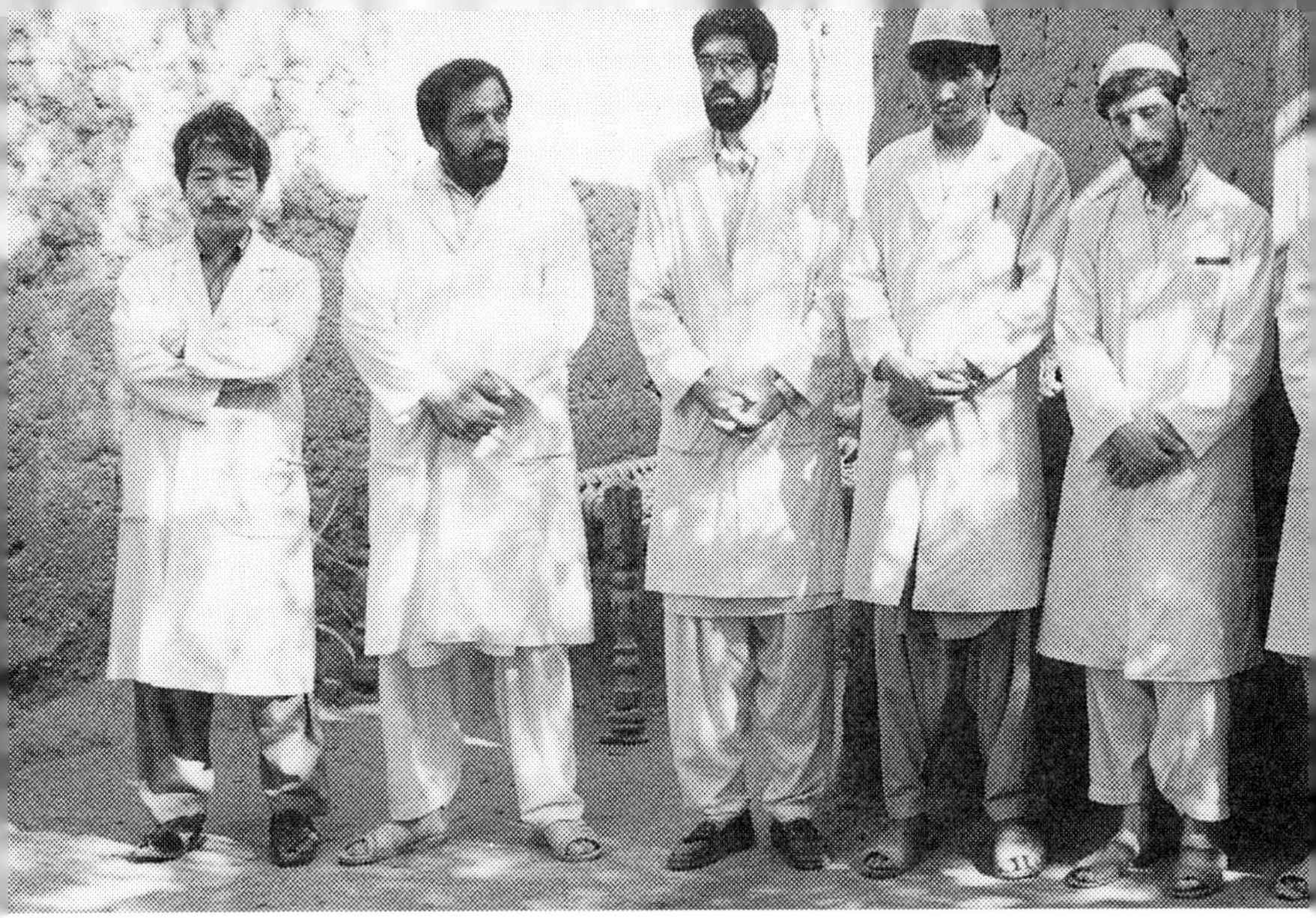

医療チームのメンバーが勢揃い。ゼロから臨床訓練をはじめたスタッフも多い。

て来る者もいます。現地医師の某もやはりカネが欲しくて出て行った。しかし熱病で倒れ、死期をさとったのか、「ドクター、私が間違っていました」と衰弱しきって心からの謝罪にやってきた。懸命に治療したところ、完治してしまい、また逃げました。

人模様はさまざまです。ペシャワール会には、農民も主婦も公務員も社長も労働組合員も、牧師、住職もいます。政治関係では保守も革新もいる。現地基地病院には元マスード配下兵士も元タリバンも働いているのです。

こんな雑多な人々の集まりを束ねて活動がつづくのは何故でしょう。思想、宗教や民族のちがい、個々人の性格、社会的立場を超えて、どんな人でも共有できる「人間の事実」に訴えるものがあるからでしょうか。

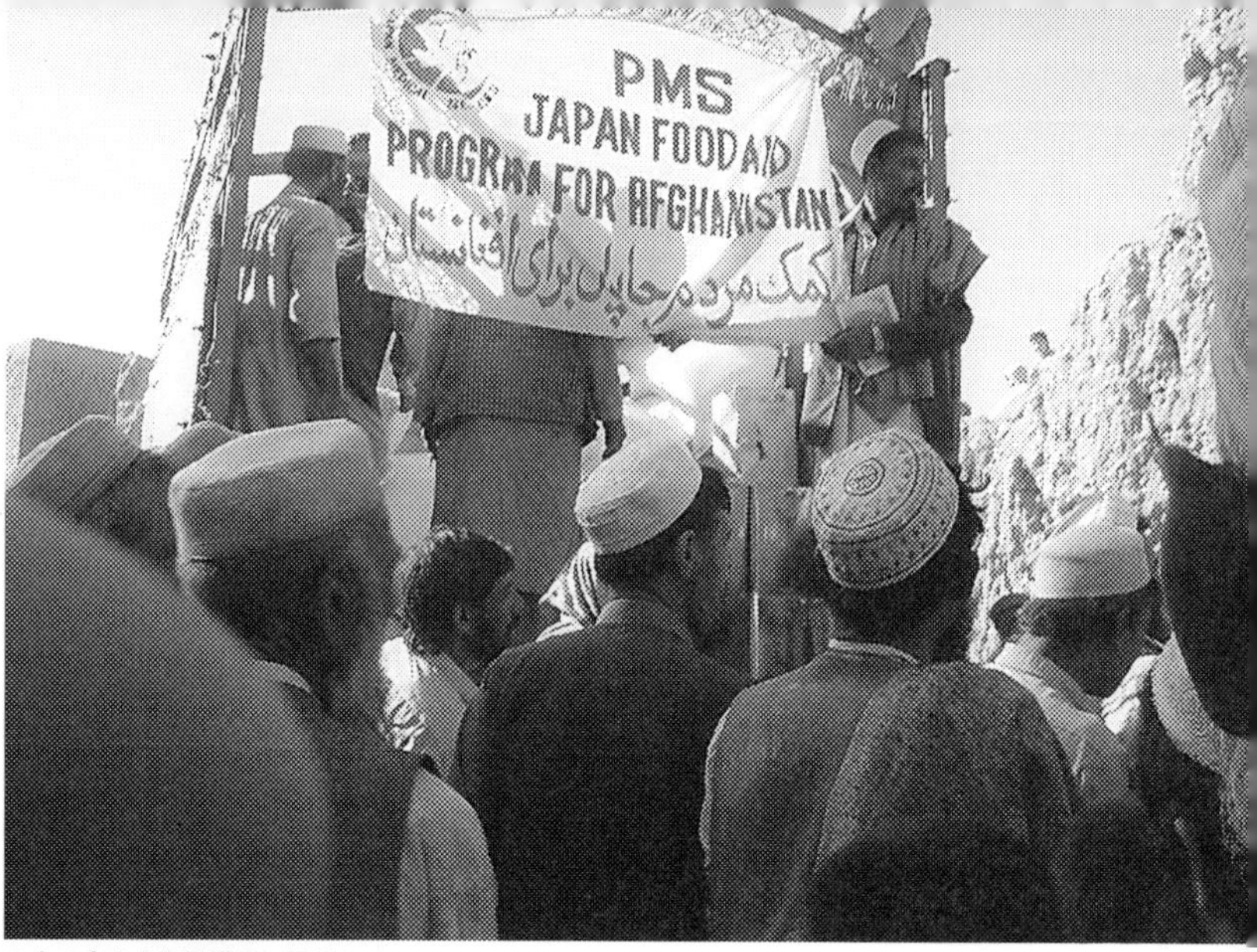

日本の良心を旗幟鮮明に届ける。

アフガン空爆下で
一千トンの小麦を配給
餓死寸前十万人の命を繋いだ

空爆の最中は何をしていたのですか、怖いでしょうね、とよく聞かれます。もちろん怖くないことはないが、餓死寸前の人たちに爆撃を加えるとは、とんでもないことをしやがる、という憤りは当然湧いてきます。でも、落ちてくる爆弾にやめろと叫んでも落ちてくるものは落ちてくる。

で、とりあえず、すべてをはたいても住民たちの命を守るべきだと思った。私たちは普段から人々の間にとけこんでやってきましたから、事実上水面下でアフガニスタン東部を

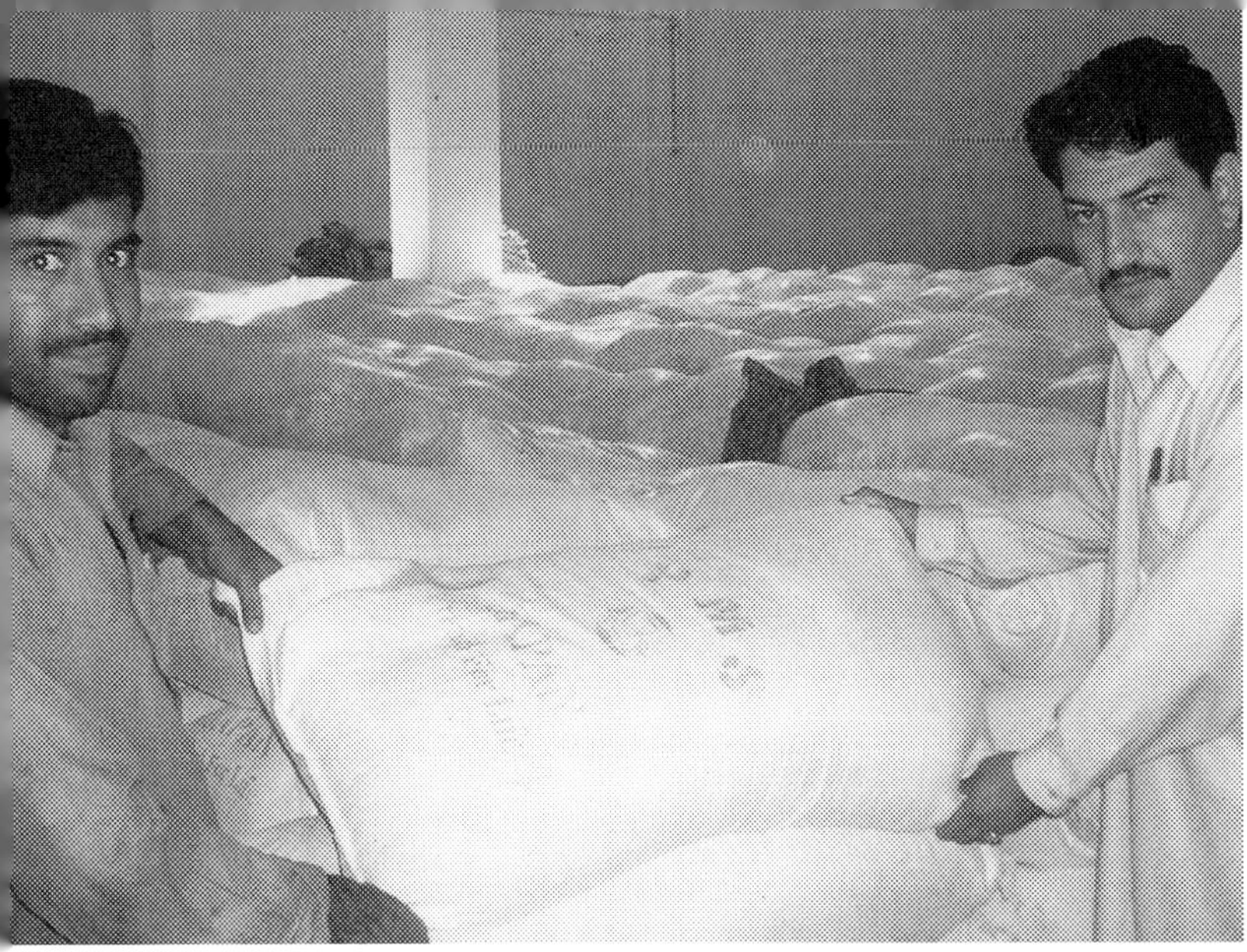
空爆の中を命がけで食糧を配る。

駆け回るのは自由自在だった。

　ともかくお金がある限り、飢餓を救うためなら、できることは全部やりまくれという指示を出した。

　私は九月九日までカブールにいて十日にペシャワールに戻っていましたが、翌日になって、ニューヨークで大きな事件※があって、アフガニスタンがやられるらしいという話が伝わってきました。その後は、皆さん、ラジオ、新聞、テレビでご存知のように、アフガニスタンへの爆撃となったわけです。

　これでおそらくカブール市民の約一割、十数万人が生きて冬を越せないだろうと。ともかく難民を出さない努力が先であるということで、十月の初めから、「アフガンいのちの基金」への募金を呼びかけ、カブールの被災地、

※二〇〇一年のアメリカ同時多発テロ

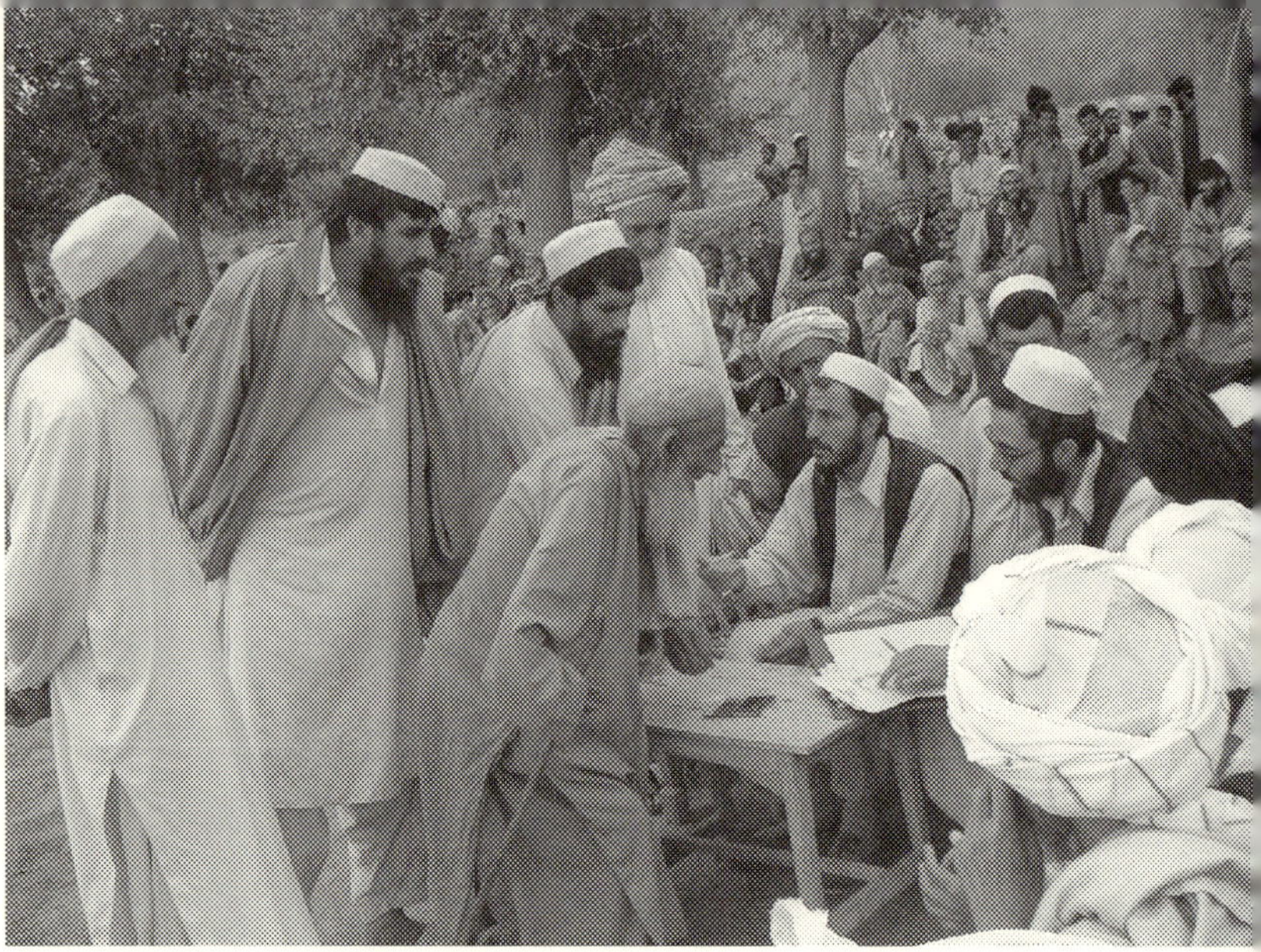
いま、空爆と飢餓に苦しむ避難民は100万人といわれる。

およびジャララバード地域の、爆撃被災地に小麦を届ける事業を開始いたしました。

写真はジャララバードです。トラックの荷台に「PMS　JAPAN」と書いてありますが、旗を見せろと言われずとも、私たちは「JAPAN」と明記して日本人の良心を届けます。

ジャララバードへの爆撃の被災状況は日本では大きく報道されませんでしたが、クラスター爆弾による被害が甚大です。いっぺん落ちて、さらに地上であちこちに飛び散ってまた爆発する。子供が持って帰って、それがまた家で爆発する。

これがもう大量に、私たちの水源確保をしておった地域でばら撒かれました。職員を数日おきに来させて、報告をさせていますが、

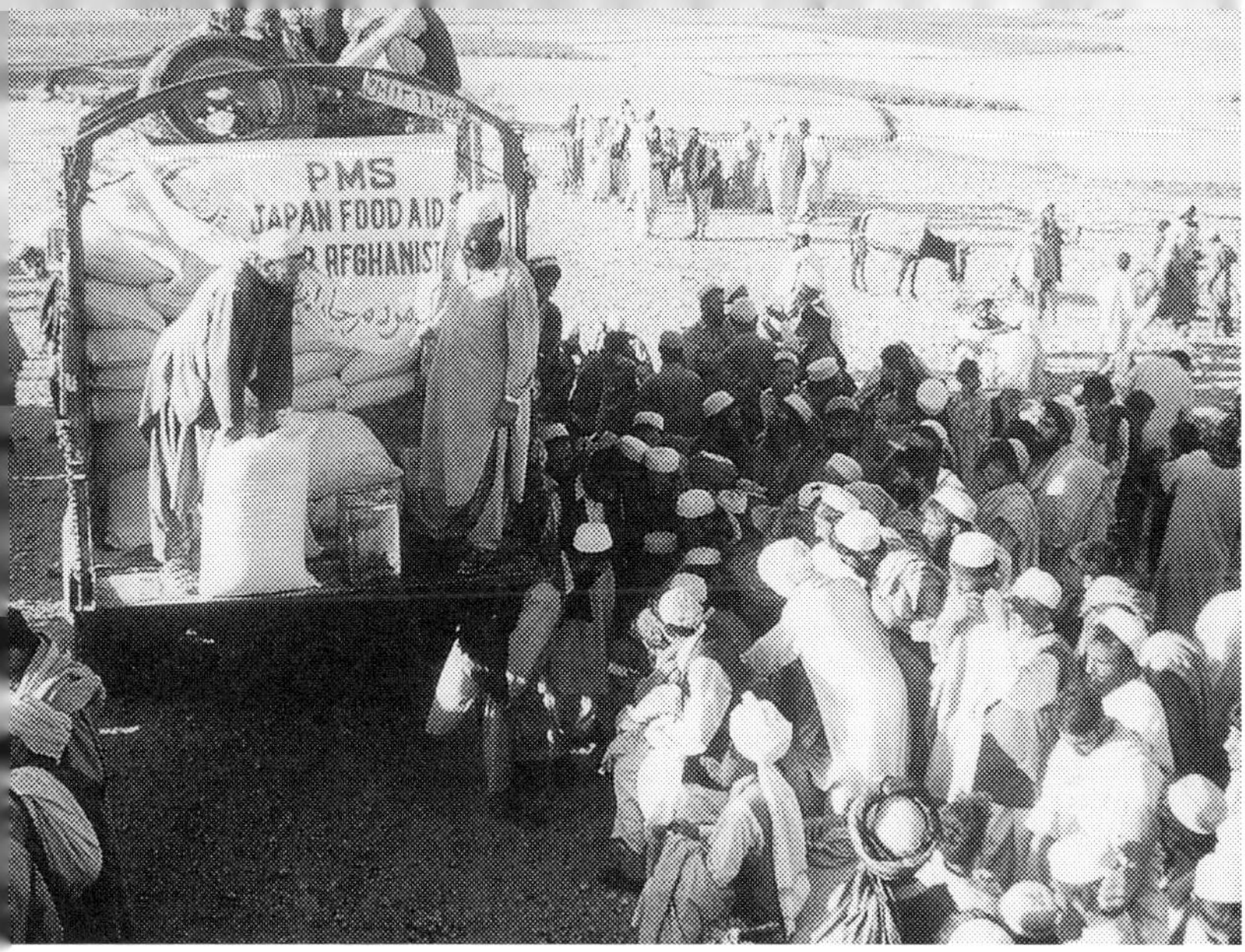

2001年10月　北部同盟のカブール進駐ぎりぎりまで活動、間一髪で脱出できた。

死亡確認だけで二百数十名、小さな地域なんですね、わずか数十万人の地域で死んだ者が二百数十名。負傷者は数知れず。ほとんど軍事施設と関係のない地域がやられた。

こういう地域で、食糧配給をやっていました。アフガニスタンに合計千四百トン、カブールのほうは約一千トンを入れ約五十トンから六十トンを爆撃被災地に回し、さらに三千五百トンをペシャワールで買い付けて送る準備をしたところで、北部同盟のカブール占領となりました。私たちが配給した一千トンの小麦で少なくとも当面の餓死者は出なかった。

しかし首都陥落は無秩序をも解放し、パシュトゥン人に対する迫害により、私たちのスタッフの報告によりますと、かなり目を覆いたくなるような虐殺もあったといいます。

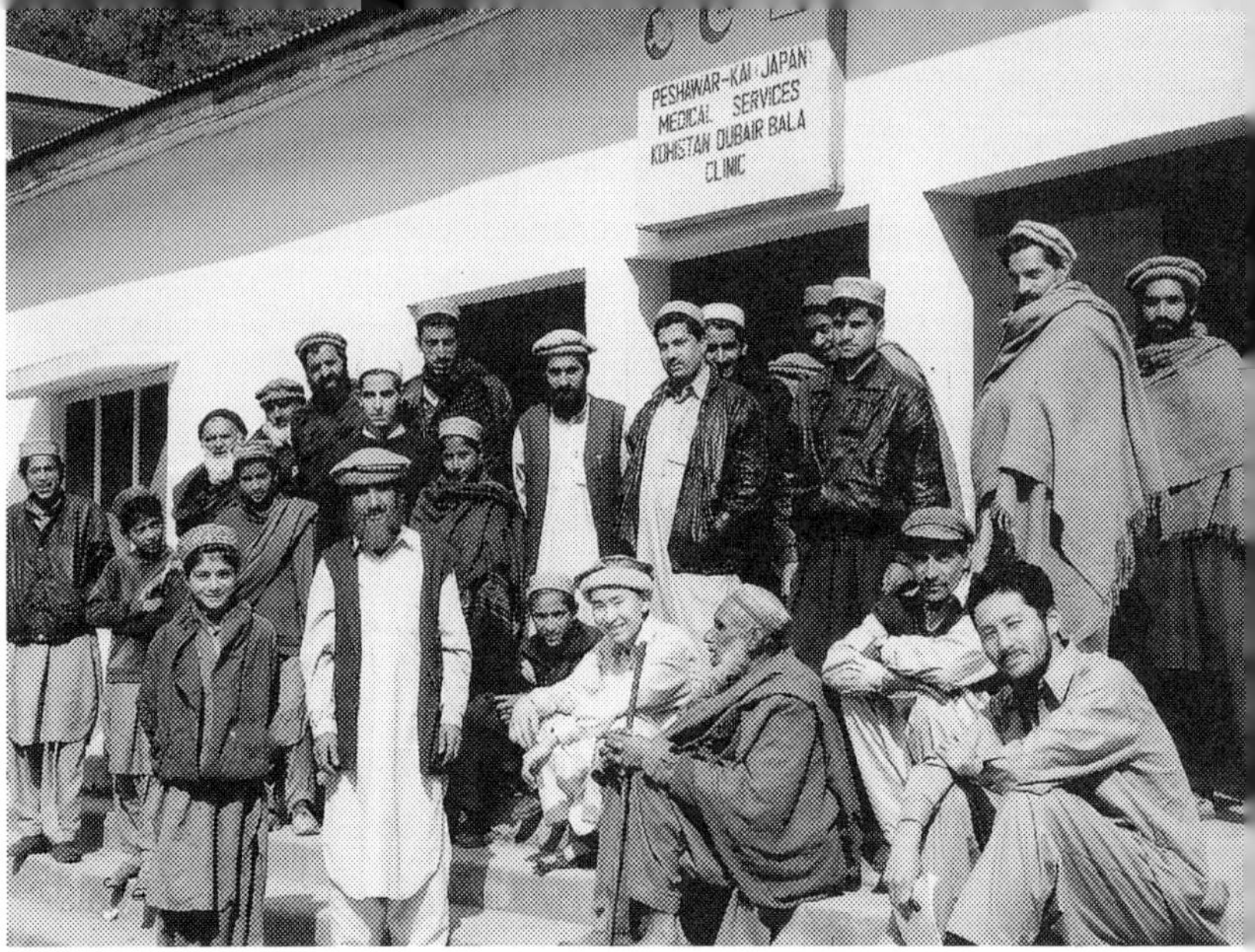

人々の中に溶け込む、人々とともにある。ペシャワール会の活動の真骨頂。

人々を決して見下ろさず いつも下々からの 目配りで 「いのちの闘い」を つづけてきた

私たちの事業は、ほんとうに、もうほんとうにいろんなことの連続でしたが、いつも一貫して、人々と共にあったと思います。上からの目線で、将棋の駒でも指すように、政治情勢はどうだとか、世界戦略はどうだなどと思ったことはない。それよりも下々の人と共に揺れながら生きてきた。

こういう話をしますと、皆、暗くて深刻で悲惨な表情かというと、案外そうでもないの

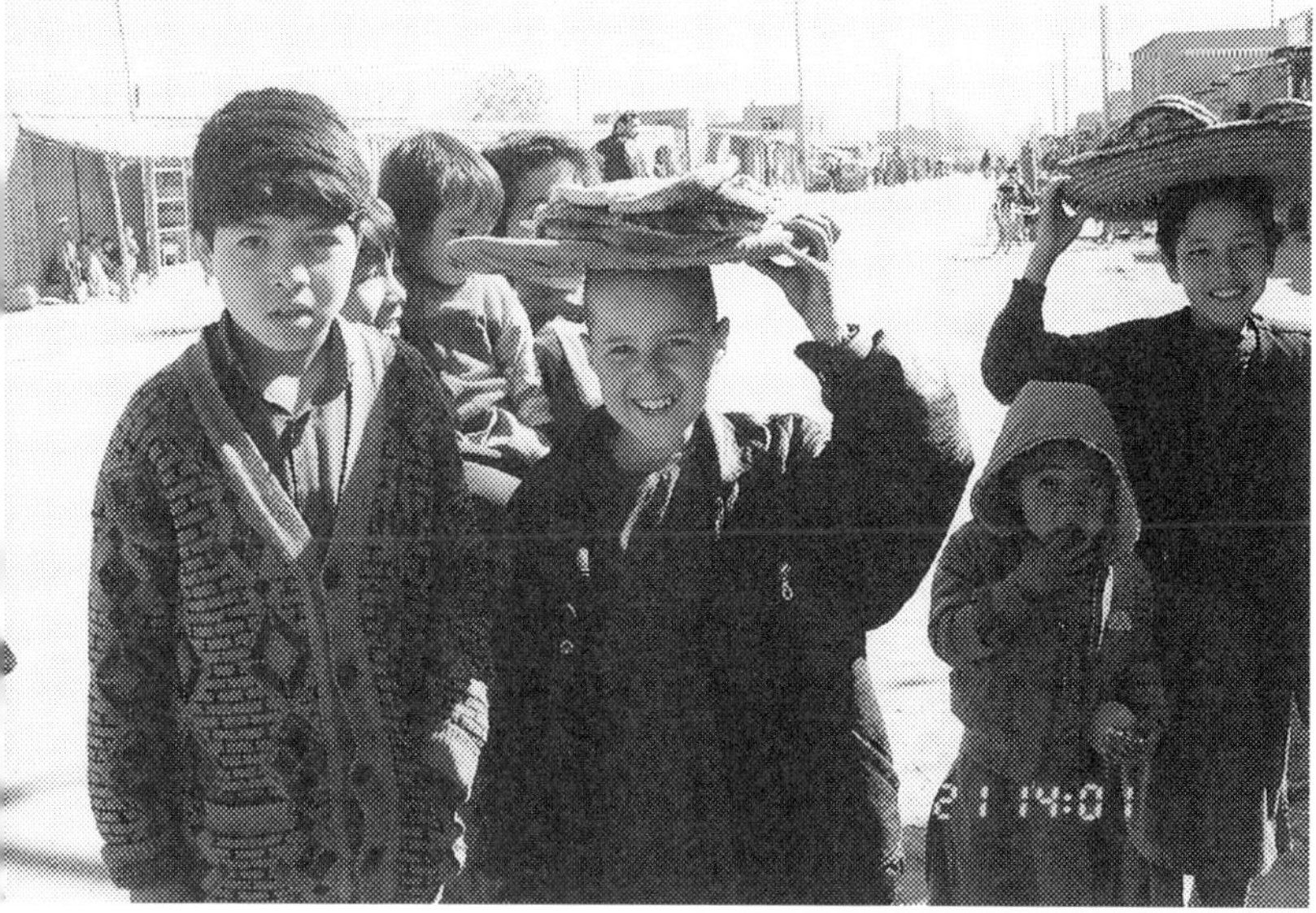

彼らの明るさをどう受け止められるのか。

です。左の写真はカブールの子供たちですが、とても飢餓状態には思えない。

向こうから日本に戻ってきて気になるのは、たらふく食っている日本人のほうが暗い顔をしている。しかも言葉は不平不満の羅列です。これは何なのだ、と思います。

どうも人間というのは持てば持つほど不安になって顔が暗くなるらしい。何も持たない人の楽天性というのはあるのです。この子たちにしても何日かご飯が食べられないと飢えて死ぬか、病気になって死んでしまう状況に置かれています。それでもやはり明るい。

私たちは援助というと、銭がある者が、貧しい哀れな人を助けるという考えになりがちですが、そうではなくて、十八年間を振り返ってみますと、本当は助けるつもりで助かっ

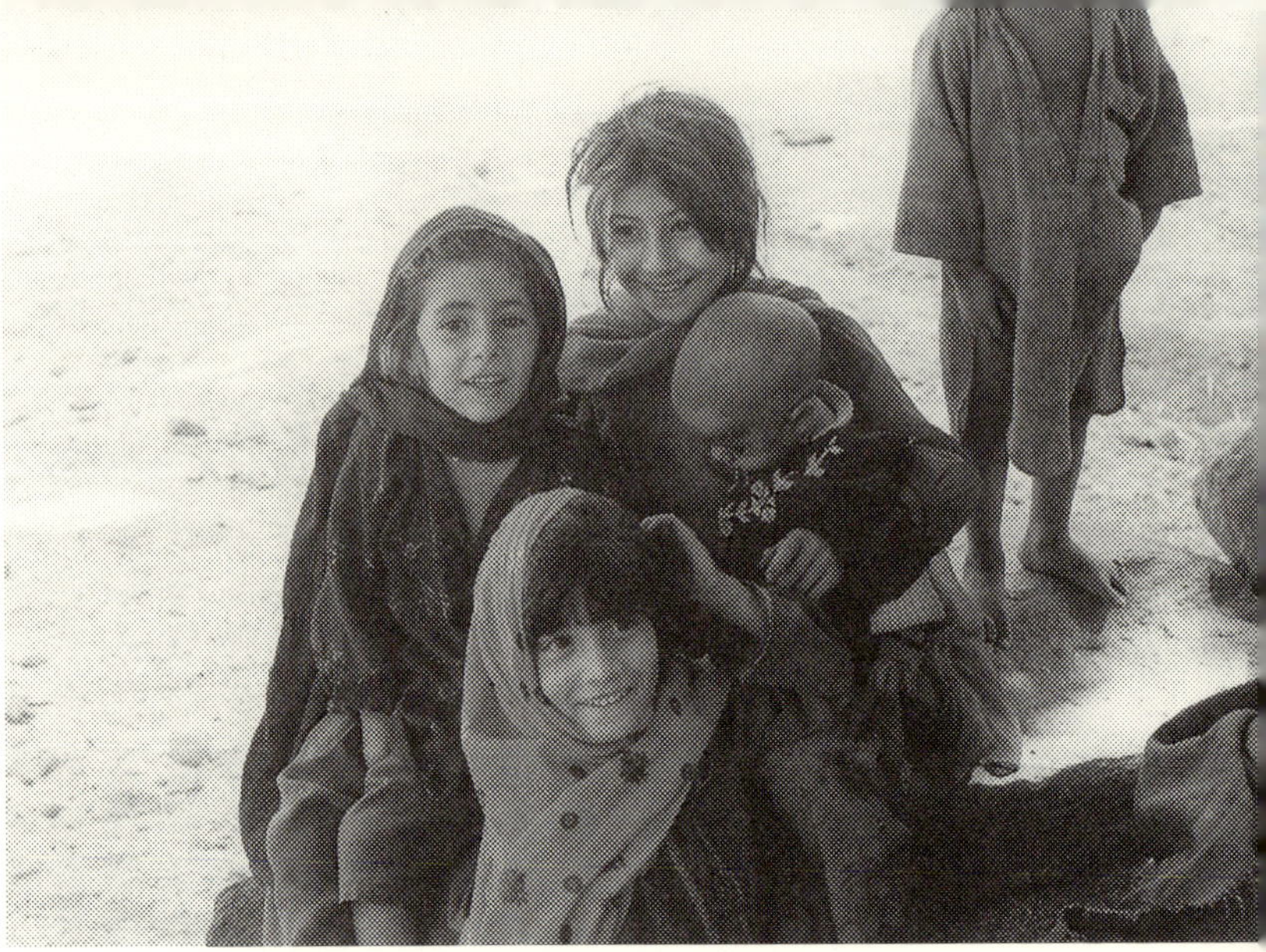

街路で、畑で、家で、老若男女を問わず先端技術の粋をこらした爆弾にたおれた。

てきたのは自分たちではないかと思います。

じつは、飢餓線上にいながら、こんなに明るい表情の子供たちの写真を見せるより、哀れな、痩せこけた姿のほうが、募金にはいいそうです。

しかし、そんな惨めな募金はしたくないのです。あの悲惨、これ以上の悲惨があるかという中でも、ほとんどの子供は死ぬまで生き生きと暮らしています。

私たちの活動の力の及ばないこともありはしました。しかし、日本人として、純粋に良心を活《い》かしてきたと自信を持って言えると思います。

世界中を救うなどということはできないが、現地の言葉に、「一人を救う者が世界を救う」という言葉があります。「一隅を照らす」こ

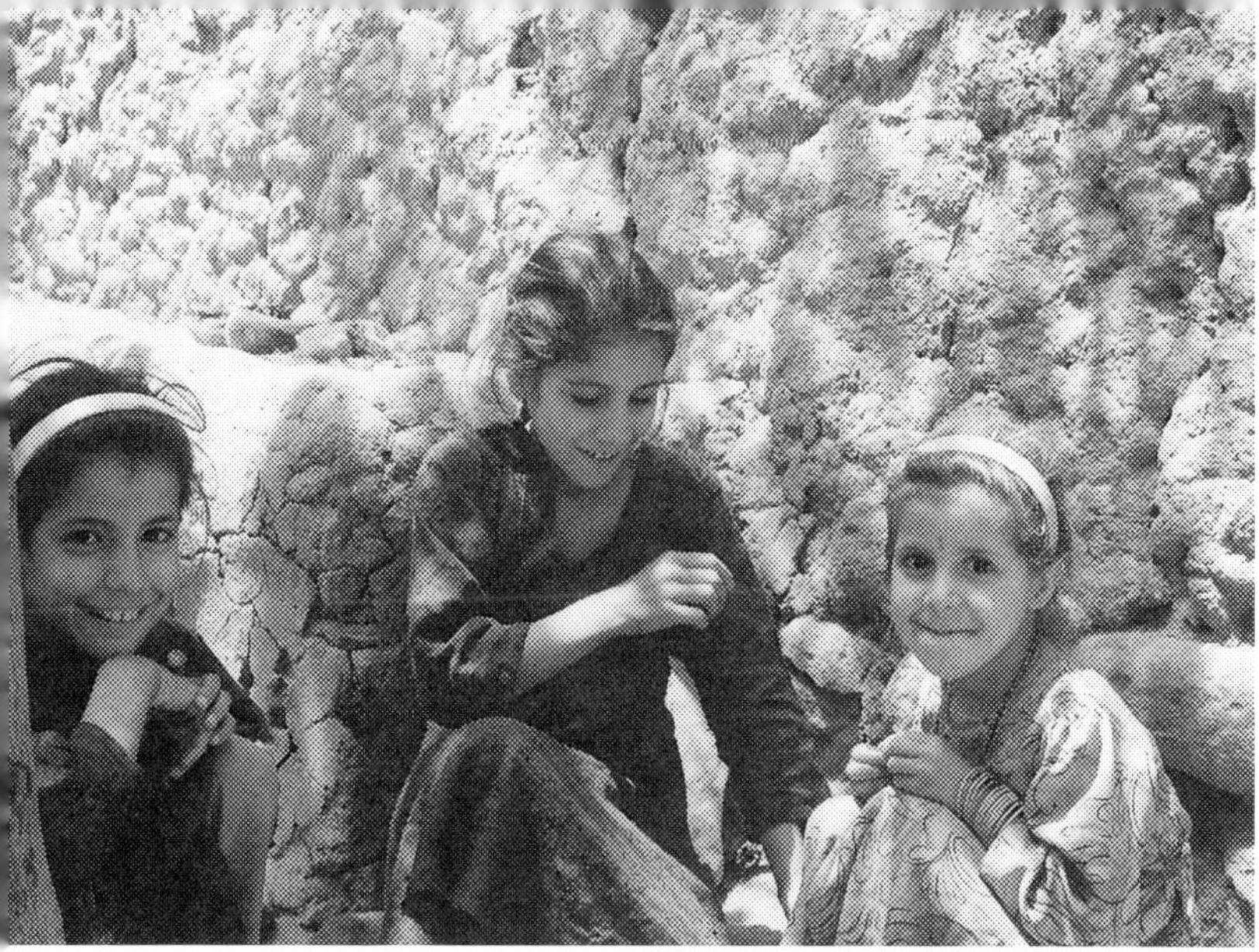
「人道的援助」が破壊者と同一の口から語られる文明の虚偽。

とで見えるものもある。私たちが生きている内にできることは限られている。

　自由社会で自由に生きたい、などと言いますが、日本人である制約、男であるという制約、女である制約、この平成十四年に生きているという制約、家庭の制約、職場の制約、職業の制約、あるいは身体的な制約、いろんな制約の中で生きている。その中で、できることはたかがしれていますが、でも、できることを最大限試みることで、可能性の枠を拡げていくしかないと思うわけです。

　一隅を照らさず世界中を照らそうとすると、爆撃をしなくちゃならん（笑）、写真のこの女の子たちの上にですよ。

　そんなこと、できますかと言いたいのですが、やってしまったのです。

アフガニスタン、それは光と影です

光が強ければ影も強いアフガニスタンの風土ですが、人が自然と疎遠でないところでは、自然と人の気質も一体となって張りついている。

したがって「アフガニスタン、それは光と影です」と。

これは私が好む文句です。強烈な陽射しと陰影のコントラストは現地の気風です。ここに来れば、いろんなことに遭遇する。皆が善人というわけじゃない、助けられた人で中に悪いことをするやつもいる。嘘はつく、人は殺す。まあ、そんなものもとっぱずして、やっぱり何かがあるのです。それでも、人間らしい共感できるものがある。そういうものによって、また励まされてきました。

私は日本の若い人たちに、何かアドバイスを、と求められると近頃は必ず、大人たちの言うことを、そのまま信じないように、鵜呑《うの》みにしないように、と答えていますね。あまりにも間違ったアフガン情報の氾濫に少々立腹しているからですが、さらに、私たち年寄りはやがて死んでいく、いなくなります、あとはよろしく、と半ば脅しをかけて締めくくることにしています。

アフガニスタンの山村で出会った、この子供たちに、同じことを言えるだろうか、どうだろうか。彼らが放つ光の束の明るさが私を黙らせます。答えはやはり言葉の中にはないようです。

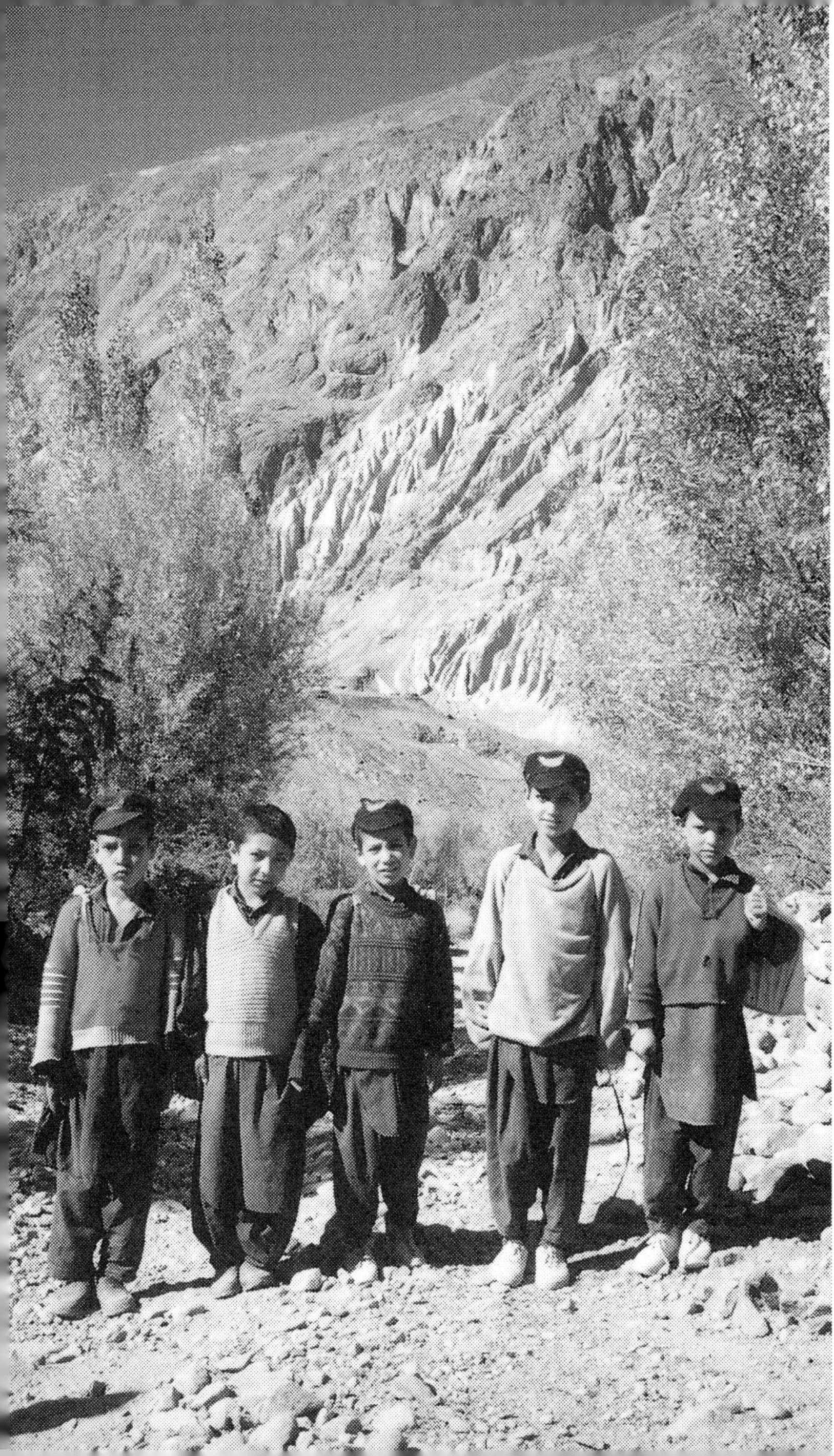

巡回診療で出逢った山間の子供たち。この子らに話しかける、自身の言葉をお持ちですか。

ほんとうのアフガニスタンが知りたい
——講演会場のQ&Aから

中村哲氏は講演会のあと、必ず参加者たちからの質問を受ける。ときには質疑応答だけで一時間半におよぶこともあり、いまのアフガン、ほんとうのアフガンを知りたいという思いが中村氏に向けられます。氏の回答は、つねに識者の高みからではなくもっと視線の低い等身大のものです。土の手触りや汗の匂いを感じさせる、生のアフガニスタンの報告であり、また氏の生き方や哲学が伝わってくる発言にもなっています。

Q：今回、ニューヨーク同時多発テロへの制裁として軍事行動に踏み出したアメリカの要請を受けて日本は自衛隊を派遣しました。アフガニスタンの人々は日本のこの行動をどう思っているのでしょうか。

A：そもそも一国家が軍隊を動かすということは、大変な出来事なのです。自衛隊派遣が決まる前に私は国会で、言われたとおり忌憚《きたん》なく、「有害無益」と答えました。するとあきれたことに一部の議員さんたちが、その発言を取り消せとおっしゃる。テロ対策ならば、元来これはお巡りさんの仕事なんだ。ちゃんとした情報を集めて、テロ組織の動きを調べ、警察がきちんと予防するのが筋道で、いきなり軍隊が出るのはおかしい。そのために機密費という国家危機に対応するための資金があるのに、女を囲うたり、競馬の馬を買うたりに使って、アフガニスタンの現実を調べもしないで、いきなり自衛隊を出すというのでは説得力がない。それ故にこそ、参考人たちは国会で証言したのです。それが「有害無益の理由」を聞かずに、国の政治をあずかる者が品のないヤジを飛ばす。もう決まってしまったことであるかのように言う。たしかにあの頃「自衛隊派遣は仕方ない」というムードが圧倒的でした。心ない脅迫電話ならまだしも、周辺の人まで何かに取り憑かれて、私を中立でないと非難する向きまであった。どうも日本中、狂っとるんじゃないかと思われて仕方がなかった。無知がこれほど大衆を簡単に動かせることを空恐ろしく思いました。

さて、うちの職員で職業軍人上がりのパキ

スタン人がいますが、「自衛隊が難民キャンプの護衛・設営に来る」と聞いて、けたけたと笑って言った。「いやしくも天下の日本軍ともあろうものが難民キャンプを護りに来るというのはないんじゃないか。それはうちの国の警察と市民の役目だよ」「何かの冗談にちがいない。これは日本の評判を落とすためのアメリカの陰謀だ」と、こういうことをおっしゃった。これがだいたい一般的な意見ですよ。そういう実態が、日本に伝わらずに、何も知らないところで、『機動戦士ガンダム』だかなんだか、マンガの読みすぎみたいな議論が横行しておったというのが日本の現状のような気がするのです。

まあ、そういうことで、日本は確実に危機にさらされるという事実を、近い将来、私たちがこの目で見ることになるかもしれませんね。このままいきますと、日本は、つくらなくてもいい敵をつくることに、必ずなるでしょう。やがて日本にある基地が攻撃の対象になるということは、十分考えられます。明らかにイスラム圏の国々の、とくに過激な人の対日感情は悪い方向に変化しています。だから、ニューヨークで起きたことが、世界中で、そして日本で起きないわけがない。

一般のイスラム教徒の人たちには昔からの親日感情がいまでも根強くあって、日本人は現地で歓迎される。これはパキスタンでもそうですが、現地では反米感情、反英感情が非常に強くございまして、日本だけは違うというふうに思ってきた。日本は少なくとも仏教国であって、伝統的な「ヨーロッパ対イスラム」という対決の構図からは、少し外れておるという認識がほとんどでありました。

しかし、それが少しずつ、日本もアメリカやイギリスと同じなのか、という思いを持つ人が出てきています。中には「日本は何番目のアメリカの州ですか?」とおっしゃる人がおって、こればかりは日本人として傷つく。日本国内では盛んに「一国平和主義ではだめだ」という議論が幅を利かせているが、自分の身を平和に保たずして世界平和を論ずることがおかしい。永世中立を国是とするスイスを悪く言う者はないではありませんか。

Q：北部同盟が首都・カブールを制圧して、市民が喜んでいる光景がテレビニュースなどで映し出されていましたが、素直に私たちも歓迎していいのですか。人々はほんとうに喜んでいるのでしょうか。

A：非常にいい質問です。じつは、西側報道とはウラハラに、アフガニスタンはタリバン政権以前の無秩序状態に戻ったのです。新聞記事、あるいはテレビなどの映像というのは、ほとんど大本営発表。昔の日本の戦争中の軍部が出す大本営発表と間違いなく同じですよ。

私、昨年三月からニューヨーク同時多発テロが起きる九月まで、カブールにはしょっちゅう出入りしてましたから、よく分かりますが、あらゆる報道機関が一斉に全く事実無根の報道を平気でしていました。その先入観と見識のなさにびっくり仰天した。たとえば、「タリバンがいなくなって、野菜が市場に出るようになりました」という解説をしている。

そんなアホな、野菜がないと、生きていかれない。野菜はずっとありましたよ。また、「テレビが売られるようになりました」。一日でテレビが、ぱっと市場に出てくるわけがない。侵攻してくる軍隊がテレビを運んでくることはないのです。テレビは昨年三月から、こっそり売られておりました。また、タリバン政権が禁じていた凧上げができるようになったと、子供の凧上げ風景を映していましたが、以前から凧遊びはアフガン中でやっていました。

それから女性も、隠れ学校というのがありまして、ユニセフを中心にして、女性のための学校教育が行われておった。「隠れ学校」といいますが、カブールだけで数十ヵ所あって、そんなところがばれないはずがない。中には、タリバンの子供さんたちも、そこで学んでおったということもあります。つまり、表の顔と裏の顔があり、本音の顔があまりに知られてなかったということがあるでしょうね。

それにしても、マスコミというものが、いかに一方的で一面的な、はっきり言って「解りやすい筋書きの作り話」を垂れ流すかということがよく分かる。カブールが陥落して、あちこちでタリバンが撤退いたしますと、たちまち略奪、暴行、もう混乱の巷でありまして、私たちも千四百トンの小麦粉を送ったところでカブールが陥落。大型のトラック、大量輸送が困難になり、おそらく数百万の人が餓死に直面する状況になってしまった。もし、アメリカの攻撃が一ヵ月遅れておったら、餓死者は激減したでしょうね。

　米軍爆撃による死者というのは数千名いますけれども、米国が犯した罪というのは、たんに爆撃で人を殺したというだけではない。この大飢饉の最中で空爆を行うことによって治安を乱し、そしてさらに数百万人の餓死の現実を作り上げた。その責任を、彼らは負わざるをえないということです。それに協力した日本も、また然《しか》りということでしょう。事実はそういうことで、首都カブール解放と伝えられた実態は、じつは無秩序の解放であったと思います。

　それから、「北部同盟万歳」と歓呼する市民の姿を映像で映し、まるでアフガニスタン中が解放されたような印象を与えておりますが、もちろん市民としては暴行を受けたくないですから、旗をいくつか用意して、タリバンが来ればタリバンの旗を、北部同盟には北部同盟、米軍が来ればアメリカの旗を振ります。これはまあ当然で、日中戦争の最中に、中国の村々は日章旗を揚げて日本軍を歓迎したのと、同じでございます。

　だから報道されている筋書きは、眉唾でご覧になることをお勧めします。かろうじて治安が保たれておるのは、北部同盟の支配地域で、カブールの周辺と北部の一部だけ。あとは全くの夜盗、強盗の天下御免の状態、あるいは北部同盟軍兵士自身が強盗に変じるということでございます。こういう実情というのは、ほとんど知らされない。取材に行ったジャーナリストが殺されるという有り様なんですね。

カブールとジャララバードのＰＭＳ事務所とは電話で連絡があります。私たちは毎日、定期報告させたり、職員を出入りさせたりして、情報を確認しておりますので、だいたい実情は分かります。

Ｑ：アフガンに向けて、衣料と毛布を送ろうという新聞記事を見たのですが、そういうものを日本から現地に送るというルートといいますか、方法はどうすれば一番良いのか、教えて下さい。

Ａ：毛布についてはよく知りませんが、古着については、これに関与している業者がいます。それに委託するのが一番早い。と申しますのは、ペシャワールに行っても、カブールに行っても、古着が非常に安い値段で出回っている。

現地でたとえば日本円にして二十円か三十円出すと、立派なセーターが買えます。直接手渡そうとすると、運送費や通関費用などで、とても高いものになってしまいます。ですから、自力でやるより、それを扱う専門の業者に委託するのが一番の早道です。要はたくさんの暖かいもの、靴下も含めてアフガニスタンの市場に流通させ、そして現地の人に安く届ける。「直接届けたい」という気持ちはよく分かりますが、やはりそういうルートに乗せるのが、一番良策です。

私も実際、十数年前に経験したことですが、日本で集めて送る、あるいは持っていくというのは、厚意はありがたいにしても、輸出手続、輸入手続をすると、それらの費用が加算されて、もう莫大な額になってしまうのです。数百キロの古着を預かると、これを運ぶのに、何十万円もかかる。また、これをどこにどうして運ぶのかが分からない。この手間を考えると、大変なものがあります。古着はなるべく、流通ルートにのせるべきだというふうに思っています。あるいはパキスタンで買い付けて送るのも方法です。

善意のシンボルとして何か行動するということは、また別だと思いますので、あながち直接届けることが悪いとは言えませんが、実際的な面からいうと、専門の業者に任せるべきです。

Q：アフガニスタンは貧しい人が多いようですが、医療費はどうされているのですか。医薬品は入手できますか。また、医療活動のための人材育成も欠かせないと思いますが、うまくいっていますか。

A：医薬品ですが、これは基本的に現地調達です。私たちが一番困るのは、じつは日本から善意で届けられてくる医薬品です。説明が日本語で書いてあって、現地のお医者さんは読めない。しかも少量であることが多い。年間、おそらく三十万人近くの診療を行っているから、かなり大量の薬が要《い》るわけです。ペシャワールで同じ薬を買いますと、決して品質の劣らないものが、約十分の一から二十分の一の値段で買えます。だから私たちとしては、露骨ですけれども、薬よりも金を出してくれ、同情もうれしい、だが誠意の金はもっとうれしい、と。

アフガニスタンではさらに安くて、カブールで買いますと、パキスタンの約六割の価格で手に入ります。また、イラン製の品質の良いのが出ており、高価な抗生物質の場合、モノによっては日本の約三十分の一。だから最近は原則として、現地で買い付ける。これによって経費がずいぶん節減されました。

医療従事者の人材育成は、これはほんとうに十八年間、苦労の連続であったわけでありまして。育てては逃げられ、育てては逃げられと、自分の子と同じなんですね。ちょっと技術がつくと、よそに引き抜かれるだとか、何か天狗になって威張るようになってくるだとかいうことがありますが、しかしまがりなりにも、少しずつ質のいいスタッフは育ちつつあります。なかなか日本からのスタッフが来ないというのは悩みで、今後、積極的に呼びかけていきたいと思っております。

治療費はお金のないアフガニスタンの人たち相手にやっていますので、無料でございます。患者には、当たり前ですが、絶対に要る薬だけしか出さない。日本でこんなことを言うと、また怒られるかもしれませんけれども、治療上要らない薬もたくさんあるのです。だから本当に要る薬だけで治療してやれば、そうたくさんのお金はかからない。検査も、簡単な検査で診断できる病気はたくさんあります。九九%をカバーしようとすると百円掛かるところを、九〇%で妥協しますと、十分の一ぐらいで済むんですね。そういう考えで、なるべく多くの人にということで、原則として無料。

ただ、ペシャワールの病院になりますと、中流のお金持ちまで入ってきますので、これを排除する意味で、日本円にして十五ルピーですから、三十円ばかしを初診料として取る。それ以外はすべて無料でございます。

Q：アフガンにも富裕層はいますね。どういうシステムがあって、あれだけ貧しい国の中でお金持ちになれるのでしょうか。それと国王を擁立する動きについて、一般の普通の人は、これをどう受け止めているのですか。

A：アフガニスタンの現状は、貧富の差が非常にはなはだしい。私たちがメディアで見聞するアフガン像というのは、貧富のうち、富のほうだけから情報が届いておる。九九・九％を占める貧しい人たちの声は、決して新聞に出ることはないんですね。数百円どころか数十円のお金がなくて、死んでいく人というのは数知れない。お金持ちのほう――ごく一握りの特権階級と言ってもいいですが――彼らは簡単に外国に逃げることができる。ちょっとした病気でも、ロンドンやニューヨークに簡単に行くことができる。また、英語を流暢に喋り、国連職員に雇われ、NGOで幅をきかす。外国人に対して幅をきかすというのは、一握りの特権階級でありまして、こういう人たちの声だけが届きやすいということです。

ソ連侵攻前までのアフガニスタンというのは、システムとしては農奴制に近かった。地主階層が富裕層、お金持ちでした。また、アフガニスタンはシルクロードの昔から、重要な内陸との通商ルートでしたから、悪く言えば密輸、良く言えば運送業で利ざやを稼いでおった。この二つが主なお金持ちです。

王政時代は、各地の族長、日本で言えば徳川時代のさしずめ小さな藩主や村の集団が、王家に忠誠を誓うという形でアフガニスタンというまとまりができあがっておった。ですから、いい悪いは別といたしまして、その精神的な名残りは残っており、「ザヒル・シャー王が戻ってくるなら、自分たちはその旗のもとに集まっていい」というのが、一般的なアフガン人の考えなのです。まあ、タリバンが恐れていたのは、まさにその点でありましたが。

ただし、これが外国の援助で王家が戻ってくるとなれば、話がちがう。アフガニスタンの歴史が示していますが、イギリスの征服戦争のときも一旦、カブールは占領されますけれども、イギリス軍が遠のくと同時に住民が蜂起してイギリスの傀儡政権がつぶれる。そのためにイギリスが敗北するという歴史があるわけです。旧ソ連軍に擁立されたナジブラ共産政権も、その轍《てつ》を踏みました。

外国軍に推されてきた政権というのは、アフガニスタンでは絶対に成り立たない。だから北部同盟にしろ、ザヒル・シャーにしろ、同じことになるのではないでしょうか。それがこともあろうに米軍や英軍ではいかにも具合が悪い。特に「アングレーズ」というのは、「イングリッシュ」という意味ですが、「敵」の代名詞なんですね。この宿敵・南蛮人たるアングレーズによって推された政権というのは成り立たないというのが、ほぼ百%の共通した認識です。
だからそういう意味では、米軍がもしあそこで政権を擁立して維持しようとすれば、たとえ、ザヒル王を担いできても、永遠にいつづけなければだめだということで、これは容易に解決する問題ではないというふうに思います。当のザヒル王自身がよく分かっていて、しり込みしている。ただし、一般のアフガンの庶民は、内戦にはもううんざりしています。私の仕事を妨げる最大の邪魔者もまた戦争ですから、国内であろうと、外国軍であろうと、戦争が生きがいのような連中はアフガニスタンにはそれこそ有害無益だ。なんで、私たちが生かそうとしている人たちをゲームのように次々と殺すのか、これは私の怒りです。

Q：僕は途上国での飢餓とか病気とかの問題にかかわりたいと思って、医者をめざしています。しかし、井戸掘りとか、日本での会運営とか、医者以外にも途上国にかかわる道はいろいろあると思います。医者としてかかわるのが最もいいのか、それとも他の方法も視野に入れて勉強していったほうがいいのかと悩んでいます。アドバイスがあったら教えてください。

A：結論から言いますと、どんな方法がいいという答えはありません。それから、途上国にかかわるときに、始めから立派な道徳的な気持ちを持つという必要もありませんよ。使命感なんかなくても結構です。ただの物見遊山でもいいと思います。
その人に応じて、自分が医療の分野に関心

があれば医療に行けばいいのです。うちの場合でも、もう十年以上も待っているのに、一人もお医者さんが来ない。予備校で話す度に、「先生、いずれ駆けつけますから」と言ってくれますが、もう十五、六年になりますけれどもねえ、長期の構えで駆けつけてくれた人はいない。

だから失礼ですけれど、あなたの気持ちがいずれ変わるかもしれないと思うのですが、変わったっていいのです。私もじつは、医者になってからも、別にあんなところに行こうとは思ってもいなかったのですから。これは縁というもので決まっていくとしか思えないところがある。縁とはなにかと訊かれると困るのですが、要するに、簡単に答えますと、犬も歩けば棒にあたる、ということです。自分がこうと思う方向に歩いていたら、必ず何かの縁ができてしまう。青年の特権は、やりかえがきくことです。つまずきや失敗は許される。この特権を活かして、何でも迷わずにやってみる。これが一番いいんじゃないかと。

もちろん医学部に行きたいが、理数系の成績が悪くて、こりゃだめだという場合は、諦められて他の道を探るという方法もありますし、もし医者になりたいのなら、それがいいと思われるなら、真っ直ぐにそうされればいいのです。医者がいやになったら、やめたらいい。諸君の年齢だとそれができると思います、ということでよろしいでしょうか？　粗雑な答えで申し訳ないですけれども。

Q：自分も中村先生のような医者をめざして

います。そのことで担任の先生に「何が必要か？」と相談したら、「まず勉強だ」と。そして、医大を卒業してから、「最低でも十年、医者を日本でばりばりやって、それから行かなきゃ、向こうでは役に立たない」。また外国に行くための、「人脈が必要だ」と。僕は、まだ外国に人脈がないので、先生、よろしかったら、俺のつてになってもらいたい。

A：人脈ですね、はい、なりましょう（笑）。人材については、うちも喉から手が出るほど欲しいのですから、ぜひぜひ。ですが、人脈は、これも犬も歩けば棒にあたるで、その心意気ならたくさんできます、心配しなくても。しかしまあ、うちも十数年、きみのような青年を待って来ないということもありますので。一つのアドバイスは、十年も修行するというのは長すぎる。その間に、皆、気が変わったり、結婚したりして、奥さんから責められて、出てこれないという人が多い。それから十年も経つと、だいたい一番仕事ができるころですから、各職場が離さない。どうしても出れない事情が必ず発生する。予言のように言いますけれども、絶対、十年経つと、きみはやってこない、と思いますよ。

まあ、現地の事情に即して言えば、日本での修業は数年ですね、私たちが求める現地の日本人の医者の技術レベルというのは、日本で基本的な技術を習得した段階で、最低二年の研修期間が終われば歓迎とします。専門分野に過度にのめりこまぬ段階のほうがよいのです。そして、できるだけ現地でやってもらって、そしてそれでいやになったら、日本に戻ればいいし、気に入れば現地に残ってやっていくという道もあるということです。いずれにしても十年はちょっと長すぎる。十年待って、ほとんどの人は、やってこなかったという経緯がありますので。

Q：タリバン政権下のアフガニスタンでは宗教については戒律をきちんと守っていないと宗教警察のようなものに検挙され、弾圧されたと聞いたのですが、実際は、どのような状況でしたか。

A：これに関しては欧米の視点からのみの報道によって、実態がゆがんで伝えられてしまいました。じつは、カブール市を除くほとんどの地域は、簡単に言うと田舎、アフガニスタン全体が巨大な田舎国家と言っていいわけです。タリバンというのは、言い方は悪いですが、やや国粋的な田舎者の政権なのです。ということで、中には荒唐無稽な布令もありましたけれども、ほとんどが昔から農村で守られてきた慣習法をそのまま採用した。

ただ、カブール市内だけは、かなり西洋化した街でありまして、昔は、ミニスカートが流行ったりということもあったのです。しかし、こういう西洋の風俗を身につけておったカブールの人たちというのは、ごく一部の特権階級の富裕層（前出）ということ。アフガン人でありながらアフガン人とは言えないような人たちであった。こういう人たちは、内乱とともに国外に逃れだして、そしてタリバンのイメージというのをつくりだしたという面もある。

宗教的な布告も、ほとんどの貧民層と農村の人々にとっては、全く抵抗がなかった。なぜかと言うと、旧来の慣習法のままですから、以前の生活と変わりなく暮らせばいいだけの話です。

たとえば日本人に、三回の食事のうち、一回は米の飯にしなさいというふうな布令を出すのに似ているわけですね。ブルカ着用でもそうで、ほとんどの農村の、これはペシャワールでもそうですし、あれは一種の女性の外出着です。普通の女性は必ずこれを着用しています。だから、ブルカ着用は可哀想というなら、日本女性の和装に欠かせない帯を、あんなに体をきつく締めて可哀想に、解放してあげなくてはという類《たぐい》の余計なお世話でもあったわけです。

話が脱線しますが、現地で、欧米人や日本人がトラブルを起こすことのひとつに、女性が顔を出して歩き回るということがある。顔を出して歩くという行為自身が、特に年齢が若い場合は、「だらしのない女性」というふうに庶民には見られるのです。これはまあ、習慣ですからどうしようもない。そういうことをタリバンは都市の人にも強制したということは、問題がありましたけれども、九九％の一般のアフガン民衆にとっては、ブルカを着る着ないなどというのは、問題にも感じていなかった。それよりも、安全に外が歩けて、ご飯が食べられて、安全な家庭で生活できるほうが、はるかに良かった。

もっとも、宗教規制の中にも、ずいぶん荒唐無稽なものもあって、たとえば偶像崇拝を禁止しました。ペシャワール会のマークは、赤い三日月に、ハトのマークが付いている。「動物崇拝は偶像崇拝とみなされる」と、これに文句が出る。そのときどうしたかというと、タリバンの役人が苦笑いしながら「先生、ちょっと悪いけど、ハトの顔のところだけバンソウコウを貼って隠してください。それで問題ありませんから」と。まあ、規制する側も、荒唐無稽だということを知っておったのです。

テレビも宗教警察からは規制を受けていたということですが、これはこっそり見るのはだれも咎《とが》めない。第一、テレビなど高価で庶民には手が届かないし、電気がまともにあるところがない。それからラジオも表向き禁止でしたが、宗教法話を聴くために必要だという名目でなら聴ける。ということで、少しずつ解放政策に向かっておった時期ではあった。そのへんが報道されなかったということです。いずれにしても、規制はいろいろあったが、田舎にある慣習法を、そのまま御触れとして、これを徹底して国土を統一し、懸命に治安を守ったというのが実態じゃなかったか、というふうに私は思っております。

Q：お話を聴いて、私にも何かできることがないかと思いました。現地ではどんなスタッフの人たちが集まっているのですか。私がペシャワール会に貢献できるとしたら、どんなことですか。今すぐ、役に立てることがあれば、教えて下さい。

A：現地スタッフはパキスタン人が約三分の

一、アフガンの国籍者が約三分の二で、日本人が六名。それからアフガン人職員の約半分以上が、パシュトゥン民族と呼ばれる人たちです。他にウズベクやタジク系の人たち、それから日本人と顔がよく似たハザラ系民族、まあ、いろいろです。だいたいうちのスタッフ、二百数十名は、アフガニスタンの民族構成比を表しているようなものです。

日本のペシャワール会会員の場合はですね、ほとんど日本人です。だけど、アフガン人、パキスタン人は合わせれば十数名はいると思います。日本では、学生もおりますし、大学教授もおりますし、中には学長が二名おりますす。公務員、床屋さん、お百姓さんもおりますし、主婦も圧倒的に多い。まあ、いろんな人々がごっちゃになっています。

それと、「いますぐ役に立ちたい」と言っていただきましたが、これは、いま目立ってできなくても、先でできることだってある。今、だけが人生ではない。日本側で息長く活動を支えていただくことも重要なのです。ただし、現地も日本も、これは完全なボランティア団体に近い形で、まずうちの組織に所属するとまあ、食っていくことはできても、金儲けはできない。日本の場合は専従がいません。緊急時に、専従に近い状態で雇うことはあっても、ほぼ専従がいない状態で、日本側は回っております。そのためにお金を出してくれることもありがたいですけれども、それ以外にも、そういう国内の手伝いをするとか、そういう仕事もたくさんありますね。

現地では、いろんなワーカーが出入りしま

した。半分以上がもちろん医療関係ですが、場合によっては、現地の言葉を習得した人が、事務関係で活躍することもあります。ペシャワール現地はパキスタンですからウルドゥー語が必要です。さらに地元の庶民とつきあうにはパシュトー語やペルシヤ語も欠かせない。ということで、何らかの形で言葉を勉強した人が興味をもってやってくださるということもあります。

水プロジェクト、井戸掘りでは、「体が強いことだけが取り柄」と自称する人が、大活躍するということもあって、これも適材適所です。「何かしたい」と張り切ってやってきてくれたものの、「こんなはずじゃなかった」と失望して帰っていく人もいるし、風来坊のようにやってきて、「先生、日本はもう飽きました、しばらくここにおいてください」と言っているうちに、どんどんいい仕事をやりはじめたこともある。これもまた縁というもので、縁がある人は長くやっているし、縁がない人は、どんなに意欲があってもつづかない。

何が言いたいかというと、現地に来る動機は問わない。自殺を思いとどまって、そこで何か新天地はないかと、青い鳥を求めてやってくる人、ヒューマニズムに燃えてやってくる人、山の帰りにぶらりと寄る人、さまざまですが、ともかく来てみて、気に入ったらどうぞ、ということで現地の日本人ワーカーはつづいている。

はじめから張り切って、人のために役立つと言って来て、役立てることはほとんどないのです。まず物見遊山でもいいから機縁が生じ、現場と縁がつづくというのが、大事なのではないのかと思います。それで、気に入ったということであれば、また来ればいい。「なんだ、つまらない、俺は合わん」と思えば、それはそれでいい。で、まず来て見る。カタログだけでは分からない世界である。

来る動機は問わないのですから、日本での失恋の憂さを晴らすためにやってきて結構長く留まるとか、立派な人道主義を胸に抱いてやってきたが、夢破れてすぐ帰ったということもあります。ともかく来てみる。ただし現地への旅費十二万円は自分で稼ぐように。親のすねをかじらないように。

ついでに言いますと、去年、井戸掘りに来た学生がおりました。親の許しを得てきたというので、信用して置いたら、ほんとうは親の許しを得ずに、勝手に来とった。「半年ばかしおります」というので、そうさせたら結構、いい働きをする。で、あとで聞いたら、親に黙っておったどころか、まだ大学も卒業していなかった。ところが日本に帰って就職をしようとして、ある会社で、このペシャワールの話をすると、それが買われて採用してくれた。そういうこともあります。

これは結果として得られる報酬ですが、私たちの場合は、それによって惨めな暮らしになったという例は、まず聞かない。そういう損得抜きにやって、そして結果として、そういういい結果があったと。「あなたのモットーとするところは何ですか」と面接で訊かれ、私の言葉を借りて「武士道です」と言うと、「これは立派だ」ということで採用されたという人もおります。
まあ、あまり肩肘張らずに、いいと思うことは真っ直ぐにやればいいと思います。私がもし、会社の社長か何かだったら、ペシャワールみたいなところで、井戸掘りで汗を出して働いたという人を採用しますね。だからといって、それを目的に来ちゃいけませんが。まあ、くよくよしたり考えすぎたりしないで、まず動いてみよう、ということです。

Q：欧米のボランティアやNGOが入っていくときに、女性解放や人権意識といった外からの価値観を持っていくと思いますが、現地の人はこれをどう受け止めているのでしょうか。

A：これは反感を持って受け止めていますね。それははっきりしています。都市の一部に喜ぶ人もいるでしょうが、「女性解放」だなんて、普通のありふれた主婦、そのへんの娘さんたちにとっては、それは大きなお世話としか映らないでしょう。
「そんなたいそうなことを言うあなたたちの国のほうが陵辱事件も多いんじゃないですか」と言うでしょう。アフガンの人たちは、非常にプライドの高い人たちだということがいえます。だから、沖縄で起きたような暴行事件は、まずアフガニスタンでは起きない。娘を暴行されると、その犯人を家族の者が必ず制裁し、殺します。復讐の掟でそれがむしろ義務のように認められているからです。日本みたいに、泣き寝入りするということは絶対にありません。

「教育」についても同様なことが言える。欧米の価値基準でもってアフガニスタンは識字率が低い、教育程度も低いと言いますが、私はそうは思わない。たとえばアフガンの文学は口伝えの文学なんですね。だから極端に言うと、有名な詩人で字が書けない人が実際にいるのです。だから、字を知っている知らないというのは、必ずしも教育＝人として立派だ、社会が進んでいるということ、の基準や尺度にはならない。

女性にしてもアフガンの女性は、一昔前の日本と似ている。日本でも昔は男が威張っていました。けれども、そのじつは威張ってもらわせておったというほうが正しい。陰でじっと女性が、内助の功というのですけれども、夫婦二人で一人分の仕事をしていた。女性は決して表に出なかった。日本民族をここまで支えてきたのは、ほんとうは女たちの力であった。それを男たちは調子に乗って、威張りくさったがために、昨今のようなツマラナイ男になってしまったということです。

現地でも事情は似ていまして、一見、女性が押さえつけられているように見えますが、家庭の中にあって、じっとこの保守的な社会を支えているのは女性です。たとえば、復讐の掟にしても、人殺しなんて、だれでもほんとうは気が進まない。概して男というものは妥協的で、「それをやらなくたって話し合いで解決して」というところを、奥さんに「あんた、それでも男か」と言われ、男気を出して、相手を撃ちに行くということも、ままある。

夫を殺された妻は、自分の子供を復讐要員

として使う。小さいときから、「あなたは仇をとるために生まれてきたんだ」と言い聞かせて育てる。鉄砲を撃てるような年頃になると、ある日、敵のところに行ってとどめを刺すということも、ごく普通にある話ですね。

こうして保守的なアフガン社会を底辺でしっかりと支えているのは女性です。社会自身が変化して、女性の役割が変化してくる中で、西洋的な西洋風な価値観というのが、ぼちぼち受け入れられてくるようにもなってきましたが、それはごく限られた都市空間です。たとい表層を洋装にしても、本質的な部分では不変不易なものはなくならない。また、根こそぎ消したら文化も消滅します。

私は田舎で育ちましたから、そのへんの事情はよく分かる。うちの母は父よりも家の中では強くて、しかし外では、「お父さん」といって立てておったという姿を見てみると、やはり日本の男性社会を支えていたのは女だった、と言わざるをえない面もあると思います。それがいいとか悪いとかじゃなくて、そういうルールだったんですね。もちろん、そのルールに収まりきれぬ人はいて、それはそれで婆婆とは異なる生き方もあったでしょう。しかし、全体としては、そういう固定した役割で女性もまた保護されるというスタイルですね。

Q：親日的な人が多いという話でしたが、日本からは遠い国のイメージがあって互いに親しい交流がなかったように思います。どうして日本に好意を持ってくれるのでしょうか。

Ａ：アフガニスタンの人たちが、日本というと何を想像するのかというと、日露戦争、それから広島、長崎です。この三つは、どこに行ってもだれもが知っているのです。アフガニスタンは一時期、外交権をイギリスに預けていましたから、日本とアフガニスタンとは独立記念日が同じであると信じている人が、結構います。

どういうことかと言いますと、これは私の説ですが、いわゆる私たちが考えられる国民国家というのは、日本では明治維新以後にできましたが、そういう意味での近代国家誕生の経緯が両国ともよく似ている。

その共通の経緯というのは、ロシアと欧米からの帝国主義的な外圧だった。北方からのロシアの脅威と、南からの脅威、すなわち英米とオランダ、フランスが日本を分割支配しようと狙う危機感の中で明治維新が起きた。はじめは幕府がフランスの援助、薩摩がイギリスの援助を受けるなど複雑なことになっていた。もしあのまま行っていると、チモールのように日本列島にいくつか植民地ができて、関東地方の共通語はフランス語で、九州は英語ということになっていたかもしれん。ところがその中で、当時の指導者は偉かったですね。日の本の国を束ね、こういう英米仏露などの夷狄《いてき》南蛮とは一致して当たらねばならぬとして、現在の日本国家というものが形成された。この経緯が、アフガニスタンと非常によく似ている。

アフガニスタンの場合、北からロシアが攻めてくる。南からはイギリスが攻めてくる。

これをパシュトゥン部族が二回にわたって撃退するという中、南北の外圧、侵略への危機感によって、現在の「アフガニスタン」という国の独自性が形成された。成立のあり方に、多少、日本との違いはあっても、その経緯は非常によく似ていたといえます。地理的条件も両国に幸いした。日本が極東の端にある距離的に遠い国なら、アフガニスタンは険峻なヒンズークシュ山脈という天然の巨大な要塞が容易に外国人を近づけなかった。

とくに日露戦争で日本が勝利したことはアフガニスタンにも大きな影響を与えました。当時、インド防衛を至上目的としていたイギリスは南下してくるロシアに対抗し盛んにアフガン征服を企てていましたが、日露戦でロシアが敗北したことで、当然ロシアは南下どころではなくなった。イギリスも頑強な抵抗をつづけるアフガニスタン征服の野望を諦めて、これを英露の緩衝国として征服の野望を放棄したのです。つまり、日本とアフガンは直接の関係はなかったけれど、しかし日露戦争という思わぬ奇縁、不思議な縁というものもあったわけです。

そういう意味で彼らは親近感を持ってくれている。また同時に、広島、長崎が原子爆弾の実験場にされたということで、アメリカに非道なことをされた国ということで、同情と親近感を持っておるんじゃないかと思います。それと、やはりイスラム教国とキリスト教国は、どこかぎくしゃくしたところがあって、そういう対立とは、日本は無縁であるという点もあるのだろうと思っています。

Q：タリバンがバーミヤンの仏教遺跡を爆破したことについてどう思いますか。また、アメリカに空爆の理由を与えたタリバンとビンラディンをどうお考えですか。

A：まず遺跡破壊のことですが、私の周辺の一般の多くのアフガニスタンの人はみんなが、あれはよくない、と私に言ってきました。「ひとさまが大切にしているものを壊すのはいかん」と。

　私は普通の日本人ですから、やはり仏像の故郷に対する憧れのようなものがある。それを前提にお話ししますが、タリバンは仏教という宗教が憎くてやったわけではないのです。そんな悪意や敵意ではなかった。では、なぜあんなことをやったのかというと、一つには偶像崇拝は人間の堕落であり、「徳が廃れて精神的に堕落すると神様が怒る」というアジア的な考え方がある。

　実際、バーミヤンでは大仏様だけじゃなくて、小さな石仏がもう法外な値段でたくさん取引されていた。どうみても宗教行為ではなくて、仏教遺跡を利用した金儲けで、あれは人々の堕落にほかならない。そう考えるわけです。タリバンというのはある意味でクリーンな宗教政権、近世ヨーロッパ各地で権力を取ったピューリタン主義に相当する。そういう意味で仏教を商売にする堕落を嫌った。

　もう一つの意味は、これは一種の雨乞いの祈りです。人々の精神の堕落が未曾有の大干ばつという天災をもたらした。堕落を象徴する偶像を壊して身を清め、飢餓に瀕して死んでいかないように、神に祈ろうという雨乞いの儀式でもあった。

　その直前に国連制裁が発動されて、国際社会は、あの飢餓地獄のアフガンに、はじめはなんと食糧まで断とうとした。国際的に孤立する中、それ以外の対策は省みられなかった。これが真相ですね。干ばつの餓死者百万人などと一口で言いますが、いまの日本人には想像もつかないでしょう。それは悲惨きわまりない修羅場であった。あのころ、日本の報道も仏像破壊のことばかりを非難していましたが、現地はそれどころじゃなかった。明日食えるかどうかというときに、石の像が一つ壊れたってというのが、九九％の人の思いだった。そういうことです。

　たしかにタリバン政権は国際社会というものに対して、つき合い方が下手だったかもしれない。しかし、だからといって餓死者百万人の天災に苦しんでいる人々を放置するばかりか、非難を浴びせかけ、援助停止の制裁まですするとは、いったい「国際社会」ってなんなのかと思ってしまいますよ、これは。

　次にタリバン政権について。これを私があんまり言うと、お巡りさんにつけ狙われたり、「先生はタリバン派だね」と、アルカイダの一員を睨むようにきつい目をされますので、やめておきます――と言えないのが私の性分で、大いに言いたいことがある。

　私たちペシャワール会はタリバン政権よりも現地では古参ですから、いろんな権力を見てきましたが、公平にみて、タリバンほどクリーンな権力というのはなかった。なるほど欧米の人権活動家がアタマにくるようなことも、たしかにあったでしょうし、かなり教条的な政策がありましたが、次第にそれが寛容になってきておったというのが実情だったと思います。

いま現在進行しておるのは、恐るべき無秩序でありまして、一番タリバンを懐かしんでおるのは、なんと現地の国連職員です。私が知る限りにおいて、タリバンの存在がある限りにおいて、どんな国連組織も外国組織も略奪されなかった。あの干ばつとアメリカの空爆の中、「略奪」と非難されたのは、カンダハルの食糧倉庫事件だけ。

カンダハルというところに、WFP（世界食糧計画）の食糧倉庫がありましたが、外では飢えた避難民がうろうろしている。爆撃があるという中で、外国人職員は逃げてしまっていない。タリバン兵士が門衛に命じて、鍵を開けさせ、整然とそれを貧民に配りまして、また閉じて、施設はそのままでした。これがカンダハル倉庫略奪の真相です。その一件以外は、略奪と呼ばれるものは一つもなかった。これは私は立派だと思いますね。

タリバンが進駐して、カブールを陥落させたのは一九九六年九月二十六日です。ソ連が倒れて以後、北部の軍閥がカブールの権力を握ってる時期というのは、内ゲバによる市街戦の犠牲者、婦女暴行、強盗、殺人などは、日常茶飯事だった。北部同盟が権力を掌握した九二年から九六年まで、わずか数年間の間に、五万人のカブール市民が命を落としたと言われています。一部の西洋化された人々は逃げ出しておりましたが、大部分のカブール市民は、タリバンの進駐によって、ほっとしたというのが現実であります。私は九一年、九二年、カブールにいましたから、よく覚えています。まず治安が良くなかったですね。

ソ連軍の精鋭十万人を以ってもコントロールできなかったあの広大なアフガニスタンを、装備も貧弱なわずか一万五千人のタリバン兵でコントロールできるわけがない。これはどういうことかというと、「ジルガ（長老会）」という各地域の自治勢力が、積極的にタリバンを自分の親分として受け入れ、数年にして少ない兵力で、このアフガニスタンの九〇％がその統治下に入るという事態になったのです。つまり、タリバンは強権でアフガンを支配したのではなく、治安を守ってくれる限りにおいて、国内各地域の人たち（ジルガ）に支持された政権だったといえます。

すなわち、見捨てられたアフガン民衆の安定と平和への願いこそがね「タリバン現象」を生んだと言ってもよい。そういう情報をマスコミは伝えてこなかったために、タリバン＝悪の権化という単純な情報操作に世界中の人たちが振り回されてしまったのです。

ビンラディンについては、もっと複雑なものがあります。というのは、アフガンの人たちの対アラブ感情は必ずしも良くないのです。日本人とアラブ人とを比べると、もちろん日本人が大好きです。同じイスラム教徒であっても、アラブ人とて外国人の一人にすぎない。しかし、客人歓待、復讐法、この二つを失うと、アフガニスタンの同一性がなくなるほど、厳しい掟なのです。

ビンラディンはお客様です。「お客様」というのは、特別な響きがありますから、たとえ敵が来ようと守るのは美徳です。これは人々に説得力を持ちます。逆にお客様を追放するようなことをしては、政権の支持を一気に失いかねない。だからまあ、簡単に言うと、「迷惑なお客様」ということです。お客様である以上は、相手がアメリカだろうとロシアだろうと絶対に渡さない。この義理堅さは、現在の日本人には分からない。この慣習法をなくすということは、アフガン人がアフガン人でなくなるということに等しい。だから、「渡さないけれども、自分で出ていって欲しい」というのが、普通の人の感情でした。迷惑なお客様ということですね。

そうしたアフガンの事情を斟酌《しんしゃく》しないでアメリカは空爆で女、子供をふくめて何千人もの命を抹殺しました。ニューヨークのテロで亡くなった人たちへの哀悼は世界中で行われていますが、アフガンへの空爆で死んでしまった人たちへの弔慰はどこでだれがしてくれているのでしょうか。おそらく、空爆下で逃げまどった無数の飢えた女や子供たちが、次のテロリストの予備軍でしょう。

日本人にいま何ができるか

中村 哲＋井上ひさし＋福元満治

日本は、「援助後進国」とよくいわれます。しかし、欧米との比較や数字だけが幅をきかすのも、偏狭で、ありがちな国際化論ではないでしょうか。ペシャワール会が現地協力というとき、何を基本にしているのか、何をタブーとしてきたのか、そして「アフガン復興支援」を掲げる日本は、私たちは、どうあるべきなのか、中村氏のよき理解者でありはやくからの支援者である井上ひさし氏が、読者代表として伺います。

夜には誰もいなくなる難民キャンプ

中村　最初に、申しておきますと、アフガニスタンで私は、いろんなことを勉強させてもらっている、教えてもらっている、ということです。日本が先進国だから、我々の進んだものを与えて役に立ちたいなんて考えは、思い上がった間違いですね。日本におって新聞やテレビでアフガン情報を得ていては、なんにも分かりません。

　ちょっとした話を一つ。アフガンのある難民キャンプに、夜に行くとだれもいないのです。テントが、二百か三百、ずらっと並んでるんですよ。しーんと静かですが、寝てるわけではない。だれもいない。そこに近所に住んでいる人が昼間だけ行って過ごして、そして夜は自分の家に帰って寝てるというですね、すごいキャンプがある（笑）。

井上　もしかして、それは難民の見本市ですか。

中村　ええ、偽装難民ショールーム。地元の人が利を得るために、たくましいんですね。でも、そうでもしないと餓えて死ぬという現実がその人たちにはある。でもねえ、そういうところへ援助団体などがいって、聞き取り調査をやってますよ。聞かれるほうは、「水がないから何とかしてくれ」「どこに行っても断られたから」などと答えている。で、あるとき外国人医師団ご一行が、安請け合いをして私たちのところに依頼してきた。「調べてみて、本当に必要だったらアレンジしましょう」

と一応引き受けた。「ところで、あなたたちは、いつまでここにいますか」と私がたずねたら、「今からカンダハルに行くところです」と。つまり、来たかと思えばすぐ消えていなくなる。それで、どうやって水を調達できるのかということです。ところが連中はそれで「コーディネーションをした」という報告をするのですからね、ちょっと無責任だなと思う。

井上 それはあの有名な国際団体ですか？

中村 はい、最近の出来事です。一人はオランダ人で、一人はカナダ人の若い医者。NGOにしても、もろもろの援助グループにしても何かそんなリップサービスだけのインチキなのが異常に多くて（笑）。

井上 水の話が出ましたので、来年、日本で国連のユネスコや世界銀行などの国際機関が集まって、「第三回世界水会議」が行われます。「ワールド・ウォーター・カウンシル（World Water Council）」という国際機関ができましたのは一九九六年ですから、今から六年前に活動を開始したんですね。

地球上に水がたくさんあるようだけれども、じつは人間が利用できる、生活で使う水、淡水はそのごく一部分で、それが今、非常な危機にある。これは三十年も前から、いろんな人が言っていたわけですけれど、彼らは、別の面から水の危機を叫びはじめました。

水の問題をもうちょっと世界的、国際的に注意しようという動きで、かなり経済的な側面がありますから、諸手《もろて》を挙げて賛成というわけにはいかないのですが、でも、今まで、水と空気は使い放題と思っていた人たちが、そういう組織をつくった。

それでおそらく、今年、ワールドカップが終わると、日本という国はお祭り騒ぎのときは、ワールドカップでわーっ、冬季オリンピックでわーっと、わーわー一色ですからだめですが、ワールドカップのあと、きっと水が大きな議論の中心になってくると思います。それで、水となると、これは、中村先生のアフガニスタンの深刻な干ばつ問題につながってくると。

中村　いや、ほんとうにそのとおりです。

井上　僕もちょっと調べてびっくりしたのですが、川の流れが断ち切られる断流という専門用語があるらしくて、それを調べていったら、中国の黄河が、一年間に七ヵ月、川の水が海へ出なくなっている。つまり、途中で川がなくなっちゃうんですね。河口が砂で埋まって、絶対的に水の量が少ないので、そういうことが起きる。

それから、アメリカのロッキー山脈から出てきて、カリフォルニアを通ってメキシコへいったん出て、もう一度カリフォルニアへそそぐ、カリフォルニアの命みたいなコロラド川が断流なんです。それからガンジス川もナイル川もそうらしい。断流現象が七ヵ月のところもあれば、一ヵ月のところもありますが、とにかく世界各地でそういうことが起きている。人間が勝手に水を使っているうちに、川がどうも流れなくなってきた。川の水が減ってきて、川が詰まって、川の水が海へ届かなくなる。

中村　人間が使える水が、地球的規模で減ってきたということですね。

井上　ええ。それから、アフガニスタンの近くアラル海という世界第四位の大きな湖があります。これがついに消えたらしい。この間、新聞に、「アラル海、ついに消滅」と書いてあった。旧ソ連がアラル海にそそぐ大河から水を引いて、汲み上げてあのへんに灌漑農業を展開したのですが、結局畑は塩だらけになって作物はできなくなり、しかも川の水を利用しすぎて大きな湖が干上がり消えてなくなった。何か世界の水体系も大きく変わっている。そんな中で、中村先生がアフガニスタンで井戸を掘り始めたというのは、これは象徴的です。

中村　そうですね、タイミングがいいというか。

井上　アフガニスタンの状況というのは、決して遅れているのではなくて、意外に世界の様相を先取りしているのではないか、最も遅れていると言われる国が、最も未来をじつは暗示しているんじゃないかという気さえするんです。

中村　いやあ、僕はオーバーではないと思います。

井上　日本でも、気がついている人は気がついているのですが、下りの新幹線に乗っていくと、富士山が見えて、五月なら五月の雪の形がありますね。これが近年ものすごい変わってきて、どんどん雪がなくなってきている。二十年、三十年前の五月だったら、下の方まで雪が見えていたのに、最近は、もうほんとうに雪がなくなっている。これは日本でも見えている景色なんですね。

それで、先生は、あそこへいらっしゃると、何かこう、「あの山はこうだ、何月なら雪がこういうふうに積もっていてこうだ」という大事な印象がたくさんあったと思います。アフガニスタンとかペシャワールから見た山の形、雪の形が違ってきてますか。

中村　全くその通りですね。富士山と同じですね。私、今度行ってびっくりしました。今、一番積雪が多い季節で、だいたい、今の季節ですと、あの白い雪の峰と菜種畑とが重なってですね、まあ、それは一つの、ほっとする気持ちを起こさせる風景となるのですが、その雪がない。普通は、二千数百メートル以上は、たいていもう真っ白ですよ。それが四千メートル級の山でも、雪が消えてるんですね。これはもう恐るべきことだという感じがします。

アメリカの空爆下でも井戸は掘り続けた

井上　読者代表としてお伺いするのですけれど、例の井戸掘りの計画ですね、あれはアメリカの空爆がはじまってからは、どうしているのですか？　今も空爆がまだ続いていると思いますが。

中村　ええ、まだ散発的に続いてますね。

井上　中村先生のやってらっしゃる医療活動の、もう一つの重要な水確保行動ですね、その現状を伺いたい。井戸を掘り始める動機、掘り始めたとき、アフガニスタンの人の反応はどうだったのか。どういうふうに村々が変

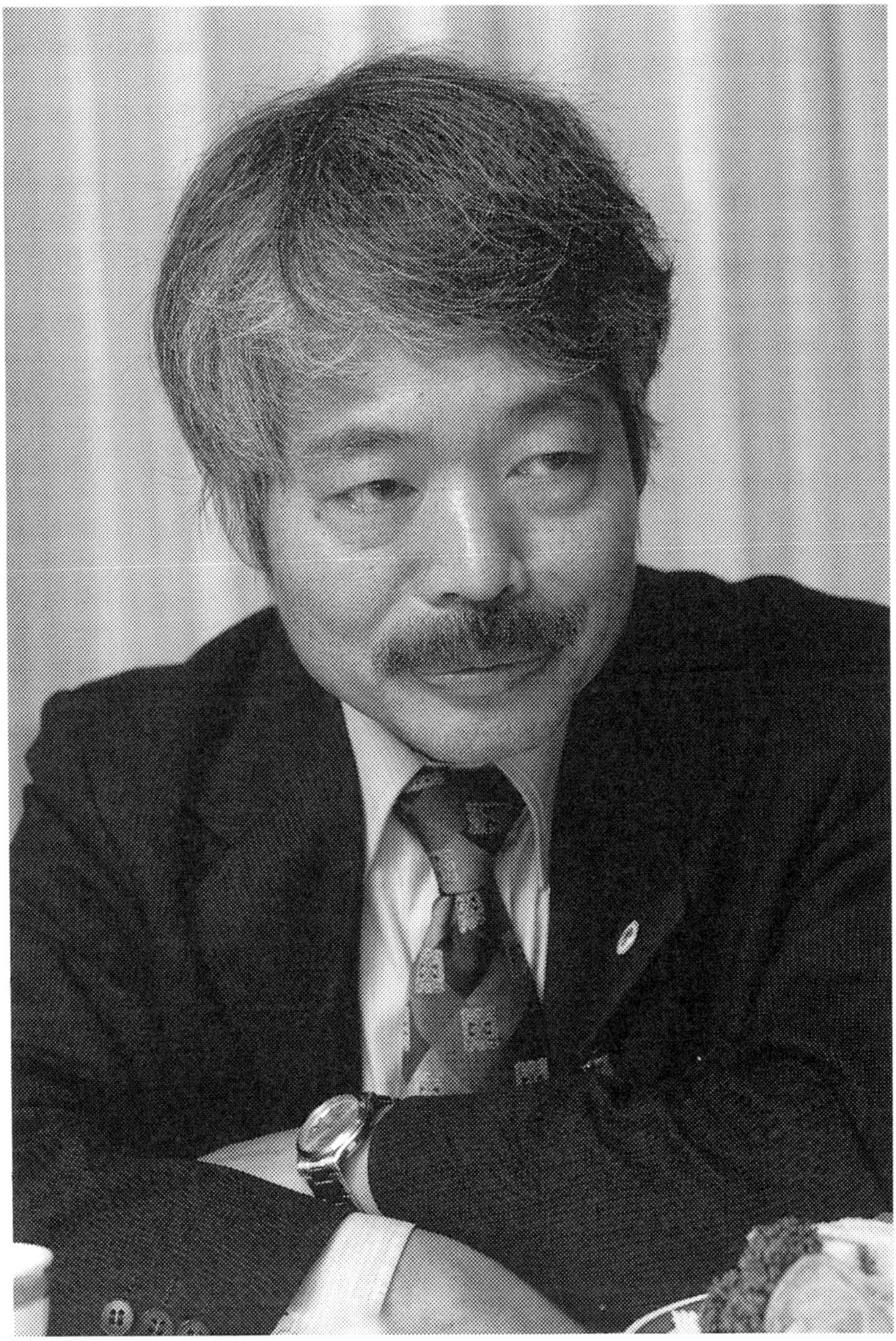

中村哲氏。おだやかだが説得力のある独特の語り口。

わっていくか。空爆中に、その井戸はいったいどうなっていったのか。これからどういうふうになさるのか……。

中村　井戸を掘り始めた動機というのは、私、医者ですから、医学的な見地からです。飲料水の絶対的な欠乏で、赤痢や腸チフス、コレラ、まとめて腸管感染症と言いますが、このためにそうとうな子供が犠牲になった。その原因というのが、やっぱり井戸水が涸れて、清潔な飲料水が飲めなくなったからです。

さらに飲料水がないために各地で廃村が出始めました。それは人間が飲めないだけじゃなくて、家畜にやる水もないという状態になったからです。家畜が死ぬということは、現地では農業がなくなるということです。家畜が死ぬ前に、農民が村を空けはじめたんですね。これはただごとではないということで、飲料水だけではなくて、できる地域は灌漑用の水も確保して、必死で村人の離村をつなぎとめてきました。

おたずねの空爆のときですが、爆撃下も、井戸掘りも灌漑用水の工事のほうも、これは続けられてきました。

井上　偉いですねえ。怖いでしょうに。

中村　というかですね、全地域にわーっと一斉に爆撃をやるんじゃなくて、タリバンの軍事施設があったところだとか、それから逃げ込んだところ、まあ、無実の罪でやられた村のほうが、じつは多かったのですけれども、大きな破壊は数ヵ所を除いてはなかった。現在井戸は六百六十ヵ所ですが、それはそのまま継続してます。

井上　なんだか、さらりと、空爆下でも井戸は掘るとおっしゃいましたが、日本で考えると、弾が飛んでくる中で井戸を掘っているという印象がありますが、空爆が移ってくるわけですね、拠点、拠点に。それを賢く見ながら、掘っているわけですね。

中村　もう、ここまできますと、非常にラフですが、落ちてくるものは仕方がないという（笑）。……普通の実感なんですね。それに、まあだいたい、どこにアラブ人が逃げ込んだとか、タリバンの軍事施設なんかは、皆、知ってますからね。だから、そういう地区に作業地区が幸い少なかったですから……。誤爆はたくさんありましたが。まあ、生き延びるのに、いちいち爆弾なんか気にしておれない、開き直りと言いますか、そういう感じだったんじゃないんでしょうかね。

もちろん、だれもが空爆を憎んでいますよ。僕らが一番知っているのは、主にアフガニスタンの東側ですが、そこでは皆、例外なく憎んでいますね。もちろん北部同盟のペルシヤ語を喋る人たちに対する反感もありますけれども、彼らとはもうなんのかんのと言ったって、兄弟喧嘩だ。憎いには違いないが、あれもアフガン人だと。しかし、アメリカは許せないというのが、一般の人の考えですね。ちょうど僕がおったころに、井戸掘り作業の近くで、アメリカ兵が狙撃されて、一人が死に、一人は怪我だけで助かったらしいのですが、だれが撃ったか分からない。北部同盟の人が撃ったかもしれないし、地元の人かも分からないし、反タリバン、パシュトゥンの人かも分からないわけです。ともかく、事実はだれが撃っても不思議はないという状態です。

まあ、しかし爆撃を怖がっても憎んでも、日々の暮らしはやっていかねばならないのですから、最優先課題は水。せっかく掘るからには、すぐに涸れないように、普通は一メートル五十センチから二メートルぐらいの十分な水位を取ってから、ポンプを装着してたんですね。ところが、それがさらに下がってって、極端な地域では、六回も再生してやっと復活したというようなことが起きている。

井上　掘りなおさなければいけないわけですね。

中村　涸れている井戸が、次々と出始めまして、さらにまた掘りつづけている。さらにまた拡大しなくちゃいけない。まあ、泥沼になるかもしれないけれども、やるだけやれということで、水確保のほうはつづいています。もちろん飲み水だけでは生きていけませんから、肝心の食べ物は、皆、出稼ぎに行くわけですね。こういう状態も健全ではないので、できるところは灌漑用水をどんどん出して、そして元の自給自足の生活を回復する。現在、一部の地域では、砂漠化を防止し、乾燥に強い小麦だとかトウモロコシで自給自足できる場所も成功しました。そういう地域をさらに拡大していこうということです。

さらに長期を考えると、これは恐ろしい話ですが、温暖化が進めばその残りの水もいずれ消えるときがくるだろうと思います。そうすると、限られた川沿いの地域だけになってしまうんじゃないか。それも見越して、じゃ、川沿いの地域でどうやって灌漑用水を引き出すかということも視野に入れて、長期にやっていくお膳立てを今、しているところですね。

早急な民主主義化はアフガンを潰す愚策

井上　ところで僕らは、つい、いわゆる近代国家、国民国家はよいということが頭にあるので、早くアフガニスタンも民主主義というものを導入して欲しいという願いがあります。しかしちょっと待てよという気持ちもあるのです。われわれがそうだからといって、それがアフガニスタンにとっていいのか、どうか。東京での復興会議も結局、民主主義がオールマイティに善だという前提で話が決まっていきましたが、世界の中に、全く昔風の国の経営をやっている国があってもいいと思うのですけれどね。

中村　ええ、私もそれでいいと思うのですが。なぜか、そうしなきゃ、皆、正義が通らないような錯覚があるんじゃないんですかね。

井上　「われわれが持っているものはいいもんだ、それをきみたちも使いなさい」という、何かお節介的介入になってくる。どういうふうにしたら一番いいのでしょうか。アフガニスタンの場合、たくさんの部族がいて、長老会議があって、これも議会制といって言えなくはないと思いますが、そういう合議制で何とかやってきたわけですけれど、それがうまく行かなかったがための混乱というのもあるでしょう。これから見通して、アフガンの人たちにとって一番いい収まり方というのは、どういう道筋なのでしょうか。

中村　やはり、アフガニスタンの人たちが自分たちで自然に変わっていくなら別として、今の伝統的な形は、外圧で無理強いして変えるものではないと思いますね。日本は外圧で変えられて明治維新をやって統一国家にし、そして近代国家として生き延びるために、アメリカだとかヨーロッパ諸国の真似をしながら、ミイラ取りがミイラになるといいますか、そういう国ですよね。

井上　はい。

中村　そんな国にしていいのかなと、私はこのごろ、ふと思います。

井上　そうですね、彼らが、アフガンの人たちが「そうなりたい」というなら、その手助けをしてあげればいい。そうすると、周りの国々、それから世界の国々が、アフガンに対して、どういう見方で、どう手をだしていくか、少し距離をおいたところからの援助が、今、必要なんでしょうね。

中村　一番はですね、地域の英語も通じないような人たちの意見をよく聞いて、そして彼らの望むことをまず実現する。それは端的に、平和な農村生活ができて、家族が一緒におれて、あまり金もなくても生活ができるという状態を、まあ、抽象的ですが保証するということが大事だと思います。

井上　遊牧と農耕、それでなんとかなりますか。

中村　というか、なんとかしてきたんですね。なんとかしてきたなら、何とかしてきたことを続けられるようにしてあげるのが、一番いいんじゃないかと思います。それが、そこに民主主義だのなんだの入ってくると、かえってややこしくなってしまう。教育援助なんて言うけれども、日本も教育で変わって農村が分解してしまったわけですね。何か、「百姓」という言葉が差別語みたいにして、軽蔑するように言われてたりして、「なんだこのヒャクショー」というような言い方が流行ったりして。それで結局、今、お医者さんになる数のほうが、農民になる数よりも多いという異常な社会になってしまったんですよ。そんなふうにすると、アフガニスタンはつぶれてしまいますね。

だから、私たちが考えている復興だとか、援助だとかいうのは、どうしても、そういう、日本が踏んできた道を、そのまま結果的に押しつけることになりうるわけで、もうちょっと向こうの立場に立った、その人にとって何が幸せなのかというのを考えてみる必要があると感じますね。

井上　アフガンの村々の人々は、アフガンという国家があるということは、もちろん知っているわけですね。国家に対する気持ちというのはどうなのでしょう。

中村　これは、まあ、幕府と諸藩、中央と地方の幕藩体制、それこそ井上さんがお住まいの鎌倉起源の幕藩体制。各地域が幕府に従っていたが、各地域の自治は守られていたわけですね。薩摩は薩摩の、長州は長州、それぞれが自治は保ちながら、中央に服従していた。これが封建的な関係と言えばそれまでですが、それに似たものが現地でそのまま温存されています。それはいけないかというと、そんなことはないわけで。

井上　そうですね、隣の家の夫婦生活にしても、どんな変わったことをやっていようと、その夫婦たちがそれで良ければいいわけですからね。周りで、「普通の結婚生活と違うじゃないか」って迫ることはない。

中村　周りに攻めてくるとかね、何かナタ持って振り上げてくるようなら別ですが、ただ、違っているだけですから、そこまで干渉する必要があるのかなと思う。

井上　まず、伝統的社会というのがあって、それからいろんな経過を経て、国民国家というものに変貌してきた。ほとんどの世界の国々がそうした変遷の結果、今あるわけですが、決して進歩しているとは言えないわけですよ。だから、伝統的国家が世界に一つぐらいあるのは、いいことだと思っていますが。

中村　はい、私もこれは貴重な存在ではないかと、それをなんで変える必要があるのかということですね。まあ、本人たちが「変えたい」というなら、自分たちの力で少しずつ変えていかねばならないんですが、それに、「遅れてる」だとか、「野蛮だ」とかいう烙印を押して、爆撃してね、変えるなんて、こっちのほうが野蛮。

井上　そうですね。日本のいろんなNGOとか、いろんな支援団体、たとえばユニセフとかジャパンプラットフォームなどが今後アフガニスタンに入っていくでしょうが、やっぱり一番効果的な支援があるはずで、そのへんについて、支援の大御所というか達人（笑）、としてはどうお考えですか？

教育の押しつけより「生きる権利」への緊急支援を

中村　いや、これはですね、まあ、段階を分けて考えるべきで、緊急支援と、長い目で見た支援と二つあります。緊急支援としては、もちろん餓死者を減らすということですが、より長い目で見ると、あそこが自立できるようにする。しかし、その自立という意味を取り違えてはいかんですよ。どうしても頭にあるのは、日本も含めて、日本みたいな近代国家にしていくという、そういうモデルを向こうで実現しようとしているわけですね。教育問題なんか、端的にそうなんで。野蛮な考えの芽を摘み取ってしまおうと言いますが、はたして、すべてイスラム的な考え方が野蛮なのかというと、そうじゃない。その文化の内側で処理できることも、たくさんあるんですね。それを根こそぎ取り去ってしまってというのは、私はあんまり感心しない。

井上　これまでいろんな国家が国家の名前でどれだけ人を殺してきたか、そっちのほうが野蛮かもしれませんしね。

中村　そうですね。現地で復讐の習慣だとか、公開処刑だとかありますが、しかし、数の問題ではないかもしれませんが、まあ、国民国家になって、組織的な大量殺戮が一般的になったというのは、前世紀の一つの反省じゃないですか。そういうことを考えると、はたしてそれでいいのかという感じがしますね。

井上　本当に困っている人がいたら、地球隣組じゃないんですけど、「ちょっとあそこを助けてやろう」というのが、これ、当たり前の感覚ですが、助けるときに、条件をつけて、「うちみたいになれますよ、なりなさい」と、これはちょっと考えればおかしいのです。

中村　おかしな話ですね。一昔前の国際主義というのは、お互いに違いを認めながら、同居しようというのがあったけれど、「うちみたいにならんと助けない」ということはおかしいと思いますね。それより先におっしゃったように水の問題にしても、アフガニスタンを通して、「そういえば、うちも他人事じゃないな」ということは、たくさんあるわけで、そういう共通の課題を掘り下げるというか、一緒に見ていって、解決に向かうほうが、もっと生産的な感じがしますけれどね。

井上　じつは日本も危ないのですから。でも、倒れながらも手を貸す場合に、一番大事なこと、一番無責任にならない方法は何でしょう。基本的人権なんて簡単に言いますが、市民的な大事なことと、政治的に大事なことがあって、二つ合わさって、いわゆる市民権とかいろいろ言いますけれど、これは分ける必要がありますね。市民として、市民という言葉が適当かどうかは別にして、人間としての、普通の人間なら絶対必要だということは支援するけれど、その中に政治的な支援までやってしまうというのは、いけないですね。

中村　そうですね、文化や宗教に触れるようなな。これは耳にたこができるほど、あちこちで何べんも言ってきましたが、まず人権の中

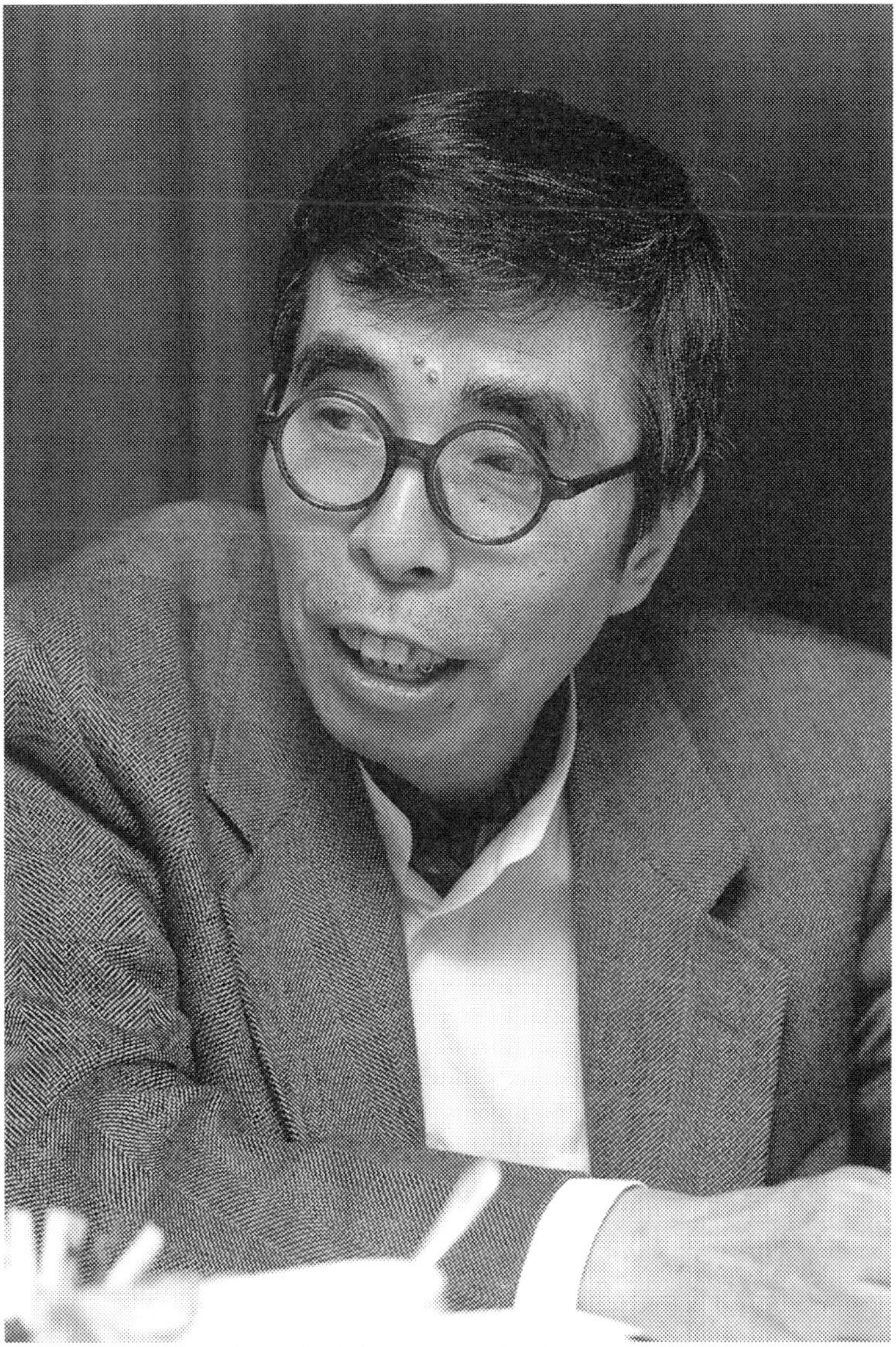

井上ひさし氏。最近の講演では中村氏の活動にふれることが多い。

で一番大きなのは、「生存する権利」ですね。どういう形であろうと、他に害を及ぼさない限りは、これは触れるべきではないと思います。爪にマニキュアを塗る自由よりも、ブルカをかぶるかぶらないよりも、やっぱり生きる権利のほうが先なんですね。私はそう思います。

井上　だからよく、アフガンに「教わる」ということをおっしゃいますけれど、むしろ生きていくために必要なものを回すということ自体が、自分が生きていく権利を補強するということで必ずかえってきます。施しものじゃなくて、自分たちの基本的な何か大事なものを守るためにも、人のものを守ってやるという、そういう関係になれば最高だと思うのですけれどね。

中村　たとえば、それは農業問題でもそうですね。農業支援となると、それ肥料だ、農薬だ、トラクターだ（笑）。

そうじゃなくて、向こうでもう長いこと、試行錯誤を繰り返しながら、何千年か何百年か続いてきた生産様式とでも言いますか、向こうのやり方を尊重しなくてはね。すると逆にこっちが、取り入れなくちゃいけないものが見えてくる。たとえば、現地では農業という生産の営みそのものが命綱ですから、これだけは守らなきゃということで、村の掟ができていくわけです。森を守ったりとか、水を神聖視するだとか、そういう考え方まで「遅れた迷信だ」とレッテルを貼り、「科学的思想」でぶち壊すようなことをすると、これは農村の分解につながります。

井上　それはわれわれが苦い汁をなめてきたことです。

中村　お隣の都合を考えてやらないといかんですね。自分さえ満足すればいいという、自己満足というよりは、自国内向けの宣伝に使う援助というのが、あまりに多いわけですね。国家の場合は、国の宣伝と、これは目的がはっきりしてますから、わかりやすいのですが、国家もできないような援助をするのが、NGOの本領なのですね。そこのところをNGOも履き違えているような気がします。

井上　中村先生のやり方が、一番いいと思うのは、そこに住んでいる人と話し合いをする、向こうの意見を聞くということからはじめておられるところです。

中村　それも外国人と接触をしたがらない普通の人、英語も喋れない人、日本で言えば、そのへんの道を歩いているおじさん、おばさんたち、あの人たちの意見というのが、現地の当たり前でまっとうな意見ですが、それが世界には届かない、アメリカやヨーロッパには届かない。

井上　一九五六年に、ホーレス・マイナーというアメリカの社会人類学者が、地球のある場所にとても不思議な人たちが生きていると調査レポートを出した。その人たちは、「ナシレマ族（Nacirema）」といい、そこには呪術師みたいな人がいて、病気になると呪術師が処方のようなものを書いて、助手から薬をもらう。この民族は、ものすごく口の中を気にする民族で、朝、起きると、魔法の粉をつけた豚の毛の小さな束を口の中に突っ込んで、一連の高度に様式化された動作でちゃかちゃかちゃかちゃかやっているという。

その「ナシレマ族」はどこにいるんだと大騒ぎになったのですが、別の学者が、Naciremaを逆に読むと、Americanになることに気づいた（笑）。呪術師は医者で、助手は薬剤師というわけです。つまり文化のちがいなんて、その程度のことで、十分に共存できるのではないか（笑）。

地雷は騒ぐほどの大問題ではない

井上　アフガニスタンに今、一千万発の地雷がまだ残っている。除去に今のペースで行くと、一千年掛かるという。気の遠くなる数ですね。しかも、対人地雷禁止条約からアメリカが勝手に抜けたりして、除去しても、除去しても製造数に追いつかない。

中村　地雷にしてもですね、もう一つウラがあって。地雷で食っている人たちがたくさんいる、これも不健全な話ですね（笑）。現地から見れば、作る人、撒く人、撤去する人、これが三位一体になりましてね、やっている。何となく、地雷を除《の》けるというのは人道的という感じじゃないですか。実際はそう深刻ではないというのが僕らの認識です。というのは、この十年の間の体験でどこに地雷がたくさん埋まっているか、地元の人なら皆、熟知してる。地雷による事故は激減しているというのが事実です。そう大騒ぎするほどではない。少なくとも水の問題だとか、違った文化で仲良くしていくだとか、そういうことのほうが、もう何万倍も重要なような気がします。

井上　雨が降ると、地雷が流されて場所が変わって分からなくなるので危険だと言っている人がいますが、それぐらい雨降ってくれたらいいですよね。確か降水量、日本の二百分の一ですから。

中村　十年も経ってれば、溜まってるところに溜まってる（笑）。地雷が流されるような雨、鉄砲水というのは確かにありますが、そう場所がころころ変わるもんじゃないですね。それに地雷は一般に戦車が通るような平地に埋められていますから戦車が通るところを避ければいい。

また住民が耕作地域でぜひともこれは生存に必要な地域には、ヤギだとかロバだとかを歩かせて、もう住民自身が撤去していますよ。地雷撤去事業というのは、これは一生懸命に考えている人を傷つけるかもしれませんけれど、あんまり役に立たないような気がするんですね。その金があったら、水を出したり、食べ物ができるようにしてあげたほうが、いいような気がします。

井上　一説によるとアフガニスタンの最大の産業の一つが地雷で、作る、埋める、掘り出す。それとあと傭兵だと言いますけど、それはどうでしょう？

中村　それは本当です、傭兵というのは本当ですね。うちも井戸掘り作業をしていて、村人と交流は深いのですが、食糧配給している地域、貧しい村ですけれどね、「湾岸戦争に行った」、「おお、これは義勇軍としてアメリカと戦ったのか」と聞けば、「いや、アメリカ軍に雇われていた」とかって（笑）。今、「反タリバン」で攻撃しているグループがいますが、これも傭兵ですね。「こうでもしないと、家族を養えないから」と、そういう感覚ですね。もちろん、家に帰れば、タリバンも反タリバンもなく仲良く暮らしています。

井上　この冬はいかがですか？　とくに村々の子供たちは。

中村　やっぱり北のほうはかわいそうだと思います。ずいぶん犠牲者が出てるでしょう。カブール市内だけは幸か不幸か、ああいう形で陥落して、どっと今、ＮＧＯが押し寄せてますから。私たちはカブール市内については、自分たちの役割は終わったということで、東部の方面に今、活動を移してます。医療活動も、これはカブールから東のほうに移そうとしています。なるべく医療施設のない地域に診療所を移します。自分たちのターゲットは、やはり農村部ですね。アフガニスタンの人口の九割以上は農民、遊牧民ですから、これを助ける。助けるというのは語弊がありますが、そういう人たちが生き延びるようにしてやるということが、一番ですね。今の復興支援の趨勢《すうせい》を見てますと、やり方は都市化を促進するような援助ですよ。街に寄生しないと農村が生きていけない。逆のほうが健全だと思いますけれどね。

こころ豊かなアフガンは偉大な教師です

井上　それと関連して、中村先生がやっておられる活動は、人間の死というものと密接しているわけですが、アフガニスタンが偉大な教師だと思うのは、つまり産業化社会というか、われわれの社会というのは、死ぬということを、すごく個人的なものにした。

中村 そうですね。

井上 死というのは、すごくつらくて、怖くて、しかも独りぼっちという、そういう死になってきていて、その死も隠すようになってきた。ところが日本でも以前は、自分は死にはするけれど、子供に何かを託していくからいい、死ぬことによって生き延びていくみたいな、死は当たり前のことだという時代もあったわけです。だから、アフガニスタンを見ていると、そういう、われわれと違った国づくりをしている国が、ちゃんとあれば、こういう近代社会と言われている国でいろんな不幸なことが、独りぼっちで死んでいくという悲しさとかですね、さまざま不幸はあるんですけれど、それを、アフガンのような国がしっかり、ゆっくり、貧しいけれど心豊かに、ちゃんと生きていくということで、逆に、私たちがたくさん勉強することがあるように思います。

それこそ、膨大な数の生死を分ける場面、死ぬ場面にも、先生は遭遇されてきたと思いますが、そのへんはいかがですか、アフガニスタンの方たちの死生観、死ぬ間際というか、その死に方といいますか。

中村 まあ、簡単に言うと、人間らしい死に方ですね、抽象的で語弊があるが、人間らしい死に方です。死が身近にあるということは決して悪いことではないんです。日本だと臨終に近いときは、もうたいてい病院に入院している。そしてICU（集中治療室）に入って、あちこち管を突っ込まれて、点滴がぶら下がって。

井上　あのせいで死ぬんじゃないかという噂もあるぐらいです（笑）。

中村　いや、あるでしょうね。そして臨終のとき、われわれはある程度分かるので、死が近くなってくると身内の方に告げますから、親戚が寄ってくる。で、本人のところに行こうとすると、「ちょっと待って、今、処置中ですから」と医師は止める。それで心電図を見せられる。だから本人に接せずに心電図を見ているんですよ。それで、ピピピッ、パタ、「止まりました、ご臨終です」（笑）。だから臨終までも、何か、まあうまく言えませんが、味気ないですね、情緒がないんですね。

井上　僕の理想の死に方は、子供とかみさんに手を握ってもらって、「がんばれよ」とか言いながらね、死にたいと思っているのですが。

中村　昔の日本はそうだったわけです。

井上　そうですね、うちの親父も畳の部屋で死にました。

中村　「あの子を、よろしく頼む」とかね、「えっ、そんな子がいたのか」と（笑）。うちの祖母の母は記憶力のいい人で、死ぬときに、「何か言い残すことないね？」、「いやあ、慶応何年の丑《うし》の刻にじいちゃんが里に下りて行って、女買うてどうとかこうとか」って（笑）。「今からその人のとこに行くんだから、死んだ人のことを悪口言うもんじゃないよ」、まあ、そういう間合い、ゆとりがあったんですね。何か情緒的じゃないですか。

井上　人間らしいといいますか。

中村　人間的ですよね。そして、「あら、昨日まで息しとったばあちゃんが、今日はもうおらん、なぜだろう」と、子供心に恐怖ではない、何か不思議な感じがした。それで、「皆、死ぬとよ」、「あ、そうかあ」と。だから生きてることを大切に、充実して生きなきゃというのが説得力を持つんですね。ところが、それが今、ない。どこに行ったのか、「心電図が止まった」じゃ（笑）、ちょっとね。

そういう意味から言うと、医療が受けられない、まともな金がない、それはたしかにいいことではないけれども、ある意味で、それと表裏に人間として豊かな生があるというのは事実ですね。生と死が矛盾するものであるかのように、われわれは考えやすいけれど、決してそうじゃないと思います。

日本はアフガンより幸福な国とは言えない

井上　東京のホテルの窓際から景色を見て「不幸な国だなあ」と中村先生がつぶやかれたという話を聞きました。おそらく、その言葉にはアフガニスタンとの対比もあったと思いますが、一般にはアフガン、不幸。日本、先進国で幸福。などという捉え方をしている人がほとんどですが、子供たちの未来とか、ちゃんと生きていけるんだろうかとか、生きていくのは当人ですけど、周りが教育制度が今みたいだと困るとか、それから温暖化もあれば、水も危ない、日本は何かどんどんマイナスの方向へ歩いている。子供たちが一年で小学校一つぐらい、七百人ぐらい、交通事故で死んでますね。小学校が一つ消えるぐらい毎年死んでいるのに、皆、何にも感じていないわけでしょう。車社会にまったく責任のない子供たちが消えていく。そういう中へ子供を残していく今の日本をみて、はたして幸福と言えるのか。これはやはり不幸な状態だと思います。

中村　ええ。そして飢え死にする人もいないのに、何か暗い顔してね（笑）、要求水準ばかり高くなってね。

井上　そうですね。

中村　満たされないことがあっても、くよくよしなくたっていいのにね。ブランド物が買ってもらえなくて、文句を言うような少女だとかですね、まあ、当人にとっては、すごく大きな問題なのでしょうが、そのためなら売春でもなんでもするとかね、不幸ですね。

井上　アフガニスタンをみていると、とにかく生きていくことが大事だという人間の基本が見えてくる。じつは施しをしているようでいて、じつはすごいことを教わっていると思いますよ。

中村　そうですね。アフガニスタンの魅力の一つは、生（なま）の人間が見えることです。私たちはですね、自然が大切だとか自然環境を守るなどと言いますけれどね、ほんとうに自然を知っているのかと。天然の自然だけじゃなくて、人間の自然とでも言いますかね、そういうのを本当に知っているようで知らないというのが、あまりに多いような気がします。

たとえばの話、飛躍するようですが、昔から自分は昆虫に興味があるんです。最近は自分たちが小さいころにはなかったような、カラー写真だとかビデオだとか、昆虫の生態を紹介する教材も豊富で、研究もすごく進んでいますね。ところが実際に、その虫を捕ってみた人、手に取って見た子供がどれだけおるかというと、知ってはいるけれど体験がない子が圧倒的に多い。知識のシキじゃなくて知ばかりで、本当に心から識るということをやっていない。そのへんじゃなかろうかと思いますよ。「知ったつもり」ということが、あまりに多いと。

井上　山形県のある町が、都会の子供たちを一週間ぐらい預かって、田植えなどを体験させる催しをやっていますが、田植えの時の土の状態、溶けたチョコレートみたいな土、これに触るのはみんな生まれてはじめてなんです。すると感動する子と気持ち悪い、いやだ――という子と、二つに完璧に分かれます。比率は四対一ぐらいで、「汚い」とか、「気持ち悪い」っていうのが四で、一ぐらいの割合で、うんと感動する子がいるんですね。これが逆だといいのですが。

それはアフガニスタンをテレビや新聞でしかみていないわれわれと共通する問題でもあるわけです。皆、どこかで選択された映像で見ていますから。だから、実際にあそこの空気を吸って、仕事をして、そういう方の体験談はほんとうに貴重ですよ。

中村　生の自然に触れる。それは人間の生死も含めて。そういう意味でアフガニスタンは偉大な教師ですよ。私はそう思いますね。これは自分で言うのもおかしいですが、同業者は怒りましょうけど、医者といったってね、加持祈禱《かじきとう》の祈禱師（笑）、それから外科医なら床屋ですね、これがわれわれ医者の先祖なのです。要するに病気に罹って不安になった人に、慰めを与える役割があった。

それを考えると、私たち医者が、それ以上のことをしているかと思うと、そうでもないなと、加持祈禱師のほうが良かったんじゃなかろうかと思うこともあるんですね。これはあまり、同業者の方に言いたくないのですけれどね（笑）。

議論はしない、東京に本部を置かない

井上　ところで、アフガニスタンの本当のことをこの本ではじめて知られた読者のためにもお聞きしておきたいのですが、なんでペシャワール会が、十八年間も続いたのか。これは中村先生に語っていただくより、四千人の会員代表として福元さん（事務局広報担当）に裏話を（笑）。

福元　あ、井上先生、会員は七千人ぐらいになりました（笑）。

中村　いやいや、実状となると、「もうだめじゃないかなあ」というような危機は何回もありましたね。福元さんが、「いや、危機を希望

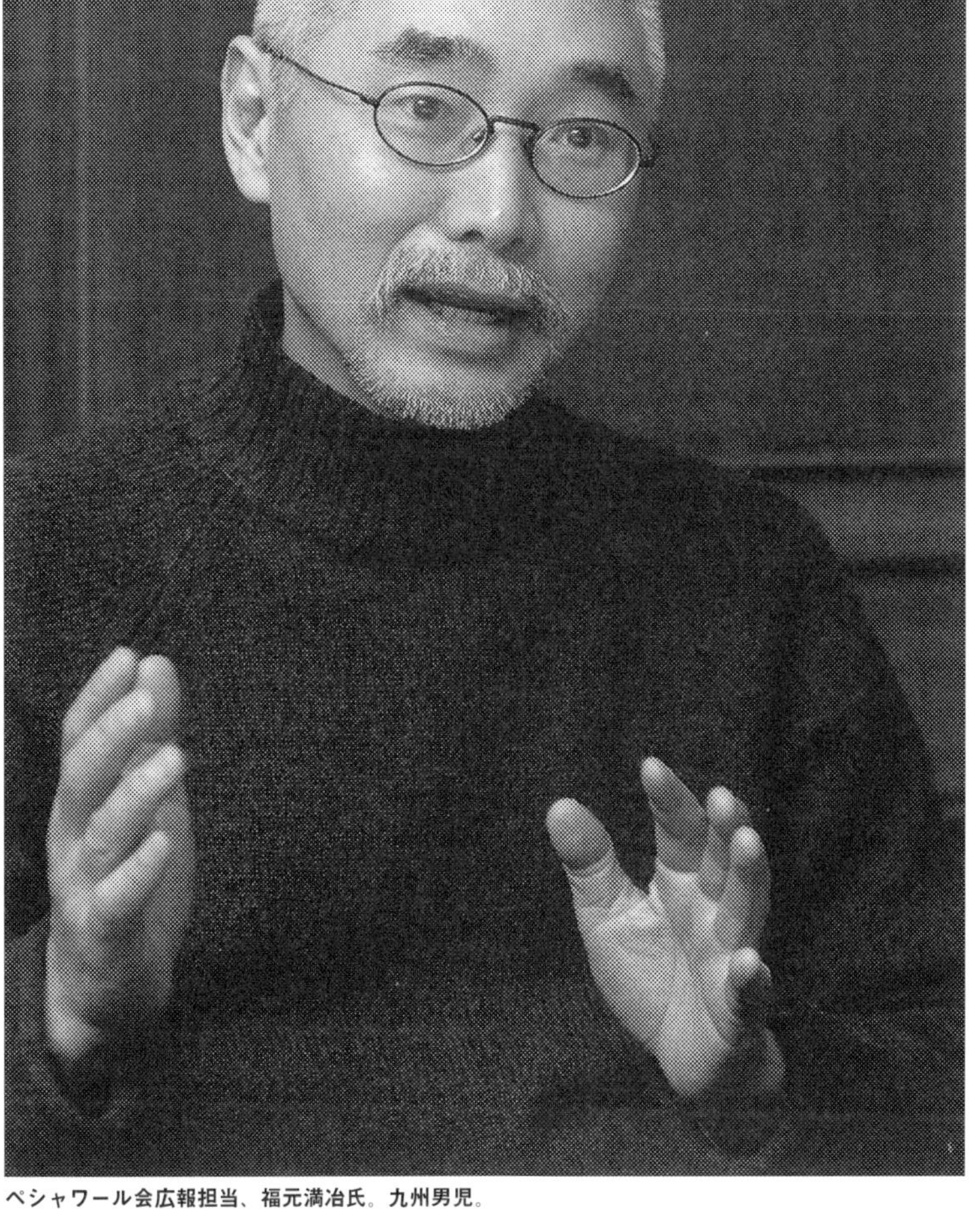

ペシャワール会広報担当、福元満治氏。九州男児。

に転化する」なんて（笑）。

福元　危機を乗り越えられたのは、やっぱり現地活動に一貫して筋が通っていたからだと思います。「現地が必要とすることをやる」ということが基本だと中村先生が言われる。当たり前のようで、これが守れなくて、ガタガタになっていく組織も多い。たとえば日本のNGOであれば、アフガンにいながら日本の事務局に振り回される。ヨーロッパのNGOも現地に顔が向いてなくて、そのうしろにいるパトロンと言いますか、お金を出してくれる「先進国」の人たちのほうに常に向いている。だから、識字教育だとか、あるいは女性解放だとか、人権問題だとか、そういうテーマを出していくと、現地が喜ぶのではなくて、支援者のほうが喜ぶので、それをやると。こんな本末転倒では何か内部で問題が起きたときに、支援者側の都合で処理されてしまう。まず基本的に重要なことは、どちらに顔を向けているか。右を見て左へは歩けない。

井上　それはいい言葉ですね。

福元　それと、ものごとをやるとき普通だと議論をしてからとなりますが、私たちは意外と議論をしない。ペシャワール会が継続した一つの理由は、本部が東京になかったということがあると思うのです。もしこの会が東京にあったら、いろんな論客がやってきて、いろんな意見を言いますよね。東京には才気のある人たちがたくさんいますから、そこでいろんな議論がなされて、結局、議論が物事を決めていき、肝心の現地の感覚と噛み合わなくなり、たぶん空中分解したんじゃないでしょうか。

やっぱり、中村先生が現地にいますから方針は具体的ですね。だから議論の余地があまりない。先生はどっか遠くを見てるんですね、いつも。僕は冗談で言うんですけれども、中村先生は振り子のように揺れるので、振り子の先っちょについていてたらだめだと、根本にくっついとかないと振り回される（笑）。一見揺れているみたいですけれど、目は遠くを見ているので、あんまり間違わない。必要なところに向かって歩いて行くという感じですね。

朝言ったことと夕方したことが違うということ、よくあるんですよ。それに振り回されると、「何か、先生、言ってることが違う」という話になったりするのですけれども、そうではない。

井上　言っていることの元の意味は動かない、なるほどね。

福元　現地の人に信頼感があるのは、現地の山岳地帯の診療所を十年以上にわたり維持しました。たとえ戦場になっても撤退しなかったことだと思います。そして干ばつの中で井戸を掘ったということですね。それと、国連の制裁によって、世界中のＮＧＯが撤退をしていくときに、そういう国際社会の流れに逆行してカブールに五つの診療所をつくった。空爆下で食糧を配布することもそうでしたけれども、ほんとうにできるんだろうかと思うことが、今までいっぱいあった（笑）。アフガンの国内に三つの診療所を、先生がつくると言ったときは、ほとんどの事務局のメンバーは信じてなかったのです。要するにその段階ではまだ会員も、一千人もいませんから、数百人で、年間予算もわずか一千万ぐらいのときですからね。

アフガンレプロシーサービスという難民のための診療所を、一九八六年につくりますけれども、それをつくるということについても、かなり抵抗があった。ところが、それを強引につくってしまう。それをつくっていって、ミッション病院からの抵抗もあるし、先生を派遣してたキリスト教団体からも抵抗がある中でそれをつくっていった。そのとき、自分たちの力でそんなことができるんだろうかということがあって、それこそ孫悟空のわっかみたいに、「先生、ここまでですよ」と先生の頭にわっかをはめようという話は、ずいぶんあったんですね。しかし、結果として、先生は言ったことを実行する。

じつは、ペシャワール会も最初の段階では、中村先生をだしにして楽しもうというような、そういう仲間の集まりでもあったんですね。「哲ちゃんがやるから応援しようや」という話。うまく行かなかったら、無理しなくて帰ってきていいよというような雰囲気だったのです。発足時のメンバーは中村先生の医学部の同級生とか、山登りの仲間とか、同じ教会の知人が中心でしたが、会の性格というのはご祝儀色の濃いといいますか……。僕は一番最初はおりませんで、二、三年目から参加しました。

そのうちに中村先生がどんどん活動を拡大していく。そうすると、そこにいた人間たちが、先生の事業拡大についていけなくなった時期がありました。四年目か五年目ぐらいに。結局そこで、中のメンバーが一回だけ入れ替わっているのです。そこのところで会の性格が変わってきて、中村哲がやりたいことを、どういうふうにサポートするかという形に変わっていった。

井上　単純でいいですね。

福元　だから、あんまり議論をしない。議論をするときは、「中村さんがこういうことを言って、こういう事業をしようとしている、そのためには何が必要か」という議論はするんですけれども、「このプロジェクトをやるべきかどうか」という議論は、ほとんどしない。

井上　組織としては、すばらしいですね。で、中村先生自身は自分の意志として進むわけですね。

中村　私の意志じゃないんですよ、厳密に言うと。そこに住む人々にとって、「これが必要だな」と思ったことに日本側に補給力があるかな、まあ、ないこともありましたけどもくんですね。（笑）――そのバランスで、だいたい決めてい

井上　最初にペシャワールに病院ができたとき、あれは会員の方には勇気づけになったでしょうね。

福元　それはもう、おっしゃる通りです。

中村　はじめ、できるとは思わなかった（笑）。

井上　感動しますね、あれには。

福元　ですから、先生はご自分ではおっしゃいませんが、かなり戦略家なんです。そしてリアリスト。僕らよりも、少なくとも五年ぐらい先を見てますね。

中村　いやあ、そんなに褒めてもらっては。ありがとうございます（笑）。

研ぎ澄ました目で世界を見よ

福元　アフガンの内部に診療所をつくるときもですね、僕は本当にできるだろうかと、予算もないと思っていました。前の世話役は、「先生、そんなのできませんよ。皆、暗いですよ」と中村先生に言ったんですよ。そしたら中村先生が一言、「暗いとは、あんただけやろ」って（笑）。

　彼もじつによくやった。だけど自分の器を、中村先生がはるかに超えてしまった。最初は自分の器の中でおさめておきたいという感じだったのですが、結局、彼は疲れ果てて外国に行ってしまう。

　ペシャワールに病院ができて、アフガンの中から、青年たちをピックアップして連れてきて、そこで教育をしたのですけれど、先生が非常に面白いことをおっしゃった。ペシャワールに来たがる連中は連れてこない。街に行きたい青年とか、英語を勉強したいというのは連れて来ない。英語を喋らない、故郷を離れたくないというような連中を、無理やりに連れてくるんだと。そういう愛郷心というのですかね、そういうのを持っておる連中を連れてこなきゃだめなんだという話をされたんですよ。「そうか、なるほど、そういうもんかな」と、ただ感心（笑）。その後アフガン国内に診療所をつくる段階で、愛郷心のあるその青年たちが戻って、そこのジルガ（長老会議）と話をつけたりして、お膳立てをきちんとやってくれる。で、なるほど、とまたまた感心。そういうふうな、深い戦略がありますね。

井上　中村将軍ですか（笑）。

福元　ええ。

中村　いやあ、あんまり言われると。

福元　中村先生はよくおっしゃるんですけど、事業で事業を養うと。事業によって事務局も鍛えられていったのです。今やっているメンバーは、この十年ぐらい、あんまり変わりませんけれども、今度の事態までは、全く専従者がおりませんで水曜日に定例で集まって作業をしていた。それ以外は土曜日とか日曜日の休日に、それぞれの担当者が、財政、帳簿管理と必死になって仕事をこなしています。

去年一二月末の段階で、「いのちの基金」だけで、振り込まれた件数が三万件を超えました。それで五億一千万円ぐらいでした。もう既に六億ぐらいあると思いますけれども。毎日、振替用紙が一千件ぐらい振り込まれてきているんですよ。それを主婦の方を中心にさばいていく。僕は事務能力が全然なくて、だめですけど。

井上　すごいですね。大会社の伝票を一千枚処理しても、全然面白くない（笑）。福岡の事務所と現場がつながっているんですね、完璧に。

福元　そうですね、それが喜びになっているというのはあります。ホームページにしても、あまり更新されてなかったのですが、あのテロ事件のあと、うちの事務局の学生がそれを全部やってくれて、さらに翻訳の仕事をしている女性がアフガンに関する情報を、インターネットで翻訳して流して、毎日更新していく体制もできてしまいました。必要になると、それができていくというところが、非常に面白い。

中村　現地で何が起きてるかを知らせる広報という仕事は大切ですね。人間だから性格の違いとかあるじゃないですか。しかし、「今、これをやってんだ」、ということが分かっていれば、もめごとも、まあ、相対的に小さな問題として「何ごちゃごちゃやってんだ」と消滅していくといいますか、それはある。

井上　この仕事がだれかの役に立っている。その人がこっちを頼りにしているという、そういう、じつにいい関係ができていますね。有機的につながって、一方的じゃない。それを支えるのが、先におっしゃった現地主義と言いますか、現地の人が本当に必要としているものを役立てる。そのためにはマスメディアが伝えない生の事実に絶えず接している。先生の鎌倉の講演会で最後の学生に対する先生の答えは最高でしたね。

中村　えー、何て言いました（笑）。

井上　大人を信用しないこと（笑）。正確に再現しますと、大人たちがすることを丸呑みしてはいけない。ニュースを鵜呑みにしてはいけない。われわれは自由なようで本当は不自由であって、限られた情報の中で生きておるんだということを忘れずに、公式発表を鵜呑みにせずに、本質は何かと、鋭く見ていくことが大切なのではないか。われわれ年寄りはいずれ死んでいく。この後始末をしなくちゃいけないのは、きみたちですから、もうちょっと世界を研ぎ澄ました目で見る目を、養っていただきたい。こう言われた。いい答えでしたね。

井上　また鎌倉にもお出でください。鎌倉の講演会は鎌倉幕府はじまって以来の盛況でした。町の人たちがそう言っています。

中村　はい、鎌倉幕府再興にまいります。

最悪の試練に

――ともに生きつづけます

中村 哲

二〇〇一年、九月十三日、私は米国の報復近しと聞き、帰国予定を急遽変更して、再びアフガニスタンのジャララバードに入った。強い「邦人退去勧告」がパキスタンの日本大使館から出され、やむなく日本人抜きの現地プロジェクト継続を図るためである。この三日前までじつはカブールにいて、巨大な難民キャンプと化した同市の五つの診療所を強化するとともに、新たに五ヵ所を増設、さらに東部一帯で進められていた水源確保（井戸・灌漑用水路）の作業地をも、現在の六六〇ヵ所から年内に一千ヵ所に拡大、予想される餓死者数百万人といわれる未曾有の干ばつに対して、可能な限りの対策を準備して帰国しようとしていた矢先である。九月十一日のニューヨークにおけるテロ事件は、寝耳に水の出来事であった。

しかし大規模な軍事報復を予想して、車両、機材を安全地帯と思える場所に移動させ、薬剤はPMS（ペシャワール会医療サービス）の最初の診療所があるダラエ・ヌール渓谷に移し、数ヵ月の籠城に耐えうるように指示した。五ヵ所に診療所をもつカブールには伝令を送った。ペシャワールに家族がある職員はペシャワールの本院に戻らせ、カブール市内に家族のある者はその意思に委《ゆだ》ねた。

干ばつ対策の要《かなめ》であった水源確保の事務所はジャララバードに置かれており、若い日本人ワーカーたちもここに寝起きしていた。「PMS・水対策事務所」の職員七十四名は、金曜日の休みであったにもかかわらず、同日午前七時に異例の招集をかけられて集結していた。

意外に町は平静であった。その静けさが異様でさえあった。黙々と日々の営みがつづけられていたが、それは事情を知らないからではない。あいかわらずBBCはパシュトー語放送で米国の実情を伝えていたし、職員のだれもが日本人大衆よりは驚くほど正確に事態を判断していた。実際、ジャララバードには三年前も米国の巡航ミサイル攻撃が集中した。今度はさらに大規模な空爆が行われるだろうとは百も承知のことである。

粛々と何かに備えるように……といっても、米国憎しと戦意をたぎらすわけでもなく、ただひたすらその日を生き、あとは神にすべてを委ねると述べるのが精確であろう。緊迫した決意であっても、そこに騒々しい主張や狼狽はいささかも感じられなかった。

私は集まった職員たちに手短に事情を話した。「日本人ワーカーを帰すべき言い訳を述べ、かつ士気を保つように」との水計画担当の蓮岡の求めだったが、感傷的になっていたのはおそらく私のほうだったろう。

「諸君、この一年、君たちの協力で、二十数万名の人々が村を捨てずに助かり、命をつなぎえたことを感謝します。今私たちは大使館の命令によって当地を一時退避します。すでにお聞きのように、米国による報復で、この町も危険にさらされています。しかし、私たちは帰ってきます。PMSが諸君を見捨てることはないでしょう。死を恐れてはなりません。しかし、私たちの死は他の人々のいのちのために意味を持つべきです。緊急時が去ったあかつきには、またともに汗を流して働きましょう。この一週間は休暇とし、家族退避の備えをしてください。九月二十三日に作業を再開します。プロジェクトに変更はありません。」

長老らしき人物が立ち上がり、私たちへの感謝を述べた。

「皆さん、世界には二種類の人間があるだけです。無欲に他人を思う人、そして己の利益を図るのに心がくもった人です。ＰＭＳはいずれかお分かりでしょう。私たちはあなたたち日本人と日本を永久に忘れません」

これはすでに決別の辞であった。

家族をアフガン内に抱える者は、だれ一人ペシャワールに逃れようとしなかった。その粛然たる落ち着きと笑顔に、内心何か恥じ入るものを感ぜずにはおれなかった。再会する可能性がないと互いに知りつつ敢えてカブールへと旅立つ一人の医者を、「神のご加護を」と抱擁して見送った。

帰国してから、日本中が沸き返る「米国対タリバン」という対決の構図が、なんだか作為的な気がした。淡々と日常の生を刻む人々の姿が忘れられなかった。昼夜を問わずテレビが未知の国「アフガニスタン」を騒々しく報道する。ブッシュ大統領が「強いアメリカ」を叫んで報復の雄叫びをあげ、米国人が喝采する。湧き出した評論家がアフガン事情を語る。これが芝居でなければ、みなが何かに憑かれているように思えた。私たちの文明は大地から足が浮いてしまったのだ。

すべては砂漠の彼方にゆらめく蜃気楼の如く、真実とは遠い出来事である。それが無性に哀しかった。アフガニスタン！　茶褐色の動かぬ台地、労苦をともにして水を得て喜び合った村人、井戸掘りを手伝うタリバン兵士たちの人懐っこい顔、憂いをたたえて逝った仏像……尽きぬ回顧の中で確かなのは、漠々たる水なし地獄の修羅場にもかかわらず、アフガニスタンが私に動かぬ「人間」を見せてくれたことである。「自由と民主主義」は今、テロ報復で大規模な殺戮戦を展開しようとしている。おそらく、累々たる罪なき人々の屍《しかばね》の山を見たとき、夢見の悪い後悔と痛みを覚えるのは、報復者その人であろう。瀕死の小国に世界中の超大国が束になり、果たして何を守ろうとするのか、私の素朴な疑問である。

二〇〇二年一月八日、私は再びアフガンの大地を踏んだ。九月十一日の多発テロ事件と空爆による退避勧告以来、四ヵ月ぶりのことであった。あの「難民騒ぎ」で賑わったわずか二ヵ月前が夢のようである。国境の町トルハムは、意外に平静であった。ターバン姿のタリバン兵士が迷彩服を着た新政権の軍民に代わったことくらいだ。カブール河の悠々たる流れの彼方に、懐かしい荒涼たる褐色の大地が広がる。変わらぬ強烈な陽光が、光と影の対照を鮮明に浮き立たせる。この光景はもう心象風景として根を下ろしていた。

しかし、いつもの踊るようなときめきが感ぜられなかった。この四ヵ月間の記憶を辿るごとに湧いてくる、哀しみとも憤りともつかぬ思いをかろうじて抑えていた。騒々しい饗宴の後始末をするような、重い気分でもあった。でもやはり、ダラエ・ヌールや干ばつの村々に思いが馳せる。他の日本人ワーカーも同じ思いで、懐かしい顔と再会した。

同日午後、ジャララバードに着いた私は直ちに、集めていた水計画や食糧配給のスタッフたち六十名に伝えた。

「約束どおり、私たちは帰ってきました。しかし、この四ヵ月の出来事を私は忘れないでしょう。諸君は空爆下瀕死の人々に食糧を配給し、水作業も継続してきました。これで数え切れぬ人々が命を救われたのです。なお、今後は井戸掘り、食糧配給だけでなく、医療や農業を含むさらに大きな計画になります。

申すまでもなく、アフガニスタンは現在、最悪の試練に直面しています。このようなときであればこそ、心をひとつにしてともに汗を流して働こうではありませんか。ＰＭＳがこの地を去ることはないでしょう。

ジャララバード事務所は本日から『総合事務所』として発足し、今後の長期計画に備えます。私たちは東部一帯に集中的な支援を開始します。広大なこの国で、わがＰＭＳの存在は小さなものです。私たちは全世界を救うことはできません。だが、今後も希望を与えるひとつの灯りとして、わがＰＭＳの活動はつづきます。アフガニスタン万歳！」

みな明るい声で「万歳！」を連呼した。この日より、再び活気が戻ってきたのである。

次の日に赴いたダラエ・ヌールは別天地だった。空爆の影響がほとんどなく、まるで何事もなかったかのように作業が進められていた。灌漑用井戸はすでに水が出ていた。

一方、サフェード山系の辺地では、干ばつで瀕死の村々を回る食糧配給部隊の姿があった。空爆と飢餓におびえる人々に整然と食糧を届けていた。ＰＭＳの地元出身医師が率いる一団が、だれも来ない辺地の隅々まで歩き、死を待つ被災者たちにひとときの慰めを提供していた。あの大混乱の最中を、いのちを守る活動には、タリバンも、反タリバンも、敵味方を忘れて協力した。ここに私たちの仕事の真骨頂がある。

たしかに私たちの活動もまた、アリの這う如きである。すべてを褐色の砂塵に帰する乾いたアフガンの大地は、人間の非力をあざ笑うかのようだ。それでも……と、私は自分の行為の意味を反芻《はんすう》する。「復興支援」の騒ぎも、テロ事件や空爆さえも、ここでは何か虚しく感ぜられる。そして、日本がいよいよ遠く感ぜられた。

二〇〇二年一月十一日

●本書の掲載写真はペシャワール会会員と協力者により撮影されたものです。

●ペシャワール会についてのお問い合わせは、
ペシャワール会事務局
〒810－0003
福岡市中央区春吉1丁目16－8　VEGA天神南601号
TEL：092－731－2372、FAX：092－731－2373

●本書では、「ハンセン病」について「らい」という呼称が用いられています。ハンセン病は伝染性が強いとの誤った理解や外見の変化をともなう特有の症状から、何世紀にもわたって差別や迫害の対象となってきました。今日では「らい」という呼称が持つイメージや偏見を払拭すべく、全世界で「ハンセン病」と呼称を改められています。日本でも、患者は社会から排斥されたり、生涯にわたって施設等に隔離されたりと、差別的な生活を強いられてきました。戦後、特効薬が普及し完全回復が可能になったのちも、一九九六年に「らい予防法」が廃止されるまで、その政策が残っていたのはご承知のとおりです。本書五一ページに述べられているとおり、著者はハンセン病の歴史的背景をより深く読者に理解してもらいたいとの考えから、「らい」という呼称を使用しています。著者が故人であること、また医師としてハンセン病の治療に携わってきた著者の意図を尊重するために、編集部では表記を初版刊行時（二〇〇二年）のままとしました。それが今日にも続く人権侵害や差別問題を考える手がかりになると考えたものです。差別の助長を意図するものではないことをご理解ください。

光文社　ノンフィクション編集部

中村　哲（なかむら・てつ）

1946年福岡県生まれ。九州大学医学部卒業。医師。国内の病院勤務を経て、'84年パキスタン北西辺境州（現カイバル・パクトゥンクワ州）の州都ペシャワールに赴任。ハンセン病を中心とした貧民層の診療に携わる。'86年からアフガン難民のための医療事業を開始。'98年基地病院PMS（平和医療団・日本）をペシャワールに建設。2000年、干ばつが顕在化したアフガニスタンで水源確保事業を実践し、'03年からは灌漑水利計画に着手、'10年全長約25キロメートルの用水路を完工。活動地で11カ所に堰、用水路を建設し、'19年現在、灌漑面積約1万6千5百ヘクタール。年間診療数約8万人（'06年度）。『ペシャワールにて』『アフガニスタンの診療所から』など著書多数。ペシャワール会現地代表、PMS総院長として現地事業を指揮。2019年12月4日、ジャララバードで凶弾に斃れる。享年73。

ほんとうのアフガニスタン

2002年3月1日　初版第1刷発行
2021年12月4日　　　第2刷発行

著　者　中村《なかむら》　哲《てつ》
発行者　田邉浩司
発行所　株式会社 光文社
〒112-8011　東京都文京区音羽1-16-6
電話　編集部 03-5395-8172　書籍販売部 03-5395-8116　業務部 03-5395-8125
メール　non@kobunsha.com
落丁本・乱丁本は業務部へご連絡くだされば、お取り替えいたします。

組　版　萩原印刷
印刷所　萩原印刷
製本所　ナショナル製本

ISBN 978-4-334-97333-9

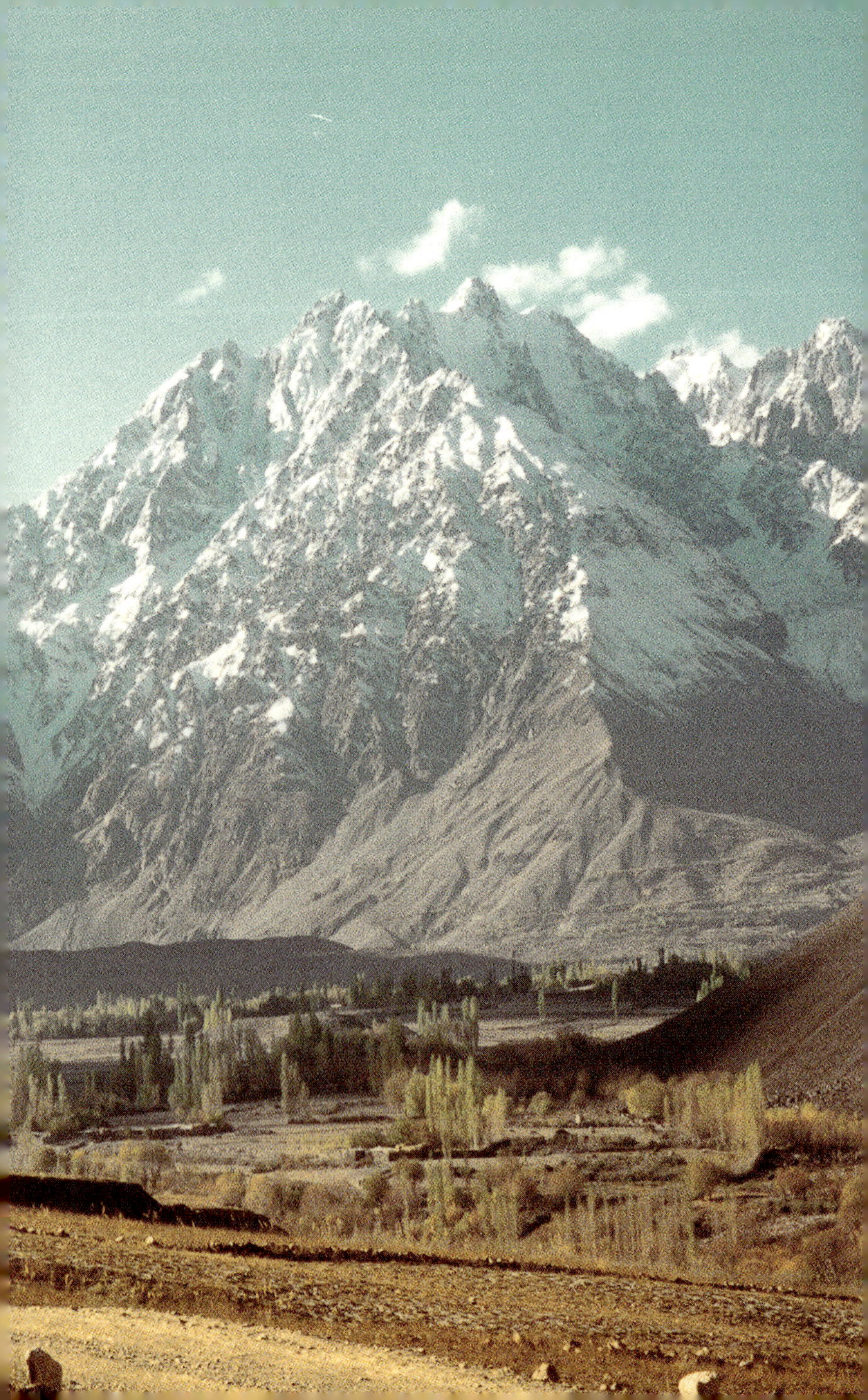